Anja Forbriger
Leben ist, wenn man trotzdem lacht

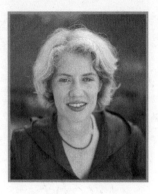

Anja Forbriger

arbeitet als Beraterin und ist ausgebildete Bibliothekarin, Kulturmanagerin und Shiatsu-Therapeutin. 1995 erkrankte sie an Lymphdrüsenkrebs und gründete nach ihrer Genesung INKA, das InformationsNetz für Krebspatienten und Angehörige.

Anja Forbriger

Leben ist, wenn man trotzdem lacht

Diagnose Krebs –
Wie ich im Internet
Hilfe und Hoffnung fand

Weltbild

Der Abdruck des Gedichts »Erstickübung« von Erich Fried, entnommen aus Erich Fried: *Gründe – gesammelte Gedichte*, erschienen im Verlag Klaus Wagenbach Berlin 1992, erfolgte mit freundlicher Genehmigung des Verlags Klaus Wagenbach.

Genehmigte Lizenzausgabe
für Verlagsgruppe Weltbild GmbH, Augsburg
Copyright © 2001 by
Wilhelm Heyne Verlag GmbH & Co, KG, München.
Umschlagkonzept: Patricia Büdinger, Augsburg
Umschlaggestaltung: Michael Keller, München
Umschlagmotiv: Unter Verwendung eines Bildes von
Armin Brosch, München
Autorenfoto: Armin Brosch, München
Gesamtherstellung: GGP Media, Pößneck
Printed in Germany
ISBN 3-8289-7023-0

2005 2004 2003 2002
Die letzte Jahreszahl gibt die aktuelle Lizenzausgabe an.

Inhalt

Einleitung 9

Teil 1
**Die mit der großen Milz
und dem Internet** 11

Diagnose Lymphdrüsenkrebs 13
Gestatten, Mr. Hodgkin 13 • Krebs ist (un)möglich 13 •
Worte wie Waffen 43 • Liebe Freunde, ich habe
Krebs! 53

Wissen gegen die Angst 57
Informationen finden 57 • Alte Bücher helfen nicht 58 •
Worte wie Balsam 60 • Mit dem Internet kam die Hoffnung 62

Auf dem Weg 67
Auf einer hämatologisch-onkologischen Station 67 •
Das Internet rettete mir die Milz 84 • Informationsüberdosis 88 • Strahlen für das Leben 91 • Meditieren 105 •
Ohne Haare ist auch eine Frisur 110

Das Leben danach 114
Phönix mit lahmen Flügeln 114 • Nachts, wenn die
Angst erwacht 121 • Ich habe einen Körper 124 • Die
Seele hat eine andere Zeitrechnung 128 • Freiheit als
Voraussetzung zum Handeln 130 • Ich bin nicht meine
Werte 130 • Einmal aussetzen 134 • Ungeplant 139 •

Existenzangst geht auch anders 140 • Tumor Humor 144 • Probetodesangst, die zweite 147 • Die Sorge mit der Nachsorge 151

INKA- Informationsnetz für Krebspatienten und Angehörige 164
INKA bringt Licht 164 • Internetkurse für Krebspatienten und Angehörige in Deutschland 170 • Modell Hamburg 174

Teil 2
Internet – Sie sind nicht allein 185

Wie Sie das Internet selbst nutzen können 187

Einführung in das Internet 189
Krebsselbsthilfe im Internet 189 • Was kann der Patient im Internet finden? 192 • Das Internet hat viele Vorteile für Krebskranke 195 • Warum gehen Menschen zum Thema »Krebs« ins Internet? 199 • Wer befindet sich im Netz, für wen ist das Internet geeignet? 202 • Austausch im Internet 207 • E-Mails 209 • Foren, Newsgroups und Mailinglisten, Newsletter 211 • Chats im Internet 215 • Die Spreu vom Weizen trennen 218

Was das Internet verändern kann 222
Gespräche zwischen ungleichen Partnern – das Arzt-Patientenverhältnis 222 • Ein bisschen Politik oder von der Selbsthilfe zur Lobby 227 • Die Mär von den Patienten 231

Praktische Tipps für das Internet 234
Die Ausgangssituation entscheidet 234 • Informationen

wirken 236 • Ich habe aber kein Internet! 237 • Wo wollen Sie jetzt anfangen? 239 • Krebs im Internet – Fakten sammeln 242 • Arzt oder Krankenhaus finden 248 • Selbsthilfegruppen online 251 • Patienten-Homepages 256 • Alternative oder ergänzende Therapien 259 • Mit Körper und Seele im Internet 263 • Sozialrechtliche Themen 271 • Schmerztherapie 276 • Abschied und Tod 279 • Leitlinien für ärztliches Handeln: Wonach richtet sich ein Arzt? 284 • Bibliotheken, Aufsatzsammlungen 286 • Lexika 287 • (Fach-)Zeitschriften im Internet 288 • Behörden und Ministerien 289 • Medikamente online 290

Zukunft im Internet 292
Die Lebensqualität durch das Internet verbessern 292

Nachwort 294
Über das Thema Krebs hinaus das Blickfeld erweitern 294

Anhang 296
Linkliste 296 • Literatur 302 • Register 305

Einleitung

Ich war 27 Jahre alt, als ich völlig überraschend die Diagnose Krebs erhielt. In meinem Kopf war nur Platz für Angst und ein großes Fragezeichen. Wie würde es weitergehen? Ganz unerwartet fand ich im Internet wunderbare Hilfe und Unterstützung.

Das Internet ist ein aktives Werkzeug meiner Heilung, denn in ihm kam ich in Kontakt mit einer ganzen Reihe fantastischer Leute, die mir »einfach nur so« Kraft schenkten und Mut machten. Sie waren Teil einer »Krebs-Gemeinschaft« und hatten den Weg schon hinter sich, der mir noch bevorstand.

Die Diagnose Krebs war für mich eine Krisensituation. Wie man mit der Krise Krebs umgehen kann, lernte ich im Internet durchs »Abgucken« und den Erfahrungsaustausch mit anderen.

Für mich ist das Internet weit mehr als eine sachorientierte Informationsquelle. Tausende von Krebspatienten und Angehörige sind im Internet unterwegs um zu helfen und zu reden. Virtuelle Selbsthilfegruppen vernetzen auch Menschen mit seltenen Krebserkrankungen. Das Internet ist ein gigantisches Vergrößerungsglas von erlebter Kompetenz und reicht bis in das entlegenste Dorf.

Anfang 1996 gründete ich die Website www.inkanet.de, die es anderen Krebskranken, ihren Familien und Freunden heute leichter macht, sich im Internet auszutauschen. Die Erfahrungen aus unserem Informationsnetz für Krebspatienten und Angehörige (INKA) sind mit in dieses Buch eingeflossen, denn es sind die Menschen, die das Internet prägen.

Das Internet ist ziemlich laut. Wer im Netz zwischen den Zeilen lesen kann, hört die schmerzhaften Klagelaute, sieht die tiefe Verzweiflung der Betroffenen. Direkt daneben, sozusagen einen Mausklick weiter, trompetet mit aller Kraft die Hoffnung vom Leben. »Ich hatte Krebs und mir geht es wieder gut«, verkünden viele Internet-Seiten von ehemaligen Krebspatienten. Im hygienisch sauberen Netz gibt es deshalb nur eine große Ansteckungsgefahr: die Lebensfreude :–). Emotion ist im Internet eine ebenbürtige Schwester der Fakten, beides gibt es gleichberechtigt in Hülle und Fülle.

Etwa 340 000 Menschen erkranken in Deutschland jährlich neu an Krebs. Für sie und ihre Angehörigen habe ich dieses Buch geschrieben. Krebspatienten haben viele Fragen und müssen gleichzeitig existenzielle Entscheidungen treffen. Damit sie die richtigen Entscheidungen treffen können, müssen sie richtig informiert sein. Wissen oder Unwissen kann über Leben oder Tod entscheiden.

Im ersten Teil des Buches erzähle ich von meinen Erfahrungen mit der Krankheit Krebs. Viele der Fragen, die mich damals beschäftigten, konnte ich durch das Internet klären. Jahre später sagte ein Mediziner, der mich aus der Zeit im Krankenhaus kannte, als wir uns zufällig trafen: »Sie sind doch die mit der großen Milz und dem Internet.«

Im zweiten Abschnitt »Internet – Sie sind nicht allein« beschreibe ich, wie Krebspatienten und ihre Angehörigen heute das Internet zum Thema Krebs nutzen können, um aktuelle Informationen zu gewinnen, sich auszutauschen und aus den Erfahrungen anderer zu lernen.

Wer heute an Krebs erkrankt, ist nicht mehr allein!

Teil 1

Die mit der großen Milz und dem Internet

Diagnose Lymphdrüsenkrebs

Gestatten, Mr. Hodgkin

Mr. Hodgkin trat einfach so in mein Leben. Ungefragt, ungebeten, unangemeldet. Er kam und saß mir direkt im Nacken. Wie lange er schon lauerte, weiß ich nicht, wie lange er bleiben würde, schien unklar. Ich war knapp 27 Jahre alt und hatte noch nie von ihm gehört. Das Ganze war einfach unglaubwürdig. Ich zweifelte an seiner Existenz. Doch im Verlauf der nächsten Monate sollte ich ihn dann ganz genau kennen lernen, in all seinen Facetten und mit all seinen Schattenseiten.

Angefangen hatte alles mit einer Schwellung rechts am Hals, die mich zunächst nicht beunruhigte, nahm ich doch an, dass ich mir nur den Halsmuskel gezerrt hatte, denn genau dort konnte ich die Schwellung ertasten. Von Hodgkin war zu diesem Zeitpunkt noch nicht die Rede. Er offenbarte sich mir erst vier Monate später – dann aber bestimmte er mein Leben. Bis heute.

Krebs ist (un)möglich

Krebs bekommen normalerweise nur alte Menschen, dann hört man noch von Kindern, die an Leukämie erkrankt sind. Menschen, wie ich, die gerade ihr Studium abgeschlossen haben, machen Karriere – Krebs ist hier nicht vorgesehen.

Einen Tag nach der feierlichen Diplomübergabe (ich hatte gerade mein zweites Studium abgeschlossen), ging ich ins Krankenhaus. Meine Kommilitonen planten ihre Karriere, ich plante meine Überlebensstrategie. Natürlich war ich neidisch. Warum blieb die Welt nicht so lange stehen, bis ich wieder gesund war? Ich hatte seit einem Monat meinen ersten festen Arbeitsvertrag in einem Medienkonzern. Und überhaupt gab es die Liebe: Vor einem halben Jahr war ich mit Paul, meinem irischen Freund, in unsere erste gemeinsame Wohnung gezogen.

Ich war gerade 27 Jahre, hatte zwei Hochschuldiplome, einen Job, null Mark auf dem Konto und überhaupt keine Lust auf Krebs. Ich konnte gar nicht Krebs haben. Es gab keinen Platz für Krebs in meinem Leben. Ich hatte Pläne, wollte vielleicht für eine Weile in Kanada leben. Krebs war in meinem Leben einfach nicht vorgesehen.

Doch die Krankheit trat in mein Leben, als ich gerade an meiner Diplomarbeit im Fach Kulturmanagement schrieb. Zehn Tage vor meinem 27. Geburtstag spürte ich auf einmal eine sehr dicke »Beule« an meiner rechten Halsseite. Ich saß wie immer in den letzten Wochen vor meinem Computer. Ich reckte mich ein wenig und meine rechte Hand griff zum Hals. Ein Gefühl einer inneren Explosion gleich durchfuhr meinen Körper, als ich eine riesige weiche Schwellung ertastete. Mit klopfendem Herzen sprang ich zu unserem großen Spiegel im Arbeitszimmer und schob meine Haare zur Seite: An meinem Hals war eine fast hühnereigroße Beule, die zugleich weich und doch fest war. Adrenalin schoss durch meinen Körper und mir schwindelte. Irgendetwas war nicht in Ordnung, das war klar. Das »etwas« in mir sagte, geh sofort zum Arzt. Doch es war 19 Uhr und die Praxen waren geschlossen. Was für ein Stress. Die letzten Wochen waren anstrengend für mich gewesen. Unseren

Umzug hatte ich weitestgehend allein organisiert, denn Paul war zu dem Zeitpunkt noch in Irland, mein Studentenjob und die Diplomarbeit kosteten viel Kraft. Und jetzt diese Schwellung – ausgerechnet jetzt! Klar, redete ich mir ein, kein Wunder, mein Halsmuskel ist verspannt von diesem eintönigen Sitzen vor dem Computer. Drei Tage lang hatte ich mich nicht bewegt, nur auf den Bildschirm gestarrt, den Kopf immer ein wenig nach links gerichtet, weil der große Bildschirm etwas ungünstig auf dem kleinen Schreibtisch stand. Irgendwie besänftigten mich diese Gedanken und ich setzte meine Arbeit an der Diplomarbeit fort.

Erst eine Woche später ging ich zu meinem Hausarzt. Die Schwellung war unverändert groß. Eigentlich störte sie mich kaum, manchmal beim Einschlafen drückte sie ein wenig, aber das war auch alles.

Mein Arzt schaute mich durchdringend an.

»Aber ansonsten fühlen Sie sich gut?« Er nahm meinen Kopf in seine Hände und tastete beide Halsseiten ab. Dann legte er seinen Kopf wie ein Wellensittich auf die Seite, schaute mich an und fühlte erneut, drückte hier und da ein wenig. »Tut's weh? Juckt es?«

» Nein, eigentlich keine Probleme.«

»Hatten Sie Kontakt mit Katzen?«

»Nein, wieso?«

»Es gibt eine Katzenallergie, die zu Schwellungen führen kann, wenn die Katze einen Menschen kratzt. Sehr seltsam«, er starrte auf meinen Hals, »und wie steht's mit Ihrem Rücken?«

Ich musste zugeben, dass ich ziemlich verspannt war und den Rücken recht schmerzhaft spürte.

Unruhig wanderte der Arzt in dem kleinen Behandlungszimmer auf und ab. Ratlos rieb er sich die Nase, er schien keine Erklärung zu haben. »Manchmal«, so meinte er, »gibt es eine Zyste, eine Wasseransammlung.« Er schaute mich an. »Aber eigentlich ...«, er stoppte. »Wie wäre es, wenn Sie mal kurz zu Tom gehen würden?« Tom war der Physiotherapeut, der seine Praxis gleich nebenan führte. »Der soll sich das mal ansehen«, er zeigte auf meinen Hals, »und ich gebe Ihnen dann noch eine beruhigende Salbe.« Er überreichte mir einen Überweisungsschein und ein Rezept und ich ging hinüber zu Tom, froh, dass es sich nur um eine körperliche Verspannung handelte.

Auch Tom fand die Schwellung merkwürdig und gab zu, noch nie jemanden mit solch einem Symptom gesehen zu haben. Ich lag bäuchlings auf einer Matte und er blickte von oben auf meinen nackten Rücken und tastete die Wirbelsäule ab. »Tja, also, da sind Sie ganz verspannt und an dieser Stelle«, er bohrte ein wenig mit dem Finger in meinen Rücken, »da haben Sie sich regelrecht verrenkt, aber das kriegen wir schon wieder hin.« Er schien mit aller Kraft beide Handflächen auf meinen Rücken zu pressen. Es war ein so unangenehmes Gefühl, dass ich wegrutschen wollte. Dann knackte es hörbar. »Uff«, machte Tom, »jetzt können Sie mal langsam wieder hochkommen und schauen, wie es sich anfühlt.«

Noch ein wenig benommen richtete ich mich auf und streckte mich. Ich kam mir irgendwie länger vor und spürte sofort, dass es mir besser ging.

Tom lachte: »Wenn es sich erneut verschlechtert, sollten Sie unbedingt wiederkommen.«

Erleichtert fuhr ich nach Hause. Der Halsmuskel also. Beruhigt bereitete ich mich auf meine letzten Prüfungen vor. Meine Schwellung am Hals blieb unverändert, aber das konnte ich mir erklären, schließlich saß ich wieder verkrampft über meinen Büchern, keine Chance zur Entspannung. Außerdem machte ich zur Zeit auch fast gar keinen Sport.

Mein Examen bestand ich erfolgreich und war froh, dass ich nun das Studium hinter mir hatte. Über Weihnachten und Silvester folgte dann unsere heiß ersehnte Reise nach Andalusien. Der Flug nach Granada, Tapas und Fino, die spannende iberische Kultur und die famose Landschaft, die an den Fenstern unseres gemieteten Autos vorbeizog. Trotz der ungewöhnlichen Kälte war es ein eindrucksvoller Urlaub. Allerdings schmerzte mein Hals und die Schwellung schien mir ein wenig größer geworden zu sein.

Sofort nach unserer Rückkehr Anfang Januar besuchte ich wieder meinen Arzt.

»Ach du meine Güte«, sagte der, »warum sind Sie denn nicht eher gekommen? Das haben Sie die ganze Zeit über gehabt?« Ich ahnte immer noch nichts Böses, als er verkündete: »Da muss nun aber ein Fachmann ran.« Er drückte mir eine Überweisung für den Radiologen und ein Begleitschreiben in die Hand und ich stieg wieder in mein Auto.

Ich kannte nur den einen Radiologen, der mir als Teenager meinen Fuß röntgte, nachdem ich im Regen über eine Mauer springen wollte und mir dabei die Fußgelenkbänder riss. Seine Arztpraxis befand sich an der Stadtgrenze und ich war ein wenig genervt, dass noch weitere Untersuchungen nötig waren.

Wider Erwarten wurde ich schnell aufgerufen und der Arzt, ein freundlicher dunkelhaariger Mann, überflog den Brief meines Arztes. »Haben Sie vielleicht mit Katzen zu tun? Nein? Na, dann wollen wir mal eine Sonographie machen.«

Ich zog mein Oberteil aus und legte mich auf die Liege, die kalt und grau mitten im Raum stand. Er klickte an seinem Computer herum, nahm etwas, das aussah wie eine Maus, sagte »so jetzt wird es kalt« und spritzte ein durchsichtiges Gel auf meine Halsseiten. Ich schielte in Richtung Bildschirm, auf dem sich eine schwarze Masse mit weißen Flecken blubbernd hin- und herzuschieben schien. Irgendetwas pulsierte. Es sah aus wie ein schlechter Empfang am Fernseher. Ich konnte nichts Genaues erkennen. Die Maus, besser gesagt der Schallkörper, bewegte sich immer wieder auf meinem Hals herauf und herunter, und ich sollte währenddessen tief einatmen.

»Luft anhalten, ausatmen, anhalten.« Am Bildschirm zeichnete der Arzt kleine Kreuze ein und verband sie mit gestrichelten Linien.

»Was ist das?«, fragte ich.

»Das sage ich Ihnen später«, antwortete er, ohne mich anzuschauen. »Ich weiß das noch nicht genau.« Seine Stirn lag in Falten. Mir war kalt. Er kreuzte und strichelte und maß und fotografierte scheinbar endlos. Erst die rechte Seite, dann die linke. »Links kann ich nichts feststellen«, meinte er und führte den Schallkörper zu meinem Bauch. Was machte der an meinem Bauch? Hier ging es doch um den Hals! »Nur zur Sicherheit«, meinte er beschwichtigend, so als könne er meine Gedanken lesen, und legte die gelige Maus aus seiner Hand. Er nahm einen Stapel graues, hartes Papier und reichte es mir zum Abwischen des Gels. »Ich schreibe noch einen Bericht für Ihren Arzt und rufe Sie dann gleich wieder herein.«

Meine Kleidung hing in einem winzigen Kabäuschen, das lediglich mit einer Bank, einem Spiegel und zwei Haken ausgestattet war. Ich fühlte mich abgekämpft und wollte mich gerade setzen, als es aus einem kleinen

Lautsprecher ertönte: »Frau Forbriger bitte in das Arztzimmer.«

Der Radiologe brachte es sofort auf den Punkt: »Es sieht nicht gut aus, Hodgkin oder Non-Hodgkin, Lymphdrüsenkrebs.«

Krebs? Ich musste lachen: »Ich habe gerade mein zweites Studium beendet, ich kann doch keinen Krebs haben.«

Der Arzt sprach von einer Einweisung ins Krankenhaus – besser noch heute als morgen.

Ich glaubte ihm nicht und verließ die Praxis.

Wie betäubt ging ich zu meinem Auto. Krebs, so ein Blödsinn, der spinnt doch! dachte ich und fuhr zu meinen Eltern.

»Schaut mal, ich habe da so eine Schwellung.«

Meine Eltern starrten erschrocken auf meinen Hals. »Du hast die seit September und lässt das erst jetzt untersuchen?« Sie konnten es nicht fassen.

»Aber ja, ich war doch im Examen.«

»Geh zum HNO-Arzt«, rieten sie mir, »heute noch.«

Ich fuhr zu der Hals-Nasen-Ohren-Ärztin, zu der auch mein Vater manchmal ging.

»Sie haben aber keinen Termin«, kläffte mich die Sprechstundenhilfe unfreundlich an.

»Hören Sie mal, ich muss das heute noch untersuchen lassen«, wies ich auf meinen Hals. Entschlossen schob ich ihr meine Versicherungskarte über die Theke und setzte mich ins Wartezimmer. Nachdem ich fast alle Magazine durchgeblättert hatte, wurde ich aufgerufen. Die Ärztin begrüßte mich ein wenig unbeholfen, verwies auf eine Art Zahnarztstuhl und schaltete ihren Computer ein. Es war ein wesentlich kleinerer Bildschirm als beim Radiologen, den ich liegend aber besser betrachten konnte. Sie las sich meine mitgebrachten Unterlagen durch und fragte, ob ich vielleicht von einer Katze gekratzt worden sei. Ich musste lachen, was hatten die heute nur alle mit den Katzen? Sie nahm das Gel und schmierte es mir auf den Hals. Klick, machte es, klick. Einatmen, ausatmen, einatmen, anhalten. Jedes Klicken ein kleines Kreuzchen und Linien.

»Mein Gott«, sagte sie schließlich.

Mein Herz pochte. »Was meinen Sie?«, fragte ich und hielt den Atem an.«

»Na ja«, sagte sie trocken, »da muss man ran. Unbedingt. Da muss man ran.«

»Was heißt das, da muss man ran?«, hakte ich nach.

»Sie müssen unbedingt ins Krankenhaus, heute geht es aber nicht mehr«, sie schaute auf die Uhr, »aber am Montag. Da muss man mal aufschneiden und nachsehen.«

»Was? Wie aufschneiden und nachsehen? Nein, das kann doch nicht sein, wieso können Sie das denn nicht so erkennen? Ich gehe nicht ins Krankenhaus«, sagte ich kategorisch.

»Doch, wissen Sie, ich kann das mit den Geräten nicht so genau erkennen«, erklärte sie, »vermutlich ist es eine Zyste, vielleicht aber auch ein Lymphom.«

»Ein Lymphom? Was ist ein Lymphom?«

»Das wäre nicht so gut«, meinte sie, »das wäre dann nämlich Krebs.«

Ja, spinnen die denn alle? Ich habe doch keinen Krebs! Ich lachte wieder und mir wurde schlecht.

Sie schrieb einen Bericht und rief, noch während ich mir das Gel vom Hals wischte, in einem Hamburger Krankenhaus an. »Die sind gut da, die Besten, ich war dort Jahre lang selbst Oberärztin«, sagte sie und nickte mir zu.

Krankenhaus, so ein Unfug, dachte ich. Ich war noch nie in einem Krankenhaus, ich war auch noch nie ernsthaft krank, das kann gar nicht sein, die irrt sich, die irren sich alle. Erschöpft verließ ich das Zimmer.

»Ich schreibe Ihnen noch gleich eine Einweisung aus«, rief sie mir hinterher.

Als ich endlich zu Hause war, hatte ich ihre Meldung bereits auf dem Anrufbeantworter. »Sie haben die Einweisung vergessen. Die brauchen Sie aber unbedingt für Montag. Wo wohnen Sie denn?« Ich rief kurz zurück und wir verabredeten uns. Gemeinsam mit Paul fuhr ich zu ihr.

Ein Bungalow aus den siebziger Jahren in einer grünen Seitenstraße. »Mensch Mädchen, wo haben Sie nur Ihren Kopf«, begrüßte sie mich mit einer liebevollen Stimme. »Hier der Brief und haben Sie keine Angst, es ist nur eine Voruntersuchung.«

Angst, wieso sollte ich Angst haben? Wovor? Ich gehe nicht ins Krankenhaus, beziehungsweise ich gehe zwar hin, aber ich werde beweisen, dass sie sich irren. Es kann einfach nicht sein, dass ich operiert werden muss. Am Hals, wo es jeder sehen kann! Unglaublich!

Um zehn Uhr am Montag war ich pünktlich in der Hals-Nasen-Ohren-Ambulanz des Krankenhauses. Von außen ein renoviertes Gebäude, von innen kalt und weiß, einfach ungemütlich. Es roch noch kaltem Rauch, als ich den Wartesaal betrat, der eigentlich eher einem langen Flur glich. Die braunen Stühle waren alle belegt. Ein Schild mit »Bitte bei der Anmeldung zweimal klingeln« forderte mich auf zweimal zu klingeln. Mein Sesam-öffne-dich war erfolgreich, die Tür ging auf. Ich folgte einem jungen Mann im weißen Kittel vorbei an zwei kleinen durch Stoffvorhänge abgetrennten Zimmern zur Empfangstheke.

»Name, Alter, Adresse, Versicherungskarte, Unterlagen? Alles klar, warten Sie draußen.«

»Wie lange wird es dauern?«

»Das wissen wir nicht!«

Im Warteraum saßen nur wenige Patienten. Ein älterer Mann mit einem Nasenverband hielt seinen Kopf angestrengt nach oben. Aus seiner Nase ragten zwei Wattepfropfen und er atmete schwer durch den Mund. Eine Frau grinste mich an und verschwand dann wieder hinter ihrer Zeitschrift.

Die Tür öffnete sich wieder, ich war dran. Same procedure as every week. Wieder saß ich in einem Stuhl, diesmal aufrecht und der junge Arzt steckte mir einen Schlauch, in dem eine Kamera angebracht war, vorsichtig nacheinander in jedes Nasenloch, was sehr unangenehm brannte. Ich versuchte ein Niesen zu unterdrücken.

»Nichts zu sehen«, brummte er.

Was schaut der auch in meine Nase, es geht doch um den Hals!

Er tastete meinen Hals ab. »Haben Sie mit Katzen gespielt? Sind Sie gekratzt worden?«

»Nein«, sagte ich genervt, »oder vielleicht doch, vor einem halben Jahr habe ich mal mit der Katze einer Freundin gespielt.«

»Das zählt nicht«, winkte er ab, zog den Begleitbrief der HNO-Ärztin aus dem Umschlag und drehte sich lesend weg.

Einen Moment später folgte ich dem Arzt in einen zweiten kleinen Raum, wo ich mich auf eine Liege legen und den Oberkörper freimachen sollte. Ich protestierte, schließlich hatte ich bereits mehrere Ultraschallaufnahmen mitgebracht. Aber er wollte sich unbedingt selbst ein Bild machen, unterschiedliche Techniken ... Widerwillig legte ich mich hin. Klick, Kreuzchen, Klick. Die Maus drückte unangenehm auf die Schwellung. Striche,

Kreuze, Striche, Klick. Ich schaute ihn an, er blickte auf den Bildschirm, sein Fuß betätigte irgendein Pedal. Er schien mich gar nicht wahrzunehmen.

Eine Ärztin schob den Vorhang zur Seite. »Schon fertig?«, fragte sie den Arzt.

Der nickte und fischte die Aufnahmen aus dem Drucker. »Vermutlich ein Lymphom«, sagte er und überreichte ihr die Bilder.

»Oberärztin Merino, guten Tag«, begrüßte sie mich, während ich mir den Pulli überzog. Auch sie tastete meinen Hals ab. »Schmerzen?«

»Keine, nein, gar nicht, deswegen kann das auch gar nicht ...«, sagte ich erleichtert. »Tut nicht weh, kein bisschen.«

»Hatten Sie Schmerzen, nachdem Sie Alkohol zu sich genommen haben?«, fragte sie weiter.

»Nein!«

»Haben Sie Gewicht verloren? Schwitzen Sie nachts?«

Was für Fragen, dachte ich. »Nein, nein, was soll denn das?«

Sie schaute mich aus großen braunen Augen an, blickte wieder auf die Bilder und nickte ihrem Kollegen zu. »Ein Lymphom, eindeutig.« Sie drehte sich ein wenig zu mir hin und teilte mir trocken und ohne irgendeine Melodie in der Stimme mit, dass ich ins Krankenhaus eingewiesen werden müsste und sie mir gleich einen Termin geben würde. Man würde einen Schnitt machen – sie ging auf mich zu – von hier bis hier – malte sie vor meiner rechten Halsseite in die Luft – nicht so groß, und dann würde man ja sehen.

Ich starrte sie an. »Einen Schnitt, an meinem Hals. Und was würde man sehen, wieso hat man denn jetzt nichts gesehen? Nein, wieso, ich meine«, stammelte ich, »muss das denn sein?«

»Ja, wie wollen Sie denn sonst ins Innere schauen?«

»Kann man nicht heute alles mit Laser operieren?«, wandte ich ein. Ich hatte so hoffnungslos keine Ahnung.

Sie schüttelte den Kopf: »Das ist auch gar nicht schlimm, nur ein kleiner Schnitt, sieht man gar nicht hinterher, reine Routineoperation.«

Ich tappte hinter ihr her zum Empfang. »Bitte einen Termin für Frau Forbriger, histologische Untersuchung, OP-Termin, vermutlich Lymphom«, schnarrte sie.

Die zwei Schwestern hinter der Theke schauten fast gleichzeitig auf. Was gucken die mich so an? Die ältere Blonde raschelte im Kalender: »Sonntag«, sagte sie zu mir, »29. Januar, Montag geht's dann in den OP. Waren Sie schon mal im Krankenhaus?«

»Nein«, antwortete ich und dachte, und da werde ich auch ganz bestimmt nicht hineingehen!

»Kommen Sie bis 18 Uhr hierher und melden sich im Schwesternzimmer, direkt neben uns, Station N2A. Ab 22 Uhr sonntags dürfen Sie nichts mehr essen.« Sie druckte mir einen Schein aus, auf dem nochmals alles vermerkt war.

Ich wandte mich noch einmal an die Oberärztin: »Und Sie sind sicher, dass das notwendig ist? Tut die Operation denn weh?«

»Ach was, Sie merken gar nichts, Sie bekommen eine Vollnarkose und na klar, es ist eine Wunde, die wird genäht und dann nach ein paar Tagen können Sie das Krankenhaus wieder verlassen.«

»Wie lange sind ein paar Tage?«, wollte ich noch wissen.

»Ungefähr fünf«, antwortete sie. Aber ich kann ja gar nicht am Sonntag, fiel mir plötzlich ein. »Wissen Sie, ich habe am Samstag meine Diplomfeier.«

»Ach, Sie haben studiert?«, fragte sie interessiert. »Was denn?«

»Kulturmanagement.«
Sie schaute mich verständnislos an.
»Es geht da um das Management, Planung und Durchführung von kulturellen Veranstaltungen«, schob ich als Kurzversion nach.
»Ach so, nun ...«, sie wandte sich ab. »Sie müssen aber trotzdem am Sonntag kommen, wir müssen unsere OP-Termine planen.«

Als ich zu Hause ankam, rief Paul an, der gerade unterwegs war. Er versprach, gleich nach seinem Termin zu kommen. Ich war unfähig, irgendetwas Sinnvolles zu tun, geschweige denn etwas zu arbeiten, und telefonierte mit Freunden, darunter auch Jens, der vorschlug, dass ich zu seinem Vater, einem der weltweit führenden HNO-Ärzte nach Fulda fahren sollte, um durch weitere Untersuchungen mehr Sicherheit zu bekommen.

Ich rief in der Klinik an und verabredete einen Termin um zehn Uhr, was hieß, dass ich am nächsten Morgen um fünf Uhr den Frühzug nehmen musste. Nicht gerade meine Lieblingszeit, aber es war egal, die Untersuchung war mir sehr wichtig, denn Jens' Vater würde sicherlich klarstellen, dass ich nicht operiert werden müsste.

Der ICE kam pünktlich in Fulda an. Vom Bahnhof nahm ich ein Taxi zum Krankenhaus, ein Neubau, umringt von einem kleinen Park auf einem Hügel. Der Taxifahrer war putzmunter. »Ja«, hesselte er, »der Herr Doktor ischt wirklich sehr gut, der ischt prima.«

Von innen war das Krankenhaus freundlich gestaltet, einige Bilder wurden sogar entlang des Flures ausgestellt, der in die HNO-Abteilung führte. Vor lauter Aufregung hatte ich Durchfall.

Die erste Untersuchung ähnelte der in Hamburg. Eine junge, nette Ärztin steckte mir den Kameraschlauch in die Nase, tastete den Hals ab, fragte nach Kontakten mit Katzen, Schmerzen nach Alkoholkonsum, Gewichtsverlust und machte einige Ultraschallaufnahmen. Danach kam der Vater von Jens, Prof. Dr. Kaiser, herein, ein kleiner Mann, der mir sofort vertraut war, weil er Jens so ähnlich sah oder besser gesagt Jens ihm. Die gleichen Grübchen, der gleiche Mund. Wir unterhielten uns ein wenig über Jens und seine Freundin, bis er sich die Aufnahmen ansah. Gemeinsam gingen wir zu dem Raum, in dem die Kernspintomographie gemacht werden sollte. Hier – zwei Stockwerke unter der Erde – gab es nur noch Kunstlicht. Prof. Dr. Kaiser erklärte mir, wie das Verfahren funktioniert, rief nach einem weiteren Arzt und verabschiedete sich vorläufig. Ich unterschrieb einen Zettel, der meine Einwilligung in die Untersuchung belegen sollte, und auch die Nebenwirkungen beschrieb. Dann tauschte ich meine Kleidung gegen einen himmelblauen Kittel, den man nur an einer Stelle dürftig zubinden konnte, ich war fast nackt. Kurz darauf begann auch schon der Arzt eine Braunüle, eine dicke Nadel, in eine meiner Venen zu stechen. Das schmerzte ziemlich und das hineinfließende Kontrastmittel erzeugte ein kurzes unangenehmes Wärmegefühl in meinem Oberkörper. Einen Moment später fuhr die Liege, auf der ich lag, mit mir in die graue Röhre hinein. Es war hell durch die Lampe hinter meinem Kopf, aber fürchterlich eng. Meine Arme musste ich auf dem Oberkörper verschränken. Ich drehte den Kopf ein wenig, um die Lage abzuschätzen und bemerkte, dass ich ganz und gar in dieser Röhre eingeschlossen war. Es war sogar zu niedrig, um den Kopf ein wenig zu heben. Aus einem fingerhutgroßen Lautsprecher ertönte: »Bitte bewegen Sie sich nun nicht mehr und befolgen Sie die Anweisungen, die wir Ihnen geben. Sie haben ja den Klingelknopf in der Hand, wenn also irgendetwas los ist, drücken Sie einfach auf den Knopf.« Ich nickte überflüssigerweise, niemand konnte mich sehen. Also Klingelknopf, jetzt mach nicht schlapp. »Jetzt nicht mehr schlucken«, kam es aus dem Lautsprecher und sofort begann hinter mir ein Motor zu arbeiten, sehr laut, ohrenbetäubend laut. Gab es das Ding auch in leise? Nach einer schier endlosen Weile, hörte ich die Stimme wieder: »Jetzt schlucken, weiteratmen, und wir machen weiter, und jetzt nicht mehr schlucken.« Mein Speichel schien regelrecht in den Mund zu schießen und fast überzulaufen. Je mehr ich mich konzentrierte, desto mehr Speichel produzierte mein Körper. Ich spürte den Wunsch zu schlucken, immerzu nur zu schlucken. Bloß an was anderes denken, doch mir fiel nichts ein. Ich versuchte mir die Wände anzuschauen, woraus waren sie gemacht, welche Temperatur herrscht hier, was kann ich riechen. Doch mein Speichel floss in Strömen. Die Stimme ertönte in immer größeren Abständen und der Motor hinter mir brummte und polterte, als wäre irgendein Teil in ihm locker. Warum ist es nur so laut?

Irgendwann fuhr die Liege wieder mit mir heraus. »Na, ging es?«, fragte der Arzt, als er mir die Braunüle wieder aus dem Arm zog.

Erschöpft kehrte ich in den winzigen Umkleideraum zurück, warum war hier eigentlich alles so klein und eng?

Wieder musste ich auf das Ergebnis warten. Eine Stunde hatte man mir gesagt und ich ging in die Kantine des Krankenhauspersonals, unterirdisch, ohne Fenster. Das war nichts für mich und daher schlenderte ich ein paar Schritte durch den Park. Es war kalt und nass und der Wind trieb mich bald wieder in das Gebäude zurück. Ich schaute auf die Uhr, langsam konnte ich zum Arztzimmer gehen. Und richtig, der Vater von Jens kam mir bereits entgegen.

»Ich muss hinunter zum Kernspintomographen, die Bilder sichten.« »Kann ich mitkommen?«

Er schaute mir prüfend ins Gesicht und nickte.

Ein ganzer Trupp Ärzte stand vor den Lampenschirmen, gegen die die Kernspinaufnahmen gesteckt waren. Jens' Vater stellte mich als eine Freundin seines Sohnes vor und wir starrten gemeinsam auf die Bilder. Mein Schädel, weiße Knochen, wie ein Totenkopf. Ich im Inneren. Ich beobachtete die Ärzte. Wie unter Wasser hörte ich ihrem Gespräch zu. Blubb, machte mein Puls und setzte dann für eine Minute aus.

Jens' Vater drehte sich zu mir um. »Es sieht nicht ganz so günstig aus, leider. Schauen Sie mal hier«, er wies mit dem Zeigefinger auf die in der Aufnahme hellen Flächen links und rechts neben meinem Hals. »Das hier, dieser helle Teil, ist irgendetwas, was wir nicht kennen, was da aber nicht hingehört und wie es aussieht, ist es keine Zyste, leider.«

Mir kam es so vor, als würde mir ein Elefant in den Magen treten. »Was ist es denn?«

»Wir können nicht mit Sicherheit feststellen, was es ist, daher müssen Sie auf jeden Fall ins Krankenhaus gehen, das ist ganz wichtig für Sie.« Er schien mich wie eine Schlange beschwören zu wollen. Wir blickten uns an, er hatte eine freundliche, warme Stimme.

Die Nachricht erreichte mich. Krankenhaus, also doch. Frustriert guckte ich auf meine Füße. »Und was ist es dann, wenn es sich nicht um eine Zyste handelt?«

Der Elefant holte zum zweiten Schlag aus. Jens' Vater atmete tief ein: »Vielleicht ist es ein Hodgkin, vielleicht Non-Hodgkin, ja vielleicht ist es Lymphdrüsenkrebs. Es sieht nicht gut aus.«

Ich hörte zwar alles, was er sagte, aber es kam nicht an. Der Verstand war auf standby, die Ohren waren aktiv, aber die Verbindung kam irgendwie nicht zustande. »Und wenn ich also operiert werden muss, ist das schlimm, ich meine, tut das weh, gibt es eine große Narbe?«

»Nein, das sind gute Leute in dem Hamburger Krankenhaus, das ist kein komplizierter Schnitt, das machen die täglich. Und um Ihren schönen Hals, da machen Sie sich mal keine Sorgen. Sie nehmen die Aufnahmen mit und zeigen sie den Ärzten dort. Und Prof. Manteuffel grüßen Sie am besten ganz herzlich von mir, das kann manchmal Wunder bewirken.« Er zwinkerte mir zu und übergab mir die Aufnahmen.

Wir fuhren gemeinsam mit der Ärztin in die Eingangshalle. Der Vater von Jens verabschiedete sich und wünschte mir viel Glück und Erfolg, dann verschwand er hinter einer Tür.

Die Ärztin beugte sich vertraulich nach vorn: »Und melden Sie sich doch, ich würde mich wirklich freuen, von Ihnen zu hören, wie es denn gelaufen ist.« Sie war kaum älter als ich. Wir lächelten uns an.

Als ich den Bahnhof erreichte, rief ich sofort Paul an. Ich konnte nichts sagen, sondern heulte nur.

Pauls Stimme klang liebevoll und besorgt. »Anja«, sagte er. »Anja, was ist denn los?«

Ich weinte und bemühte mich, klare Worte zu finden. »Eigentlich weiß ich nur, dass ich auf jeden Fall den Krankenhaustermin wahrnehmen soll und dass der Vater von Jens meint, dass es nicht so gut aussieht.« Ich weinte wieder und legte auf. Paul fehlte mir.

Ich nahm den nächsten Zug nach Hamburg und fand einen Fensterplatz, am liebsten hätte ich aber ein Abteil ganz für mich allein gehabt. Ein ich-habe-vermutlich-Krebs-und-will-es-nicht-glauben-denn-ich-will-dochnicht-sterben-Abteil für potenziell Krebskranke. Ich heulte in das geöffnete Buch hinein, das ich in Händen hielt, und konnte keinen klaren Gedanken mehr fassen. Meine Augen brannten und ich fiel in eine große Leere.

Es war Donnerstag Nachmittag, am Freitag gab es eine Hochschulveranstaltung, auf der ich einen Vortrag über ein Ausstellungsprojekt in Thessaloniki halten sollte. Rolf, ein Kommilitone, lobte mich, nachdem ich meinen Teil hinter mich gebracht hatte: »Meine Güte, du kannst ja richtig frei Vorträge halten.«

Heute wundere ich mich, wie ich das überhaupt geschafft habe. Ich habe die Zuschauer angelächelt und über Kultur gesprochen, während ein kleines Männchen in mir herumpolterte »und sie hat vielleicht Krebs«.

Am Samstag war unsere Diplomfeier. Und am Sonntag dann der Tag X. Ich verhandelte mit den Ärzten und Schwestern, die mich unbedingt schon am Sonntagabend bei sich haben wollten. Begründung: Sie wollten sicher gehen, dass ich ab 22 Uhr nichts mehr essen würde. Ich sah das nicht ein, mein Essen konnte ich auch selber rationieren, und telefonierte zweimal mit den Ärzten. Letztlich drohten sie dann: Wenn ich abends nicht käme, würden sie mich vormittags nicht operieren. So einfach war das. Ich war frustriert, entmachtet. Mit diesem Gefühl ging ich zur Diplomfeier.

Künstlerhaus Sootbörn, ein wenig dekoriert, viele Reden, die Diplomüberreichung – alles nahm ich wie durch einen Schleier wahr, unterhielt mich kaum mit Freunden und Kommilitonen. Was hätte ich sagen sollen? Wunderbar, dass wir unser Studium beendet haben? Was für eine Bedeutung hatte das jetzt? Ich war den Tränen nah und hielt mich an meinem Wasserglas fest.

Am Sonntag Abend war ich dann kurz vor 22 Uhr auf der HNO-Station. Paul und ich wollten jede Minute, die uns blieb, zusammen verbringen. Die Nachtschwester verteilte gerade letzte Pillen und brachte mich auf »mein« Zimmer. Ein Neun-Bett-Zimmer. Neun Betten! Ich konnte es nicht glauben. Zwar war es ein großes Zimmer, aber es gab weder Abtrennungen noch Paravents. War ich in Alexander Solschenyzins Russland, wie er es in seinem Buch »Krebsstation« beschrieb? Ich bekam ein Bett ganz am Rande des Zimmers, wenigstens eine Ecke, am Ende des Bettes begann die Schrankreihe. Da es nicht genügend Schränke für alle Patientinnen gab, stellte ich meine Tasche in die Nähe meines Bettes und ging wieder zurück auf den Flur, wo Paul wartete und wir uns verabschiedeten.

Als ich zurückkam, hatte die Schwester, eine nette Chinesin, die nur gebrochen Deutsch sprach, schon ein Schild über meinem Bett aufgehängt: Nüchtern. Sie ermahnte mich, nichts mehr zu essen und nur wenig zu trinken. Abschließend fragte sie mich noch, ob ich eine Schlaftablette bräuchte. Schlaftabletten hatte ich noch nie gebraucht, wie leicht sie diese Tabletten verteilten, wunderte mich.

Als die Schwester den Raum verließ, ging ein richtiges Geschnatter los. Wie auf einer Klassenreise, nur der Anlass des Zusammentreffens war anders. Zwei Frauen unterhielten sich unangenehm laut. Ich drehte mich zu der graugrünen Wand, eine trübsinnige, tote Farbe. Über meinem Buch versuchte ich, die Gespräche über Krankheit und Mandeloperationen zu überhören. Irgendwann schlief ich ein, bis die Nachtschwester mich weckte und nachfragte, ob ich eine Tablette bräuchte.

»Warum wecken Sie mich?«, murmelte ich.

»Ich wollte sehen, ob Sie eine Schlaftablette brauchen.«
Darf man Nachtschwestern beißen?

Der Morgen war lang und begann um sechs Uhr. Ich fragte eine Zimmergenossin nach einer Duschmöglichkeit. Für die gesamte Frauen-Station gab es nur eine einzige Dusche! Und auf deren Tür las ich das Schild: Bitte vorher die Stationsschwester um Erlaubnis fragen. Ich war *doch* in Russland.

In der Mitte unseres Schlafsaals – es war tatsächlich ein Saal, wie ich bei Tageslicht erkannte – waren Tische zusammengeschoben, wie zu einem Bankett. Das Frühstück wurde gebracht und außer mir musste noch eine weitere Patientin dem Treiben zusehen. Warten. Frauen in Frotteemänteln und Morgenröcken.

Ich besaß weder das eine noch das andere Exemplar. Meine Mutter wollte mir ihren Frotteemantel (himmelblau!!) ausleihen, aber ich war strikt dagegen. Irgendwie schien mir das zu verbunden zu sein, verbunden mit dem Krankenhaus. Und nur für den »Event« Krankenhaus wollte ich mich nicht kleiden, nichts sollte einen Bezug erhalten, alles so normal wie möglich sein. Keine »Puschen«, kein Pyjama, kein Nachthemd, nichts, was ich nicht auch sonst angezogen hätte. Eher sahen meine Schlafsachen nach einer Campingausrüstung aus, lange Skiunterhose, T-Shirt, Sweatshirt, meine ausgetretenen Sportschuhe, die ich mit einer Freundin in einem schäbigen Schuhladen in El Paso, Texas, gekauft hatte. Eine positive Erinnerung. Bloß nicht den Eindruck erwecken, dass ich länger hier bleiben würde.

Eine Schwester kam mit ihrem Medikamentenwagen hereingerollt. »Sie müssen Ihre Tasche hier wegstellen«, wies sie mich an. Ich warf sie oben auf den Schrank. Nichts auspacken, keine Wurzeln schlagen, auch das gehörte zu meinem Konzept. Die Schwester sagte mir, dass ich zur Visite in das Chefzimmer am Ende der Männerstation gehen sollte.

Ich ging sofort los, setzte mich brav auf einen der Stühle, die vor der Tür des Chefarztes standen, und wartete. Zwei Plätze weiter saß ein Mann, dem eine Schraube aus der Stirn ragte. Mir stockte der Atem und ich guckte ein zweites Mal hin. Er hatte tatsächlich eine Schraube in der Stirn. Mir fehlte der Mut, ihn zu fragen, warum.

Die Tür ging auf und ein junger Arzt rief mich ins Zimmer. Der Raum war klein, zwei Fenster zum Hof. Den Chefarzt, Prof. Manteuffel, erkannte ich daran, dass er der Einzige war, der saß. Die anwesenden Ärzte – einige junge Ärzte und die Oberärztin – betrachteten schweigend meine Aufnahmen, die ich aus Fulda mitgebracht hatte. Es hing eine ungemütliche Stimmung im Raum. Der Stationsarzt öffnete »meine« Krankenakte und gab dem Chefarzt einen monotonen Bericht. Der Professor sah mich kurz an, fummelte an meinen Halsseiten herum, fragte nach Katzen, Gewichtsverlust und ähnlichem. Ich spulte mein Programm ab und erwähnte Fulda. »Und viele herzliche Grüße von Prof. Dr. Kaiser soll ich Ihnen bestellen«, betonte ich.

Er guckte mich an. Wirkte irritiert. »Sie waren bei Prof. Dr. Kaiser?«

»Ja, er ist der Vater eines Freundes und hat sich angeboten, mich zu untersuchen. Dort wurden die Kernspinaufnahmen aufgenommen«, sagte ich und wies auf die Unterlagen.

»Aha, na, dann wollen wir mal sehen. Das wäre aber gar nicht nötig gewesen, eine solch teure Untersuchung zu machen.«

Was weiß denn der, dachte ich, mein Leben ist mir teuer! Was ist teurer als das Leben überhaupt!

Alle schauten auf die Aufnahmen. Kein Wort fiel, keine Regung überhaupt.

»UND?«, fragte der Professor mit einer Stimme, die durch den Raum schnitt.

Schweigen.

Die Oberärztin trat einen Zentimeter nach vorn. »Na, ein Lymphom, eindeutig«, sagte sie zu ihm.

»Lymphom, so ein Quatsch, das ist kein Lymphom«, kam es vom Chefarzt. Es war, als prügele er mit Worten auf sie herab. Ein betretenes Schweigen machte sich breit.

Ich hielt die Luft an. Vielleicht bin ich ja unsichtbar, überlegte ich.

Der Professor richtete seinen Blick wieder auf meine Aufnahmen. »Nein, kein Lymphom, das ist eine Zyste.«

»Doch, es ist ein Lymphom«, erwiderte die Oberärztin mit kühler Stimme.

Verärgert drückte der Chefarzt von neuem an meinem Hals herum, so als ob er ihn stellvertretend für den der Ärztin würgen wollte. »Na, das werden wir ja nachher sehen, ob es ein Lymphom oder eine Zyste ist«, meinte er schnippisch. »Diese Kernspinaufnahmen sagen ja auch nicht so viel aus.« Damit beschloss er die Visite.

Der Stationsarzt verließ mit mir den Raum: »Hier Ihre Aufnahmen, gegen elf Uhr kommen Sie in den OP, gleich wird der Anästhesist noch mit Ihnen sprechen.«

Ich trottete in »mein« Zimmer zurück, in dem inzwischen der Geräuschpegel auf Jahrmarktstärke angestiegen war. Was war denn das, wunderte ich mich, ein Chefarzt als Diktator, der seinen Leuten den Mund verbot und ganz offensichtlich mit der Kernspintomographie nicht allzu viel anfangen konnte. Und wie kam er darauf, dass ich eine Zyste haben könnte, vier von fünf

Ärzten stimmten für ein Lymphom. War das denn eine Abstimmung? Ein Würfelspiel: alea iacta est. Ich bekam eine Gänsehaut. Wenn der Chefarzt also keine Ahnung hatte und die Stimmung hier auf der Station so gereizt war, würde dann die Operation gut verlaufen und wer würde mich überhaupt operieren? Das musste ich unbedingt herausfinden.

Der Anästhesist kam und wir gingen auf den Flur. Er überreichte mir einige Zettel mit der Überschrift »Patienteninformation«, auf denen alle möglichen Nebenwirkungen aufgelistet waren. »Lesen Sie sich das durch und unterschreiben Sie dann hier.«

Ich fing an zu lesen: Gefahren der Narkose, der Operation, Übelkeit, Thrombose, Nervenentzündungen, Lähmungen, Bewegungseinschränkungen, örtlich bedingte Empfindungsverluste. Na wunderbar. »Und wenn ich das nicht unterschreibe?«, fragte ich ihn. »Schließlich bin ich mit den Nebenwirkungen nicht einverstanden.«

»Tja, dann können wir Sie nicht operieren.«

So ist es also, scheinbare Demokratie. Resigniert unterschrieb ich.

Der Arzt nahm mir die Zettel ab, heftete sie seinen Unterlagen bei und begann mit der Krankengeschichte: »Waren Sie schon einmal ernsthaft krank, hatten Sie Probleme mit Herz, Lunge, Niere, Leber, Kreislauf, nehmen Sie zur Zeit die Pille, sind Sie schwanger, gibt es in der Familie ernste Krankheiten, wen können wir anrufen ...«

»Auf alles ein Nein, eigentlich, ach, als ich so etwa zwölf Jahre alt war, hatte meine Mutter einen Gebärmutterhalskrebs, der operativ entfernt wurde, erfolgreich, und mein Großvater, den ich nie kennen gelernt hatte, starb an Magenkrebs, aber da war er schon ein alter

Mann. Warum brauchen sie jemanden, den sie anrufen können, und vor allem wann: Wenn die Operation daneben geht, ich nicht aus der Narkose erwache?«

Der Arzt ging nicht auf meine Frage ein, sondern fing an, mir die Narkose zu erklären. Er erzählte, dass sie für mich dosiert sei, dass sie nicht schmerze und ich von der Operation wirklich nichts mitbekäme. Er persönlich würde mir die Narkosespritze geben. Als er ging, hatte ich nichts in der Hand, keinen der Zettel, die ich ausgefüllt oder unterschrieben hatte, gab es doppelt. Ich kam mir vor wie nach einem Haustürverkauf, Vertreter gegangen und man hat die »Praline« im Abo und einen elektrischen Mob auf Ratenzahlung erworben.

Als ich wieder zurück in meinem Zimmer war, kam eine Schwester vorbei und gab mir ein Paar OP-Strümpfe und ein himmelblaues Nachthemd, das hinten offen war. »Bitte ziehen Sie diese Sachen jetzt an.«

»Muss ich wirklich diese Strümpfe tragen?« Weiße, hautenge Strümpfe, wie für Strapse gearbeitet, aber nicht im entferntesten so sexy. Vorn, oberhalb der Zehen gab es ein ovales Loch, mit Gummi umrandet.

»Das sind Thrombosestrümpfe, die müssen Sie auch danach anbehalten, sie verhindern eine Thrombose.«

Während ich überlegte, was eigentlich genau bei einer Thrombose passiert, verschwand die Schwester auch schon wieder. Ich setzte mich auf mein Bett, zog das Engelskostüm an und kam mir ziemlich albern vor, außerdem war es kalt, immerhin war es der 30. Januar. Ich stülpte mir mein Sweatshirt über das Nachthemd, setzte mich auf mein Bett und schaute aus dem Fenster. Aus über neun Meter Entfernung hatte ich zumindest wahrgenommen, dass die Sonne schien. Dann versuchte ich zu lesen. Es wurde zehn Uhr, elf Uhr, 11.30 Uhr, eine

Schwester brachte das Mittagessen herein. Für die anderen natürlich. Ich fragte sie, wann ich denn endlich an die Reihe käme, ich hatte Durst und merkte, wie mir so langsam schwindelig wurde. Mein Kreislauf war immer schon ein wenig anfällig gewesen, wenn ich unregelmäßig aß. Sie beruhigte mich und erklärte mir, dass ein Notfall dazwischen gekommen sei. Um 13 Uhr kamen dann endlich zwei Schwestern, mir pochte das Herz. »Legen Sie sich hin, wir rollen das ganze Bett mit Ihnen heraus.«

Der OP-Raum lag auf der gleichen Station. Viele Geräte, ein gleißendes Licht, in dem der Anästhesist mir eine Braunüle legte. »So und nun merken Sie gleich nichts mehr.« Alles war grün um mich herum, grüne Kacheln, grüne Kittel. Froschgrün.

Als ich erwachte, war mir übel und ich hatte fürchterlichen Durst. Ganz vorsichtig fasste ich an meinen Hals und spürte einen dicken Verband. Es zog ein wenig rechts, aber ich war froh, dass ich keine so starken Schmerzen hatte, wie ich befürchtet hatte. Ich war erleichtert, es war nicht ansatzweise so schlimm, wie ich gedacht hatte. Eine Schwester kam herein. »Sie sind ja schon wach«, begrüßte sie mich. »Brauchen Sie eine Schmerztablette?«

»Ich weiß nicht, wird es nachher noch sehr wehtun?« Ich kann sprechen, fiel mir auf. Gut, dass ich sprechen kann.

»Nehmen Sie lieber zwei, ich lege Sie Ihnen hier auf den Nachtschrank.«

»Ich habe solchen Durst«, sagte ich. Mir schwindelte.

»Leider dürfen Sie jetzt aber noch nichts trinken.«

Wieder fiel ich in tiefen Schlaf. Allerdings wachte ich häufig auf, da es Besuchszeit war und laut wie in einem überfüllten Freibad. Ich fühlte mich elend. Ruhe, dachte ich. Scheiße, könnt ihr verdammt noch mal nicht ruhig sein, schrie es in mir. Ich sagte kein Wort, ich hatte einfach keine Kraft für ein Neun-Bett-Zimmer. Warum nur legten sie frisch Operierte zu Patienten, die angesichts ihrer baldigen Entlassung übermütig durch das Zimmer grölten? Ich war noch so benommen, dass ich meine Eltern, die später zu Besuch kamen, nur wie durch eine Nebelwand wahrnahm. Auch Paul war da, ich habe sogar irgendetwas gesagt wie »war gar nicht so schlimm« und habe mich dann über den Lärm beklagt. Obwohl ich so unendlich froh war, dass sie bei mir waren, schlief ich wieder ein, während meine Mutter meine Hand hielt.

Als ich das nächste Mal erwachte, war es bereits dunkel. Die Nachtschwester kam auf mein Klingeln.

»Ich habe solchen Durst«, sagte ich. »Kann ich nichts trinken? Kann ich nichts Kühles bekommen, kann ich ein Eis haben?« Ich hatte gesehen, wie die Mandeloperierten immer Eis lutschten, kalt, wässrig und nahrhaft. »Vanilleeis«, sagte ich.

Sie grinste und brachte mir eines.

Ich aß die Hälfte, schlief wieder ein und wachte auf, weil ich mich übergeben musste. Die Patientin neben mir holte die Schwester. Die wischte mich sauber und stellte ein Pappmaschee-Nierenschälchen auf meinen Nachttisch. »Nur für den Fall, dass Sie noch mal ... Liegt an der Narkose«, meinte sie.

Ich schlief zugleich unruhig und verkrampft. Traute mich nicht, mich zu bewegen. Ich hatte einfach Angst, dass es wehtun und die Wunde vielleicht aufreißen könnte. Niemand hatte mir erklärt, ob durch eine ungeschickte Bewegung etwas passieren könnte. Die Nachtschwester kam in der Nacht mehrfach herein, leuchtete mir mit einer kleinen Taschenlampe ins Gesicht. Obwohl es in meinem Kopf dröhnte, stützte ich mich ganz langsam auf meine Arme und versuchte mich aufzusetzen. Ich konnte mich hinsetzen! Benommen nahm ich die Schmerztabletten ein, die mir die Nachtschwester reichte. Es war gar kein Arzt gekommen heute, fiel mir auf. Wie war eigentlich die Operation verlaufen, was hatte man entdeckt?

Am nächsten Morgen ging es mir wieder ganz gut. Ich bewegte mich roboterartig, drehte statt meinem Kopf immer den gesamten Oberkörper.

Ein inneres Bedürfnis ließ mir keine Ruhe. Ich musste mal. Am Vortag hatte mir die Schwester schon einmal eine Schale unter den Hintern geschoben – jetzt wollte ich aufstehen. Langsam setzte ich mich auf den Rand des Bettes, mir schwindelte ein wenig. Genau in diesem Augenblick kam eine Schwester herein.

»Was wollen Sie denn machen!«, herrschte sie mich an.

»Ich muss mal auf Klo.«

Sie stützte mich, was mir komisch vorkam, aber es war tatsächlich besser. »Das nächste Mal klingeln Sie bitte vorher.«

Endlich konnte ich auch etwas essen und trinken und danach kam der Stationsarzt und sein Assistent. Sie setzten sich an die Tische in der Mitte, die Krankenakten vor sich liegend und riefen nacheinander jede Patientin zu sich. Privatsphäre gab es keine, Datenschutz ein Fremdwort. Zu mir kamen sie ans Bett.

»Na, wie geht's?«, fragte der junge Assistent.

»Eigentlich ganz gut, ich hatte mir das alles schlimmer vorgestellt. Wie ist denn die OP verlaufen?«

»Alles Routine«, meinte der Stationsarzt, »wir haben Gewebe entnommen, das wird nun hier bei uns schnell voruntersucht. Die eigentliche histologische Untersuchung wird in Lübeck gemacht, das dauert jetzt ein paar Tage.«

»Und der Schnitt«, hakte ich nach, »alles okay, mit dem Schnitt?«

»Keine Probleme«, lächelte mich der Arzt an.

Am Mittwoch ging es mir schon wieder so gut, dass ich aufstehen und herumgehen konnte. Ich traf mich sogar mit Freunden auf dem Flur, einen Aufenthaltsraum gab es nicht.

»Und?«, fragten sie.

»Noch kein Ergebnis«, erwiderte ich. Ich hatte kein gutes Gefühl, aber das sagte ich niemandem.

»Mensch, du siehst ja ganz fit aus«, sagte eine Freundin. »Du kannst ja gar nichts haben.«

Wir scherzten und machten uns über die kitschigen Bilder im Flur lustig, die lieblos in unpassende Rahmen gepresst waren. Als ich Kind war, gab es noch die Pausenbilder im öffentlich-rechtlichen Fernsehen, genauso sahen diese Werke hier aus.

Die Vormittage im Schlafsaal waren fürchterlich. Gespräche über Krankheit, wann kommst du heraus, Larmoyanz ohne Ende, au, au aua, meine Mandeln. Mandeln, ich liege hier und die jammern über Mandeln! Natürlich war ich ungerecht, aber niemand nahm auch nur ansatzweise Rücksicht auf meine Situation. Die Schwestern waren eher unfreundlich und streng, burschikos, lachten miteinander, weniger mit den Patientinnen. Ich sah sie selten. Die Hälfte der anderen Patientinnen stand kurz vor der Entlassung und sie quengelten wie kleine Kinder, weil sie erst nachmittags gehen durften.

Eine kleine, ältere türkische Frau, die mir gegenüberlag, wollte im Gegensatz dazu gar nicht so recht nach Hause zurück. »Ach«, sagte sie zu uns in gebrochenem Deutsch, »hier ist es doch gut. Ich kann den ganzen Tag liegen und schlafen und bekomme jeden Tag viermal mein Essen, ohne selbst einzukaufen und zu kochen. Es ist doch gut hier.« Auch das ist eine Wahrnehmung, dachte ich. Kulturelle Unterschiede.

Als sie entlassen wurde, schob man zusätzlich ein Kinderbett mit Gitterstäben herein. Ein kleiner Junge wurde wegen einer Ohrenoperation zu uns gelegt und seine Mutter durfte ihn begleiten. Schön für den Sohn, aber jetzt auch noch Kindergeplärre. Ich verfluche dieses Krankenhaus. Nach seiner Operation, die viel komplizierter als meine war, weinte er nur relativ wenig. Eine Schwester versuchte ihn zudem mit kleinen Spielzeugen zu beschwichtigen. Irgendwie wollte ich auch eines. Wieso bekam ich kein Geschenk? Ich finde, jeder Erwachsene sollte auch etwas bekommen.

Tags darauf wurde ein weiteres Kinderbett hineingerollt. Diesmal ein kleines Mädchen in Begleitung seiner Oma. Die Kleine sah niedlich aus, weinte jedoch ständig nach ihrer Mama, und ihre Oma, die das Bett neben mir belegte, schnarchte erbärmlich. Ich beschwere mich bei den Schwestern, ob es denn keine Kinderstationen gäbe. »Bei Begleitung ist das ganz normal«, bekam ich als Antwort. Normal, was ist normal, wer definiert das überhaupt?

»Warum bist du denn hier?«, fragte mich die Mutter des kleinen Jungen.

»Ach, ich mache hier nur eine Gewebeuntersuchung, vielleicht ist es etwas Bösartiges, aber wahrscheinlich nicht«, spielte ich die Situation herunter.

Alle sahen mich an, keine sagte etwas.

Am Mittwoch nahm mir der Stationsarzt in seinem Arztzimmer den OP-Verband ab und zog die Drainage heraus, die immer noch aus meinem Hals ragte. Der Assistenzarzt schaute zu. Es war ein unangenehmes Gefühl und die Narbe blutete wieder ein wenig.

»Kann ich mal sehen?«, fragte ich.

»Wenn Sie meinen?«

»Natürlich, ist doch mein Körper.« Aufgeregt ging ich zu dem Spiegel über dem Handwaschbecken. Ein langer Schnitt ging von unterhalb meines rechten Ohres bis seitlich unter das Kinn. Rosa oben, blutig und krustig unten, schwarze Nylonfäden kamen seitlich heraus. Wie beim Rollbraten. Neun Zentimeter. Mein Neun-Zentimeter-Denkmal. Ich war ganz zufrieden. Als Frankensteins Schwester kam ich doch nicht in Frage. Der Arzt klebte ein großes dickes, weißes Pflaster auf die Narbe und ich drehte vorsichtig meinen Kopf. Das ging wesentlich besser als mit dem OP-Verband – auf meinem Hals lag deutlich weniger Druck.

»Ach übrigens«, meinte der Stationsarzt, »sieht erst einmal ganz gut aus, wir haben nichts in der Schnelluntersuchung entdecken können, aber das ist noch keine eindeutige Aussage. Auf jeden Fall hatten Sie zahlreiche Lymphknoten.«

»Ist das schlimm?«, Ich schaute ihn misstrauisch an. Sollte ich mich vielleicht freuen? Ich spürte die Hoffnung in mir aufkeimen. Gerade als ich noch etwas sagen wollte, wurde der Arzt gerufen, sein Assistent und ich blieben allein zurück. Er war kaum älter als ich.

»Sagen Sie, Sie waren doch in Fulda gewesen, bei Herrn Prof. Dr. Kaiser?«, fragte er mich.

»Ja?«

»Wie war der denn so, der Kaiser, meine ich.«

Ich musste lachen, wohin führte das Gespräch?

»Wissen Sie«, er rückte näher, »ich hatte mich dort nämlich auch beworben und konnte mich dann zwischen Fulda und diesem Krankenhaus entscheiden.«

Der Arme, war mein einziger Gedanke. »Nun, Herr Kaiser ist sehr nett, es ist eine freundliche Atmosphäre dort, moderner irgendwie.« Ich wollte ihm nicht erzählen, dass er den größten Fehler gemacht hätte, dass sein Chef als Führungskraft inkompetent wäre und diese Abteilung eine Zumutung für jeden Patienten darstellte, dass er vermutlich dort besser behandelt worden und in das Ärzteteam integriert gewesen wäre, dass er es wirklich besser hätte haben können. All das sagte ich ihm nicht. Er schien aber zu verstehen, denn seine Augen sahen mich traurig an.

»Ja, von Dr. Kaiser hört man viel Gutes, ein toller Arzt wohl«, sagte er leise. Er zuckte mit den Schultern. »Ach«, seufzte er, »na ja.«

Worte wie Waffen

Warten auf Freitag, den Tag, an dem endgültig das Ergebnis der pathologischen Untersuchung vorliegen sollte. Die ganze Zeit über lief ich wie ein Tiger im Käfig auf und ab. Obwohl es mir körperlich wieder gut ging, konnte ich es im Schlafsaal immer noch nicht aushalten.

»Noch kein Ergebnis. Wie es aussieht, müssen Sie noch übers Wochenende hier bleiben«, teilte mir der Stationsarzt am Vormittag mit.

»Nein, das werde ich nicht«, sagte ich. »Warten kann ich auch zu Hause.«

Mein Hals ließ sich schon wieder ganz gut bewegen, die Schwellung war deutlich zurückgegangen, wenn auch nicht ganz verschwunden. Enttäuscht ließ ich mich auf einem Stuhl, der im Flur stand, nieder und schaute auf die Bilder, war aber unfähig etwas zu erkennen. Schließlich ging ich wieder auf und ab. Die Stationstür öffnete sich und die Oberärztin kam auf mich zu, dabei wagte sie es nicht, mir in die Augen zu sehen.

»Gut, dass ich Sie treffe«, begrüßte sie mich. »Wir haben das Ergebnis. Sie haben Morbus Hodgkin, 90 Prozent Heilungschancen. Sie müssen jetzt einen Hämatologen aufsuchen.«

Ich starrte sie an. Mein Blut schoss durch den Körper, Schmerzen in der Brust, ein Gefühl, nicht mehr atmen zu können. Was hatte sie gesagt? Mir wurde schlecht. »Was macht ein Hämatologe?«, fragte ich.

»Das ist ein Facharzt für Blut- und Lympherkrankungen, wir haben ganz gute hier in unserem Krankenhaus«, sagte sie, drehte sich um und ging. Was für ein Zufall, gut, dass ich Sie treffe. Ob sie mir die Mitteilung wohl auch auf der Toilette gemacht hätte? By the way, Sie haben Krebs, übrigens hübsche Bluse, die Sie da tragen. Ich sah im Geiste meinen Professor für Kommunikationswissenschaft: Wie hätte man das besser lösen können? Ich kam mir vor wie in einem Film. Schnitt, dachte ich, Schnitt, und das machen wir noch mal, Klappe, die zweite. Aber es war niemand da, keine Inszenierung, alles brutal real. Ich war ganz allein. Der Linoleumboden glänzte unschuldig und ich sah ihrem Schatten nach, die Pendeltür schwang noch immer. Was bedeutet das, Hodgkin? Damals wusste ich gar nicht, wie es geschrieben wurde. »Hodsch-hodschkin«, formulierte ich. Das kann doch nicht sein, dass die Ärztin mir das so mitteilt. Keine Einladung in ihr Untersuchungszimmer, nichts Schriftliches, keine Betreuung, keine Psychologin, kein Warten bis der Freund da ist, kein Raum für Tränen, kein Raum für Informationen. 90 Prozent Heilungschancen, was heißt das und wer macht die Statistik. Was ist mit den anderen 10 Prozent? Werde ich sterben?

Hinter mir hörte ich Geräusche, eine Tür ging auf und ich drehte mich um. Der Stationsarzt kam mir entgegen. »Noch kein Ergebnis, tut mir leid«, sagte er.

Ich sah ihn verwirrt an. Ein Irrtum, war ich gar nicht krank?

»Doch«, rief es hinter der Pendeltür, die Oberärztin kam wieder zurück. »Doch, Morbus Hodgkin, eindeutig, Befund aus Lübeck«, sagte sie in knappen Worten zum Stationsarzt.

Der schaute sie an. »Oh«, sagte er nur.

»Machen Sie das mal mit dem Hämatologen klar«, wies sie ihn an, drehte sich um und entfernte sich wieder.

Schweigen.

Der Arzt wandte sich an mich. »Tja, dann kommen Sie mal mit. Ist ja nicht schön, Morbus Hodgkin, na ja, vor 20 Jahren war das noch tödlich.«

Als ich Paul nach dieser Diagnose aus dem Krankenhaus anrufen wollte, verspürte ich große Angst. Einerseits wollte ich, dass er sofort zu mir kam, andererseits sorgte ich mich, dass ihm auf dem Weg ins Krankenhaus etwas passieren könnte. Womöglich hätte er einen Autounfall?

Ich ging zum Schwesternzimmer, in dem zwei Telefone standen. Was sollte ich ihm sagen? Wie würde er reagieren, wenn ich »es« mitteilte? Welche Formulierung war angebracht? Ich trat ins Zimmer, wo gerade einige Schwestern die Dienstpläne durchgingen.

»Kann ich mal eben telefonieren?«, fragte ich. »Ich habe gerade das Ergebnis bekommen und möchte meinen Freund benachrichtigen.« Meine Stimme zitterte.

Die blonde Schwester schaute mich an. »Ja, machen Sie nur, Sie müssen eine Null vorweg wählen.« Niemand verließ das Zimmer.

Ich stand vor den Schreibtischen, den Telefonarm so weit weg geschoben wie möglich. »Paul«, sagt ich leise, »Paul, wie geht's? Kannst du bitte schnell ins Krankenhaus kommen? Ich kann nach Hause gehen. Werde gleich entlassen. Das Ergebnis ist gekommen«, meine Stimme wurde noch leiser. »Es sieht nicht so gut aus, leider. Ich muss nachher noch zu einem weiteren Arzt.«

»Klar«, sagte Paul. Es tat so gut, seine Stimme zu hören. »Klar ich komme sofort, bis gleich.« Wir legten auf.

Ich schaute die Schwestern an, die mich stumm ansahen. Ich drehte mich um und fing an zu weinen. Eilig verließ ich das Zimmer und ging den Flur entlang. Als ich mein Bett erreichte, wischte ich mir die Tränen ab. Schnell holte ich die Tasche hervor und stopfte meine wenigen Sachen hinein. Dann ging ich wieder auf den Flur. Eine Patientin folgte mir, setzte sich neben mich. Sie trug eine dicke Halskrause.

»Na«, fragte sie freundlich, »kannst du nach Hause gehen?«

»Ja«, sagte ich, »ich warte nur noch auf den Entlassungsbrief. Das Ergebnis ist da, leider sieht es nicht so gut aus.«

»Was ist es denn?«, fragte sie ruhig weiter.

»Morbus Hodgkin«, sagte ich und weinte.

Sie nahm mich in ihre Arme. »Ach du Scheiße«, sagte sie. »Weißt du, ich habe eine Freundin, die hatte das auch, vor sieben Jahren war sie erkrankt und nach einer Therapie geht es ihr jetzt wieder gut. Ich kann dir die Telefonnummer geben, vielleicht kann sie dir ja irgendwie helfen.«

Sie war Anfang 30 und Juristin, eine etwas rundere Frau mit langem blondem Haar, eine der wenigen Patientinnen, mit der ich mich so weit es ihre Stimmbänder zuließen, ab und zu unterhalten hatte. Jetzt heulte ich in ihre langen Haare hinein. Ich war ihr dankbar, dass sie mir von ihrer Freundin erzählte. Überlebt hatte diese also. Ich seufzte, mein Weinkrampf hörte auf.

Als ich ins Patientenzimmer zurückkam, verstummten die Gespräche. Offenbar hatte die Juristin ihnen von meiner Diagnose erzählt. Ich setzte mich an einen der Tische, blätterte belanglos in einem Magazin. Keine Gedanken. Kein Gefühl, nur dumpf, alles weg. Die Mutter des kleinen Jungen setzte sich zu mir auf die andere Tischseite. Ich schaute auf. »Na«, fragte sie aufmunternd, »was willst du denn jetzt machen?«

»Ich weiß es nicht«, sagte ich. »Um zwei Uhr habe ich einen Termin bei einem Hämatologen, hier im Krankenhaus.« Ich zuckte mit den Schultern und fing wieder an zu weinen.

Sie legte mir ihren Arm auf meine Schulter. »Weine ruhig«, sagte sie.

Und prompt versiegten meine Tränen. Noch nie konnte ich weinen, wenn jemand sagt »Weine ruhig« – ich konnte es einfach nicht. Es funktioniert genauso wenig wie: »Sei spontan!«

Die Frau schaute mich traurig an. »Das ist aber auch gemein,« sagte sie leise. »Magst du mir deine Adresse geben? Ich würde so gern von dir hören, wie es dir geht?«

Ich nickte unter Tränen. Sie stand auf und holte ihre Handtasche, riss einen Zettel aus einem kleinen Notizblock und schrieb ihre Adresse auf. Bärbel aus Geesthacht, auch ich gab Bärbel meine Anschrift. »Danke«, sagte ich. Ich stellte meine Tasche vor die Schränke und setzte mich in den Flur. Wieder allein, niemand da. Paul kam mit einem besorgten Blick den Gang entlang, ich lief ihm entgegen. Wir umarmten uns fest. Ich weinte. Hörte auf zu weinen. Wir setzten uns eng umschlungen und ich erzählte ihm von dem Ergebnis. »90 Prozent Heilungschancen«, betonte ich. Wir umarmten uns. Es wurde Zeit, in die Hämatologie hinüberzugehen und ich holte schnell den Bericht aus dem Schwesternzimmer.

Ein beißender Geruch empfing uns in der hämatologischen Abteilung. Empfang oben, wies uns ein Schild den Weg. Im ersten Stock wieder Stuhlreihen, dicke, gepolsterte Stühle, die miteinander verbunden waren. Heller wirkte es, mehr Licht kam durch die Fenster, die Wände waren weiß. »Bitte warten Sie hier«, sagte eine freundliche Schwester. »Herr Dr. Schütte hat noch einen Patienten im Zimmer.« Wir gingen in ein kleines Wartezimmer am Ende des Flures. Niemand außer uns war da. Wir umarmten uns. Keine Worte, was sollte auch schon gesagt werden. Ich will nicht sterben, ich will nicht, dass du stirbst. Allein der Gedanke war schon unendlich schmerzhaft. Ich musste wieder weinen. Auf einmal spürte ich, wie Paul weinte, er bebte richtig, erschüttertes Weinen. Ein von Schmerz verzerrtes Gesicht. Ich war sehr erschrocken. Mein armer Paul, nun musste er weinen, meinetwegen, ich nahm ihn fester in die Arme, drückte ihn, tröstete ihn.

»Paul«, sagte ich, »ich bin doch so stark, ich werde natürlich wieder gesund, die Chancen sind ohnehin sehr gut. 90 Prozent Heilungschancen hat die Ärztin gesagt. Und gemeinsam«, sagte ich, »gemeinsam sind wir noch stärker.«

Paul schaute mich an, schluckte, versuchte ein Lächeln. Mir zerriss es das Herz, ihn so weinen zu sehen und doch war es schön, dass wir gemeinsam weinen konnten. Ich reichte ihm ein Taschentuch. Wir saßen eng umarmt, bis der Arzt kam.

Der Hämatologe war einfühlsamer als seine Kollegen. Er lächelte. »Was wissen Sie denn vom Morbus Hodgkin?«

Ich zuckte die Schultern. »Eigentlich gar nichts.« Auch Paul nickte. »Seit heute weiß ich erst, dass ich Morbus Hodgkin habe, ich fühle mich aber gar nicht krank. Ich empfand übrigens die Art und Weise ganz schrecklich, wie die Ärzte mir die Diagnose mitgeteilt haben.« Ich hatte das Gefühl, dass ich diesem Arzt davon erzählen konnte. Und ich berichtete ihm, wie unmöglich das Nicht-Gespräch mit der Ärztin war.

Er hörte aufmerksam zu.

»Wissen Sie, die Hals-Nasen-Ohren-Ärzte sind ganz gute Mediziner, aber nicht richtig geschult im Umgang mit den Patienten, die in einer schwierigen Situation stecken, sie haben auch nicht so oft mit deren Problemen zu tun. Sie operieren und dann gehen die Patienten wieder nach Hause. Wir nennen sie deshalb auch die Handwerker. Von ihrem Handwerk verstehen sie nämlich wirklich etwas.«

Dr. Schütte holte Luft. »Das Wichtigste ist, dass Sie keine Angst zu haben brauchen. Sie werden nicht sterben, Hodgkin ist eine sehr gut zu therapierende Krankheit. Es gibt wirklich sehr gute Heilungschancen auch noch im fortgeschrittenen Stadium. Hodgkin wurde nach einem englischen Wissenschaftler, Thomas Hodgkin, benannt, und die Krankheit gilt als eine der besterforschten.«

Seine Stimme klang mild und hatte eine beruhigende Wirkung auf Paul und mich. Freundliche Augen bezogen auch meinen Freund immer wieder ins Gespräch mit ein. Nie sprach er nur zu mir, sondern immer zu uns beiden. Ich spürte förmlich, wie die Spannung von mir abfiel. Er erklärte uns, dass ich mich jetzt einer ganzen Reihe von Untersuchungen unterziehen müsste, die zeigen sollten, in welchem Stadium sich die Krankheit befand. Er schrieb mir auf, wo ich demnächst hingehen sollte. »Wissen Sie, die meisten Patienten vergessen, was ich ihnen gesagt habe, sie sind in einer Art Schockzustand.«

Ich fand das einleuchtend. Leider hatte sich mir schon jedes verletzende Wort eingeprägt.

»Eine der Untersuchungen wird eine Knochenmarkuntersuchung sein«, redete er weiter. »Dazu wird Ihnen ein kleines Stück Knochenmark entfernt. Wenn Sie mögen, kann ich das gleich machen.«

Ich stimmte zu. Mir gefiel es, sofort mit den Untersuchungen zu beginnen, am liebsten wäre ich noch am gleichen Tag behandelt worden. Ich wollte den Krebs loswerden und die Zeit, so meinte ich jedenfalls, drängte.

Der Arzt bat Paul hinaus. Er rupfte ein paar Handschuhe aus einem Pappkarton und zog sie sich über. »Wenn Sie sich bitte jetzt hier seitlich hinlegen würden, mit dem Rücken zu mir. Und bitte den Oberkörper freimachen. Ich pikse Ihnen gleich in den unteren Teil der Wirbelsäule, das tut nur kurz weh, nicht schlimm und dann zieh ich eine Probe Knochenmark heraus.«

Ich rollte mich auf die Seite und zog vorsichtig meinen Pullover über den Verband an meinem Hals. Der Hämatologe begann mit seiner Untersuchung und auf einmal durchfuhr ein unangenehmer stechender Schmerz meinen Rücken. Unwillkürlich versuchte ich wegzurücken, doch der Arzt rutschte hinter mir her, bis ich keinen

Platz mehr zum Flüchten hatte, weil meine Knie gegen die Wand gepresst waren. Spinnt der, das ist ja nicht zum Aushalten. Ich hatte noch nie solche Schmerzen gehabt!

Dr. Schütte stöhnte: »Bei jungen Leuten ist das Knochenmark immer noch so fest, das bekommt man ganz schwer heraus.« Er bohrte und bohrte und ruckelte und ruckelte. Und ich dachte, das muss jetzt gleich aufhören, bestimmt bricht gleich der Bohrer ab. Er seufzte wieder, ein kleiner Fluch. »So, geschafft«, sagte er schließlich.

Ich hielt mir den Steiß, drehte mich um zu ihm. »Hoffentlich muss ich das nie wieder machen«, stöhnte ich.

Der Arzt hatte ein knallrotes Gesicht und schwitzte. »Ich habe nur sehr wenig Knochenmark herausbekommen, eventuell reicht das nicht, aber erst einmal wollen wir es damit versuchen.«

»Darf ich mal schauen?«, fragte ich.

Er guckte mich verwundert an und gab mir eine kleine Glasröhre, so klein wie eine Parfümprobe. Ich sah poröses Material und fand, es glich einem großen Krümel rosafarbigem Toastbrot. Interessant, auch das war ich. Ich gab ihm das Röhrchen wieder.

Schweigend fuhren Paul und ich vom Krankenhaus nach Hause. Wie schön es war, wieder zu Hause zu sein! Riesig erschienen mir unsere kleinen Räume, warm und freundlich empfing mich unsere Wohnung. Endlich wieder in einer angenehmen Atmosphäre und diese wunderbare Ruhe. Wir setzten uns in die Küche und tranken Tee. Ich saß in einer dumpfen Wolke und beobachtete die Sonnenstrahlen, die sich durch das Fenster schoben. Ich war die Sonne, die Wolke und das Nichts. Einfach nur leer.

Ich erinnerte mich an eine Konferenz in Jena Anfang Januar 1995. Ich war ziemlich gelangweilt als jüngste Teilnehmerin unter lauter pädagogischen Führungskräften: Durchschnittsalter 58 Jahre. Das Abendprogramm endete an der Hotelbar, dumpf und dunkelschwer deutsch ging es dort zu. Geweihe an den Wänden, schwerer Thüringer Rotwein auf den Zungen. Ich flüchtete in mein Zimmer. Kalt war mir, die Schwellung an meinem Hals drückte und unendlich müde war ich auch. Ich mummelte mich in mein Bett und zappte durch die Kanäle. Nichts, was zum längeren Verweilen einlud, bis ich auf ein Interview mit Doris Dörrie stieß, die gerade ihren damals neuen Film »Der Tod und das Mädchen« vorstellte.

»Wie haben Sie das eigentlich empfunden?«, fragte die Reporterin die Regisseurin. »Ihr Mann, der auch Ihr Kameramann ist, hatte doch Krebs. Ich meine, wie gehen Sie mit der Möglichkeit des Todes und der Krankheit um? Das ist doch ein hartes Schicksal?«

Doris Dörrie warf den Kopf in den Nacken und lachte. »Ach«, antwortete sie, »uns hilft da die Geschichte vom schwer kranken Mann, der zu Buddha kam. Also«, legte sie los, »ein schwer kranker Mann kommt zu Buddha und fragt ihn, warum nur ausgerechnet er diese Krankheit bekommen hat? Und Buddha antwortet: ›Finde jemanden auf der Welt, der das nicht fragen würde!‹« Und die Dörrie lachte wieder, ein offenes Lachen, die Reporterin schaute verdutzt, das Interview war beendet.

Endlich mal was Intelligentes, dachte ich, und rief Paul an, dem ich die Geschichte erzählte.

Eine Woche später hörte ich zum ersten Mal von der Möglichkeit, dass ich Lymphdrüsenkrebs haben könnte. Nach dem Warum habe ich mich nie gefragt. Nur nach der Zukunft und die begann eben an diesem Wochenende nach der Diagnose.

Liebe Freunde, ich habe Krebs!

Wie um alles in der Welt teilt man seiner Familie, Freunden und Kollegen mit, dass man an Krebs erkrankt ist? Wie würden sie reagieren? Was wäre mir eigentlich angenehm? Ich hatte keine Ahnung, denn ich war auf diese Situation nicht vorbereitet. Krebs zu haben, ist das eine, aber es den anderen zu erzählen, ist nicht besonders einfach. Aber es ist ein erster großer Schritt in der Auseinandersetzung mit dieser neuen Lebenssituation.

Zu Hause hatte ich ein flaues Gefühl im Magen. Wie sollte ich das Ganze meinen Eltern erklären? Ich beschloss, sie anzurufen, wählte und legte wieder auf. Erst beim zweiten Versuch hatte ich das Gefühl, dass ich bereit war.

»Hallo«, hörte ich mich sagen. »Ich bin schon wieder zu Hause, Paul hat mich abgeholt.« Bloß nicht vom Überleben reden, denn das impliziert das Sterben, dachte ich.

Meine Eltern waren gefasst, still, ein wenig zu still. Ihre Trauer und ihre Angst füllten diese Stille bis in die letzte Ecke.

Ich weinte und mein Vater schwieg. Ich hatte so wenig Informationen.

»Ach, ich muss mich nun erst einmal schlau machen, in die Bibliothek gehen«, befahl ich mir laut.

Über das Wochenende rief ich dann auch verschiedene Freunde an. Musste immer wieder weinen. Denken, dass ich Krebs hatte, schien mir irgendwie leichter, es auszusprechen tat weh. Es kam mir so vor, als würde es erst dadurch wahr werden. »Ausgerechnet du«, sagten Freunde. »Das ist nicht zu glauben. Du bist doch eine Powerfrau, wie kannst du Krebs haben?« Sie wirkten wie vor den Kopf gestoßen. Ich war die erste, die in unserem

Freundeskreis Krebs bekam. Ich gehörte gar nicht in die »Zielgruppe« für Krebs.

Später fand ich heraus, dass junge Menschen zwischen 18 und 35 Jahren das Kernalter der Hodgkin-Erkrankten ausmachen, die nächstgrößere Gruppe bilden dann die Sechzigjährigen. Ungefähr zwei Drittel davon sind männlich. Wir haben alle Klischees im Kopf, wenn wir an Krebs denken, aber keines trifft zu und doch sind alle wahr. Wie sieht ein Krebspatient aus? Ist er ein Looser, ein Versager, der immer mit eingezogenem Schwanz durch das Leben geht, Ja sagt, wenn er Nein meint, eine öde Beziehung führt und keine rechte Freude am Leben hat? Ich selbst möchte mich nicht als Krebspatientin klassifizieren, ich passe in keine Schublade, denn es gibt keine. Im Krankenhaus lernte ich Krebskranke aus allen Schichten, Berufen und Ländern kennen, jeder hatte eine andere Einstellung zum Leben und zur Krankheit. Einige waren liebenswert, andere schwierig.

Mit meiner Krebserkrankung schockierte ich Freunde und Familienangehörige. »Auf einmal wurde mir klar, dass ich sterblich bin«, erzählte mir eine Freundin, »Mein Leben ist mir viel bewusster geworden. Ich kann es gestalten, ich darf es gestalten so lange ich lebe.«

Eine andere Freundin bekam kurz nach meiner Erkrankung eine Lymphdrüsenschwellung, einen Tag lang lag sie im Bett. Jetzt auch ich, dachte sie. Sie ging sofort zum Arzt, dem sie ihre Ängste schilderte. Eine Computertomographie brachte Entwarnung.

Ich habe nicht nur den Krebs in unser Leben gebracht, sondern auch den Tod. Natürlich nicht absichtlich und keiner ist mir böse. Aber weh tat es uns allen. Manchmal trauere ich meiner Naivität hinterher, will einfach nur so da sein und nicht wissen, dass ich sterben kann, endlos leben in den Tag hinein, denn darauf folgt der nächste und dann der übernächste. Aber das stimmt ja nicht, vielleicht, wer weiß das schon. Nach dem ersten Schock waren meine Freunde für mich da. Haben mit mir geredet, haben mich zu Ärzten begleitet, mich gefahren, als ich allein nicht mehr die Kraft dazu hatte, haben für mich gekocht, waren einfach für mich da. Haben geredet mit Paul, geweint mit meiner Mutter und gelacht mit mir.

Meine Freundin Sabine schleppte mich vor der Strahlentherapie zu einem befreundeten Kunstprofessor. »Den musst du treffen«, meinte sie, denn auch er war vor ein paar Jahren an Hodgkin erkrankt.

»Willkommen im Club«, begrüßte mich Horst brummig, als ich sein Atelier betrat, und schüttelte mir die Hand. »Was willst du nun unternehmen?«, fragte er streng. »Du musst selbst etwas tun, diesen Mechanismen etwas entgegensetzen.« Er breitete sein persönliches Aktionsprogramm vor mir aus. »Hier«, er wies auf verschiedene Dinge. Vitamine, Bücher und Kassetten. Dann reichte er mir ein Blatt Papier. »Ich will«, stand darauf und »Ja«. »Das habe ich mir während meiner Therapie an die Wand gehängt, als ich einmal schlapp im Liegestuhl saß und regenerierte.« Horst war wirklich ein echter Brummbär und er duldete keinen Widerspruch.

Ich musste lachen. »Horst«, sagte ich, »danke, ich glaube, ich habe schon so eine Vorstellung von dem, was ich selbst machen kann.« »Pass bloß auf«, warnte er mich, »du wirst nachher noch alle deine Freunde auf deinem Schoß sitzen haben. Nicht du wirst getröstet, sondern du musst auch noch trösten.«

Irgendwie hatte er Recht. Krebspatienten sind Tröster und Trostsuchende zugleich. Krebs ist ein echtes Dilemma, man muss ständig die Seiten wechseln, je nachdem, wer einem gegenüber steht. Nur eine einzige Position innehaben konnte ich nicht. Dem einen Freund eher Kumpel sein, dem nächsten in seiner Panik vor dem eigenen Tod helfen. Krebs ist eine ziemliche Herausforderung für alle Beteiligten, zumal man durch den Tumor und die Therapien oft auch launisch oder depressiv wird. Dies liegt an den Nebenwirkungen wie Hormonschwankungen und nicht nur an den Bildern im Kopf. Und das sollten natürlich die Freunde und die Familie wissen. Krebs trennt und schweißt zusammen – je nachdem, ob man sich für die Reise in das Unbekannte entscheidet oder auch nicht.

Wissen gegen die Angst

Informationen finden

Von Medizin und dem Gesundheitswesen, geschweige denn von Krebs, hatte ich damals noch keine Ahnung. Als ich nach der Diagnose das Krankenhaus verließ, machten mich vor allem drei Dinge aus: Angst, ein Tumor und sehr viele Fragezeichen.

Von den Ärzten bekam ich zunächst so gut wie keine aussagekräftigen Informationen – sie schafften es gerade noch, mir das Wort Hodgkin zu buchstabieren. Aber wie ging es nun weiter?

Ich musste alles wissen, brauchte Sicherheit, Planungssicherheit. Was wird auf mich zukommen, was kann ich selbst dazu beitragen? Informationen mussten her. Bücherei, Buchhandel, Zeitung, Internet, Beratungseinrichtungen, kein Infotainment, sondern klare Fakten wollte ich finden. Ich kam mir vor wie ein Informationsstaubsauger. Einfach erst einmal alles aufsammeln. Sortieren konnte ich später.

Leider war unter unseren Freunden und Verwandten nur ein einziger Mediziner und den rief ich sofort nach meiner Entlassung an. »Du hast die beste aller Krebsarten«, sagte er, »Morbus Hodgkin ist relativ gut zu therapieren.« Aber ich hatte noch so viele weitere Fragen. Welche Therapien sind möglich? Kann ich in der Zeit weiterarbeiten? Wann bin ich wieder gesund? Werde ich Schmerzen bekommen? Kann ich ambulant behandelt werden? Hat mein Leben noch einen Sinn? Wird mein

Partner zu mir stehen? Und wie sieht das Ganze in meinem Lebenslauf aus?

Zu Hause hatten wir Bücher ohne Ende, darunter jedoch leider kein einziges aus der Medizin. Aus der Schulzeit überlebt hatte ein Buch aus dem Biologieunterricht »Der Körper des Menschen – eine Einführung in Bau und Funktion«. »Das Lymphsystem«, las ich dort nach, »ist überall«. Eine größere Anzahl von Lymphgefäßen mündet jeweils in einen Lymphknoten. Und diese waren bei mir angeschwollen. Und zwar gewaltig. »Mein Gott«, hatte die HNO-Ärztin bei der ersten Ultraschalluntersuchung gesagt, »ich sehe ja gar kein Ende. Das sind ja bestimmt vier mal acht Zentimeter.« Ein Lymphknoten, der anschwillt, macht das »normalerweise« als eine gesunde Abwehrreaktion auf einen Entzündungsvorgang im Körper. Dann schmerzt der Knoten, fühlt sich heiß an und ist druckempfindlich. Meine nicht schmerzende Schwellung spielte mir lange Zeit Sicherheit vor. Was nicht wehtut, konnte ja wohl nicht gefährlich sein! Ein gewaltiger Irrtum.

Alte Bücher helfen nicht

Drei Tage nach meiner Diagnose ging ich dann in die nächste öffentliche Bibliothek und dort fand ich ein Medizinlexikon eines renommierten Fachverlags. Mich überkam ein mulmiges Gefühl. Was würde mich erwarten, welche Informationen würde ich erhalten?

Unter Lymphdrüsenkrebs verwies man mich zur Lymphogranulomatose, ein anderes Wort für dieselbe Krankheit. Fotos von angeblich typischen Zellen, Formulierungen über die verschiedenen Stadien. Befall einer einzelnen Körperregion oder mehrerer möglich. Eine sehr schwere Erkrankung, stand dort, Lebenserwartung: gering – leider unheilbar.

Leider unheilbar? Leider unheilbar! Atemstillstand, das konnte nicht sein. Die Ärzte hatten mir doch gesagt, dass die Heilungschancen durchaus gut seien und sogar bei 80 bis 90 Prozent lägen! Unheilbar stand da aber nun, es war einfach undenkbar. Auch wenn dort ein widerliches Farbfoto eines Patienten abgebildet war, dessen ganzer Körper von angeschwollenen Lymphknoten übersät war. Sein Gesicht war bis zur Unkenntlichkeit verquollen, schon beim Hinsehen bekam ich Schmerzen.

Ich las den Text noch einmal. Exitus folgt nicht gleich, aber einfach unheilbar. Mir wurde übel. Unheilbar? Mir kamen die Tränen und ich schloss die Augen, beugte mich tief über das Buch. Das Erscheinungsdatum, fiel mir auf einmal ein. Wann ist dieses Buch überhaupt erschienen? Ich schlug das Impressum auf: 1978! Das medizinische Nachschlagewerk war tatsächlich von 1978! Und wir hatten das Jahr 1995! Fast 20 Jahre Forschung lagen dazwischen. Ein fast 20 Jahre altes medizinisches Lexikon. Ich war auf Anhieb erleichtert. Selbst mir als absoluter Medizinlaie war klar, dass die Krebsforschung einiges für das Überleben der Krebskranken erreicht hatte. Ich schlug das Buch zu. Lachte! 90 Prozent Heilungschancen und so wie der Mann auf dem Foto werde ich nie aussehen! Dann las ich noch einmal die Seiten über Hodgkin. Schaute ein weiteres Mal auf das Erscheinungsdatum. Und weinte. Da saß ich nun in diesem von Neonlicht durchfluteten Raum mit einem medizinischen Nachschlagewerk von 1978 und musste nicht sterben! 1995 und musste nicht sterben, 1978 hätte ich sterben müssen, vielleicht.

Nachschlagewerk, was ist das eigentlich für ein Wort, Nachrichten, die einen erschlagen können? Ich hatte große Lust, den Bibliothekar mit dem Buch zu schlagen, nach ihm zu schlagen, mit seinem Nachschlagewerk eben, das Buch, für das er verantwortlich war in seinem Bestand, das er nicht aussortiert, nicht ersetzt hatte. Wollte er mir den Tod bringen? Ich stand auf und ging.

Zu Hause legte ich heulend meinen Kopf auf den Küchentisch. Was machen denn die Menschen, die keine Bibliothekarsausbildung haben, die nicht wissen, dass vor allem die kleinen Stadtteilbibliotheken wenig Geld für neue Bücher haben? Was machen diese Leute, die nicht auf das Impressum schauen, gehen sie nach Hause und warten sie auf den Tod? Ich war immer noch wütend, als Paul nach Hause kam. Er hörte nur zu und nahm mich in die Arme.

Worte wie Balsam

Wenn Worte verletzen können, können Worte auch heilen. Erst im Internet fand ich diesen nötigen Balsam. Meine Seele war gestaucht und mein Selbstbewusstsein gebrochen. Ich hatte nicht nur Krebs, ich war auch seelisch verletzt. Ich hatte mich erkundigt, ob es eine Morbus Hodgkin-Selbsthilfegruppe gab, aber die Krankheit war viel zu selten. Ungefähr 2000 Menschen erkranken jedes Jahr daran, eine örtliche Selbsthilfegruppe zu finden ist deshalb äußerst schwierig. Im Internet wuchs inzwischen zusammen, was es vor Ort nicht gibt, die in Köln ansässige Morbus Hodgkin-Gruppe (www.morbus-hodgkin.de) informiert heute im Netz überregional. Aber damals gab es diesen Kontakt leider noch nicht.

Per E-Mail lernte ich Steve kennen, einen Survivor, einen »Überlebenden« und Betreuer der amerikanischen Morbus Hodgkin-Mailingliste. Steve aus Salt Lake City am anderen Ende der Welt schenkte mir den bislang wichtigsten Satz meines Lebens.

»Do not panic«, mailte er. Keine Panik also. »Du wirst es schaffen«, schrieb er, »es wird nicht ganz leicht, aber du wirst es schaffen! Ich habe es auch geschafft. Vor 15 Jahren erkrankte ich zuerst, dann hatte ich noch einmal vor sieben Jahren ein Rezidiv. Jetzt aber muss ich erst einmal aufhören, wir haben hier Neuschnee und ich gehe jetzt Skilaufen. Grüße, Steve.«

Neuschnee. Ski laufen. Ich werde leben. Er lebt. Ich schaffe es. Keine Panik. Ich heulte in die Tastatur. Dieser elektronische Brief berührte mich tief. Jetzt war es heraus: Ich kann weiterleben.

Zwei Menschen, die sich noch nie im Leben begegnet waren, führten ein existenzielles Gespräch. »Muss ich sterben?«, fragte der eine. »Nein«, erwiderte der andere. Diese E-Mail war amtlicher als amtlich, ein echter Profi hatte mir seine Meinung mitgeteilt. Es gibt tatsächlich jemanden, der diese Krankheit überlebt hat, jemanden, der sogar noch Sport treibt und Ski läuft, der das Leben genießt, jemanden am anderen Ende der Welt, der mir Mut macht. Mut, den mir hier in Hamburg kein Arzt machen konnte. Nicht nur aus Freude habe ich geweint, sondern auch weil ich so verletzt war, so allein, was mir erst mit dieser E-Mail schmerzlich auffiel. Aber ich war ja gar nicht allein, im Netz gab es Menschen, die es alle geschafft hatten. Juhu, heulte ich, danke Steve.

Steve habe ich nie mehr »getroffen«, aber er hat mein Leben verändert und die positive Erfahrung mit ihm ist einer der Gründe, warum INKA (siehe S. 164) entstand.

Mein Cyber-Steve war virtuell und doch höchst real. Eine Krebspatientin, die wieder Sport treiben und das Leben genießen kann, wollte auch ich sein. Ich würde wieder gesund. Dem unbekannten Steve einen dicken Kuss.

Mit dem Internet kam die Hoffnung

Seit 1994 hatten wir zu Hause einen Internetzugang, ungewöhnlich für die damalige Zeit. Es hatte einfach mit Pauls Arbeit in der Computerbranche zu tun. Doch Online-Recherche war nur etwas, was ich mit meinem ersten Studium (Bibliotheks- und Informationswesen) verband, privat konnte ich jedoch nicht viel damit anfangen. Das deutschsprachige Netz war damals noch weitgehend den Informatikern, Physikern, wenigen Unternehmern und Wirtschaftswissenschaftlern vorbehalten. Mich hatte darin nie wirklich etwas interessiert. Dies sollte sich von nun an ändern.

Drei Tage nach der Diagnose kam Paul mit einem Haufen gedruckter Informationen an mein Bett. »Sieh mal«, sagte er, »ich habe im Internet einige ganz brandaktuelle Informationen über Hodgkin gefunden. Es gibt alles, was wir wissen möchten im Internet!« Er strahlte und ich fühlte mich ein wenig erschlagen von der Papiermasse. Erst später am Abend griff ich mir den dicken Stapel. In dieser Nacht habe ich vor lauter Aufregung nicht geschlafen. Ich las ausführlich über die Erkrankung Morbus Hodgkin, die typischen Erkennungsmerkmale, die Stadien I bis IV A und B, vor allem die Behandlungsarten und ihre möglichen Nebenwirkungen waren mir wichtig. Von Thomas Hodgkin, einem Engländer, der diese

Krankheit als erster erforschte, las ich einen Lebenslauf. Jetzt, dachte ich, wird alles wieder gut. Jetzt weiß ich wirklich mehr, jetzt weiß ich, wo ich mich informieren kann. Jetzt weiß ich, womit ich es zu tun habe. Die gesamten Informationen hatte Paul im PDQ, der so genannten Patient Data Query, auf der Cancernet-Website des National Cancer Instituts der USA gefunden, daher waren sie natürlich auf Englisch.

Ich war aufgeregt, eine unendliche Quelle tat sich mir auf. Genauso unverhofft wie die Krankheit selbst gekommen war, kam ich nun an Informationen über sie heran. Die Stadtbibliothek hatte mir nicht helfen können, aber pfiffige Leute auf der anderen Seite der Erde waren für mich da. Ich weinte, ganz und gar ergriffen von der Idee, dass nun alles gut werden würde. Denn unter anderem stand da nun: »Nehmen Sie diese Unterlagen mit zu Ihrem Arzt und sprechen Sie mit ihm darüber. Er wird wissen, welche Therapie die beste für Sie ist.«

Als ich meinen Ärzten im Krankenhaus diese Materialien vorlegte, schauten sie mich ungläubig an. Aktuelle Forschungsergebnisse, von einer Patientin, aus dem Internet, auf Englisch? Da ich keine Fragen zu den Unterlagen hatte, drückte ich sie meinem Arzt einfach in die Hand. Überrascht nahm er sie an sich. »Für Sie, vielleicht ist ja etwas Neues dabei«, sagte ich. Im Februar 1995 war dies ein unerhörter Schritt.

Zu Hause surfte ich mir im Internet die Augen rot. Fand die amerikanische Website Oncolink (http://cancer.med.upenn.edu), eine Art virtuelles Tumorzentrum der Universität von Pennsylvania. Oncolink würde mir helfen, das war mir auf den ersten Blick klar. Dort gab es Austausch bis zum Umfallen: Foren (Diskussionsgruppen zu diversen Krebserkrankungen), Mailinglisten (eine Art

Rundbrief, durch den man aktuelle Informationen erhält), Newsgroups (Schwarze Bretter im Internet, auf die jeder seine Fragen und Kommentare veröffentlichen kann) und organisierte Fragen und Antworten. Ich verbrachte viel Zeit damit, all die Fragen und Antworten zu lesen, die Hodgkin-Patienten mit Hodgkin-Überlebenden austauschten. Die USA erschienen mir als ein Paradies. Es gab einen Patienten, der schon am Tag seiner Diagnose noch in der Klinik ins Netz gehen und sich informieren konnte, und sofort auf Leute stieß, die ihm halfen. Ich heulte und meldete mich für die Mailingliste an. Die Ex-Patienten, die die Antworten gaben, nannten sich »survivors« und »veterans«. Ein heroischer Stolz schwang mit. »Überlebende«, auf Deutsch klingt es irgendwie nicht so heldenhaft, es klingt unspezifisch, als hätten sie nichts dafür getan, dass sie überlebten, als wäre der Zufall im Spiel gewesen. Wieder einmal ist die englische Sprache simpler aber genauer, dachte ich. Ich druckte mir alles Mögliche über Hodgkin aus. Auch Gedichte fand ich. Wunderbare, todtraurige und humorvolle Gedichte über das Leben, geschrieben von Kranken und auch von ihren Angehörigen. Eine achtjährige Tochter schrieb über ihren Vater in der Chemotherapie, eine junge Kranke rappte über die einzelnen Chemikalien in ihrer Therapie, wie sehr diese sie »ankotzten« und wie der Arzt sie nervte.

Kiersten Van Houten, acht Jahre

Ein Gedanke

In meinem Kopf,
In meinem Bewusstsein,
In meinem Innersten

Wächst ein Gedanke,
Und er wird größer,
Zu groß für meinen Kopf
Mit einem Gefühl,
Manchmal traurig,
Manchmal glücklich,
Manchmal keines von beiden.

Ich denke an
Meinen Vater, der Krebs hat,
Mit einem Stock laufend,
So langsam,
Jener Gedanke scheint immer
Der größte, der wächst.

Der Zweite

Jane Wisniewski

1994
Frühling

Wo ist Hoffnung
Für die Hoffnungslosen?
Wo finde ich das Vertrauen, das ich verloren habe?
Ein Schneeglöckchen beugt
Seinen weisen, weißen Kopf
Ein Krokus blüht auf.

Während ich die einzelnen Informationen aufsaugte, liefen mir die ganze Zeit die Tränen herunter, obwohl ich gleichzeitig auch froh und glücklich war. »Paul«, sagte ich, »es ist so toll, diese unglaubliche Kraft dieser Leute zu spüren.« Ich war froh, anonym an ganz persönlichen

Schicksalen teilnehmen zu dürfen. Ich konnte mir nehmen, was ich wollte, musste nichts sagen, nichts preisgeben von mir, einfach nur nehmen.

Auf dem Weg

Auf einer hämatologisch-onkologischen Station

Hämatologische Stationen liegen nicht auf der Erde. Sie sind irgendwo im Universum. Alles ist anders dort. Normale Regeln gelten nicht. Es sind Extreme. Unvorstellbar, dass es sie wirklich gibt.

Zwei Tage nachdem die Diagnose Morbus Hodgkin endgültig feststand, ging ich wieder in das Krankenhaus. Ich hatte nur eine kleine Tasche gepackt, da ich wieder nicht lange bleiben wollte. Die hämatologische Station befand sich in einem Haus, das vollkommen mit Baugerüsten ummantelt war. Das Haus ist also auch krank, dachte ich, ein krankes Haus im Stützgerüst mit kranken Leuten darin.

Mit dem Fahrstuhl fuhr ich in die zweite Etage, wo mich eine trostlose Leere erwartete – ein kalter, heller Vorraum, der eigentlich ein Teil des Treppenhauses war. Auf einer Sitzbank vor einem kleinen Couchtisch saßen drei Männer in Morgenmänteln und rauchten. Sie guckten mich stumm an, einer zog an seinem Infusionsgerät, das auf einem silbernen Ständer neben ihm rollte. Warum Krebspatienten rauchen, ist mir bis heute ebenso ein Rätsel geblieben, wie rauchende Onkologen.

»Hämatologische Station« stand an der Tür und ein Pappschild mit der Anordnung keine Blumen mitzubringen, klebte daneben. Das erste Anzeichen, dass auf einer hämatologischen Station strenge Hygieneregeln herrschen. Blumen, so erfuhr ich später, können Krankheitserreger wie Pilze und Bakterien übertragen. Und da das Immunsystem vieler Patienten oft durch die heftigen Therapien geschwächt ist, sind sie äußerst anfällig. Ich fand das schade, denn die Kunstblumen schienen die traurige Situation besonders zu betonen.

Ich öffnete die Stationstür und trat in einen hellen Flur, an dessen Seiten weiße Schränke bis unter die Decke reichten, die mit klarsichtigem Plastik eingepackt waren. In der Mitte des Flures angelangt, fand ich das Schwesternzimmer, die Tür war offen. Als ich hineinschaute, schrieb eine junge Schwester im froschgrünen Kittel gerade etwas in eine Liste. Ich stellte mich vor und sie drehte sich zu mir um, lächelte, stand auf, reichte mir fast herzlich die Hand. »Kommen Sie, ich zeige Ihnen Ihr Zimmer.«

Der Raum lag am Ende des Flures – die Tür aus lichtem Holz war blau umrahmt. Die Schwester hielt kurz inne und trat einen Schritt zurück. »Waren Sie schon einmal auf einer hämatologischen Station? Haben Sie bereits Patienten nach einer Chemotherapie gesehen?«, fragte sie mich vorsichtig.

Ich verneinte irritiert.

»Wissen Sie, es ist nicht so einfach, das anzusehen. Die Patienten haben meistens keine Haare mehr, nicht nur auf dem Kopf, auch keine Wimpern, Augenbrauen oder Barthaare, und sie sind oft sehr abgemagert. Es kann sein, dass Sie sich beim ersten Anblick etwas erschrecken.«

Ich nickte und spürte meine Unsicherheit, als wir zu zweit das Zimmer betraten. Es war ein heller Raum mit einer breiten Fensterfront, in dem vier Betten standen, je zwei gegenüber, zwei nebeneinander. Drei Frauen schauten mich an, zwei hatten keine Haare mehr, die dritte dagegen eine knallrote Mähne. Die Schwester stellte mich vor, ging zu dem Bett, das für mich vorgesehen war und stellte die Höhe ein. Ich stand einfach in der Mitte des Raumes und versuchte ein Lächeln. Ich sagte Hallo und zwang mich, jeder Frau ins Gesicht zu schauen. Das wird mir nicht passieren. Ich werde nicht hier bleiben, werde keine Chemotherapie bekommen, schoss es mir durch den Kopf. Ich stellte meine Tasche in den Schrank, den die Schwester mir zuwies. Dann verließen wir beide wieder den Raum.

»Weinen Sie ruhig«, sagte die Schwester. »Vielen kommen erst einmal die Tränen.«

Wieso sollte ich weinen, wunderte ich mich. Ich fühlte mich unwohl. Die Schwester verschwand am Ende des Ganges und ich schaute aus dem Fenster, hinunter auf das Gelände des Krankenhauses. Die Sonne schien und durch das Baugerüst konnte ich ein paar kahle Bäume erkennen. Ich wollte einfach nur weg, nicht hier sein, holte tief Luft und ging doch zurück in »mein« Zimmer, setzte mich auf die Bettkante und schaute mich im Zimmer um. Ein Fernseher war zwischen den vier Betten hoch oben an der Wand befestigt. Wer konnte so fernsehen und wieso gab es nur einen Apparat für vier Patienten? An der linken Wand hingen zwei Waschbecken, die von einem hellen Duschvorhang abgetrennt wurden. Es gab kein WC, keine Dusche in diesem Zimmer. An jedem Bett stand ein Stuhl, ein Nachttisch, ein Telefon. Unter dem Fernseher gab es einen kleinen Tisch mit vier Stühlen. Ich spürte, dass ich etwas sagen sollte, aber womit sollte ich anfangen? Die Frauen betrachteten mich freundlich.

»Ich bin Eva«, stellte sich die Frau vor, die das Bett mir schräg gegenüber belegte. Sie trug einen pastellfarbenen Schlafanzug und wirkte zerbrechlich, so mager war sie. An ihrem linken Arm war ein Tropf angeschlossen, der auf einem Rollständer neben ihr hing. Ich hatte diese Art der Vorrichtung noch nie gesehen. Auch ihre Bettnachbarin war mit einem Tropf verbunden. Sie mussten beide sehr krank sein. Eva hatte offensichtlich ihre Haare verloren, aber ein dunkler und kräftiger, fast schon störrisch aussehender Flaum war bereits wieder zu erkennen.

»Und du bleibst jetzt auch eine Weile hier?«, fragte mich Eva.

»Äh, nein«, antwortete ich überrascht. »Ich weiß nicht, ich bin hier nur zu den Voruntersuchungen zu meiner Therapie, die ich ambulant machen will. Ich habe nämlich Hodgkin«, ergänzte ich.

»Ach«, sagte die Rothaarige, »das habe ich auch.«

Ich drehte mich zu ihr um.

»Ich bin Rothilde«, meinte sie. Rothilde mit den roten Haaren. Ich musste grinsen, sie hatte wirklich knallrote lockige Haare, die sich wie gefärbte Zuckerwatte von ihrer zarten, weißen Haut abhoben.

»Das ist dann also das Hodgkin-Bett«, sagte Eva. »Deine Vorgängerin war auch mit Hodgkin hier, ist jetzt entlassen worden.« Ihre Stimme war freundlich, ein wenig melancholisch vielleicht. Später erzählte sie mir, dass wir die einfachen Fälle seien, die heilbaren, die glücklichen. Sie sagte das ohne große Trauer, ohne Neid, ergab sich ihrem Schicksal, ohne sich mit den anderen negativ zu vergleichen, ohne sie zu verletzen. Sie selbst war schwer erkrankt. Schon lange vor der Diagnose war sie immer so müde gewesen, bis sie die Treppen nicht mehr ohne große Erschöpfung erklimmen konnte. Sie war 33 Jahre alt, als sie die Diagnose erhielt. Seit einem dreiviertel Jahr war sie nun bereits im Krankenhaus und hatte mehrere Zyklen Chemotherapie hinter sich gebracht.

»Wie fühlt man sich, wenn man solange im Krankenhaus liegen muss?«, fragte ich sie.

Und sie erzählte mir, dass die Therapien keinen Erfolg zeigten, dass sie im Grunde jeden Tag darauf wartete, zu einer Hochdosistherapie nach Kiel verlegt zu werden. Dies konnte nur passieren, wenn sich ihre Blutwerte, allen voran die Leukozytenanzahl wieder verbesserten. Sie musste einfach warten. Jeden Morgen nach der Blutentnahme das Warten auf die Werte.

Zahlenjongleure waren die anderen Patienten für mich, Profis inzwischen, parlierten mit den Ärzten, Leukos, Chemos, lauter Abkürzungen. Waren es Liebkosungen oder rein pragmatische Verkürzungen? Ich beschloss, nie eine Abkürzung zu benutzen, die Dinge so zu benennen, wie sie sind.

Die Tür ging auf und ein blonder Mann in einem weißen Kittel kam herein. Er schaute mich verlegen an und gab mir seine Hand. Ein schlaffer Händedruck. »Guten Tag, ich bin Dr. Franz und würde Ihnen gern erst einmal ein paar Fragen stellen und Sie dann untersuchen.« Ich nickte. Er hatte Angst, mir in die Augen zu sehen. »Vielleicht setzen wir uns nach draußen?«, fragte er.

Ein kleiner Tisch mit drei kunstlederbezogenen Stühlen bildete eine Sitzgruppe direkt vor unserer Zimmertür auf dem Flur. Auf dem Tisch lagen alte Klatschmagazine, daneben stand ein Strauß Plastikblumen. Wir setzten uns und er begann mit seinen Fragen. Mir war das inzwischen alles bekannt, Fragen nach Erkrankungen in der eigenen Familie, Gewichtsverlust, Schmerzen nach Alkoholkonsum, Hautjucken ... Mir fiel auf, dass mich niemand gefragt hatte, wie es mir geht, ob ich persönliche, private oder berufliche Probleme hatte. Nur rein genetische, medizintechnische Antworten passten in ihren Fragekatalog.

»Gut«, sagte er und zeigte auf mein Pflaster am Hals, »dort sind Sie also operiert worden.«

Ich nickte wieder. »So viel ich weiß, können in einer Woche die Fäden gezogen werden.«

»Ich würde Sie jetzt gern untersuchen, erst einmal abtasten, Blut abnehmen.«

Wir verließen die Station und gingen gleich neben dem Fahrstuhl in ein Zimmer, das den Charme einer Rumpelkammer besaß. Sperrholzmöbel stapelten sich um eine Liege herum. Ich machte meinen Oberkörper frei und Dr. Franz drückte mir am Hals herum, bohrte mit seinen Fingern schmerzhaft in mein Schlüsselbein, klopfte auf mein Brustbein. Dabei schaute er scheinbar abwechselnd ins Nichts oder auf die Druckstellen. Ich sah ihn an, sah auf seinen Namen, der auf seinem Kittel stand, weiß auf einem roten Aufnäher.

»Hhm«, machte er und drückte seine Finger so tief unter meine Achseln, dass es schmerzte. Er notierte sich etwas. »So«, sagte er, »damit wären wir fertig, morgen können wir mit den anderen Untersuchungen beginnen.« Es war 11.30 Uhr.

»Kann ich also nach Hause gehen?«, fragte ich. »Warten auf morgen kann ich zu Hause ja auch.«

Er schaute mich an. »Na gut, Sie müssen mir aber eine Erklärung unterschreiben.«

Ich ging in mein Zimmer zurück, holte meinen Autoschlüssel und verabschiedete mich, froh das Krankenhaus so schnell wieder verlassen zu können. Um sieben Uhr am nächsten Morgen sollte ich wieder da sein. Mir war es egal, Hauptsache ich konnte so lange wie möglich zu Hause bleiben.

Auf dem Rückweg wunderte ich mich, wie wenig ich erfahren hatte. Was würde mich morgen erwarten? Wie lange würde ich da bleiben müssen und welche Untersuchungen mussten gemacht werden?

Das Aufstehen am nächsten Tag fiel mir schwer. Da nur wenig Verkehr auf den Straßen war, erreichte ich schneller als erwartet das Krankenhaus. Das Frühstück wurde gerade ausgegeben. Im Gegensatz zu gestern war der Flur belebt, Patienten schlurften hin und her, gingen ins Bad, reihten sich vor dem Arztzimmer auf.

Dr. Franz zapfte mir ein paar Spritzen voll Blut ab. Danach ging ich in »mein« Zimmer, ließ mich auf meinem unbenutzten Bett nieder, die anderen saßen am Frühstückstisch. Mit einer Tasse Kaffee setzte ich mich dazu.

»Ist ganz gut«, sagte Eva. »Kann man sich hier selbst zusammenstellen.«

»Ja«, murmelte ihre Nachbarin Thea, die dunkle Griechin, und lachte. »Du schlägst ja in letzter Zeit auch immer ganz kräftig zu.« Eine Tatsache, die man Eva wahrhaftig nicht ansah. Thea war schon fast so lange wie Eva im Krankenhaus und ein ganz »spezieller« Fall. Sie war an einem äußerst seltenen bösartigen Krebs erkrankt, der sich auf der Haut zeigte. Seit 40 Jahren hatte der Onkologieprofessor niemanden mehr mit dieser Krankheit gesehen. »Und deshalb experimentieren sie immer ein wenig mit mir herum«, sagte sie fröhlich. »Ich bin etwas ganz Besonderes.« Ihre zwei Kinder im Teenagealter mussten nun allein zurechtkommen, ihr Mann arbeitete und versorgte, so weit es eben ging, den Haushalt. Sie machte sich laufend Gedanken, wie ihre Kinder die Zeit ohne sie bewältigen würden. Ihre Kinder, immer wieder ihre Kinder. Thea sprach fast nie über ihre Krankheit. Nur einmal zeigte sie mir ihre noch rosarote Narbe auf dem Unterarm. Ein kleiner, knapp fünf Zentimeter langer Wulst, darunter lauerte die Lebensbedrohung. Thea wirkte ziemlich stabil, war ein fröhlicher Mensch, eigensinnig und liebevoll. Ihre kratzige Stimme, ihr griechischer Akzent, ihr raues Lachen hallten oft durch das Zimmer. Sie war Ende 30.

Eine Schwester kam und reichte mir einen Zettelsatz. »Gehen Sie jetzt bitte zur Sonographie hier unten im Haus. Sie werden erwartet.«

Die Sonographie fand ich am Ende eines komplizierten Winkelsystems. Wie die Bibliothek von Babel, sollte man nicht herfinden? Keine Menschenseele war zu sehen. Ich klopfte an der Tür, an der Sonographie geschrieben stand. Niemand öffnete, ich lauschte an der Tür, drückte die Klinke, abgeschlossen. Ich setzte mich auf die Bank davor, las wieder und wieder in den Unterlagen, die man mir mitgegeben hatte. Morbus Hodgkin, Zustand? Mehr war nicht zu lesen. Nach einer Viertelstunde kam eine Ärztin im weißen Kittel von der anderen Seite des Flures.

Als die Sonographie beendet war, fragte ich ängstlich: »Und haben Sie etwas entdeckt?«

»Ich muss erst einen Bericht schreiben, Ihr Arzt spricht dann mit Ihnen, so kann ich gar nichts sagen.«

Enttäuscht kehrte ich zurück auf die Station und suchte Dr. Franz, wollte wissen, wie es weitergeht, welche Pläne er hatte, schließlich wollte ich schnell eine Therapie beginnen.

Der druckste jedoch nur herum. »Das dauert noch eine Weile. Wie lange, ja, das kann ich Ihnen noch nicht sagen, das hängt von den Untersuchungsergebnissen ab.«

Er weiß es also nicht, dachte ich. Wieso weiß er das nicht, wer weiß denn überhaupt irgendetwas?

Die nächsten zwei Wochen ergab ich mich vormittags der Maschinerie des Krankenhauses. Abarbeiten der technischen Möglichkeiten, Konfrontation mit nie gehörten Wörtern. Begriffe, die nicht erklärt werden, keine Handzettel, keine Beschreibung, wie die Untersuchungen funktionieren, ob sie schmerzen, was im Körper passiert, wie lange sie dauern. Nur die Termine, die mir genannt wurden. Gehen

Sie um neun, zehn, elf Uhr nüchtern zur Szintigraphie, zur Computertomographie, zur Sonographie, zum Röntgen in das Haus A, B, C, Z. Nummern, Daten, Fakten.

Immerzu Warten. Dann wurde ich wieder einmal aufgerufen. Eine Ärztin führte mich in ein kleines Zimmer, ich schob den linken Ärmel hoch und sie spritzte mir radioaktive Substanzen. »Das ist gar nicht schlimm«, meinte sie heiter. »Nach ein paar Stunden spült der Körper die radioaktiven Substanzen wieder aus.« Ich guckte sie zweifelnd an. »Trinken Sie viel«, riet sie mir noch, als sie mich in einen Saal führte, in dessen Mitte eine große Maschine stand. Ich legte mich auf die Liege – inzwischen war ich ganz allein im Raum. Würden sie weitere Tumore in meinem Körper finden? Weitere Lymphome? »Wir sehen alles«, hatte die Ärztin gesagt. Es klang wie eine Drohung. Mein Körper spannte sich, am liebsten wollte ich aufspringen.

Plötzlich bewegte sich die Maschine, sie surrte herum, legte sich schräg. Wieso kam denn eigentlich niemand wieder? Hatten sie weitere Stellen gefunden, waren meine Knochen befallen, mussten sie darüber diskutieren? Ich hätte heulen können. Nach einer Weile betraten zwei Schwestern das Untersuchungszimmer, tauschten den neuesten Klatsch aus. Ich konnte es nicht fassen, Banalitäten angesichts dieser – meiner – Situation. Sie beachteten mich gar nicht, schoben die Vorhänge auf, schalteten an der Maschine herum. Planten ihren Feierabend. Und ich? Wann hatte ich Feierabend, Feierabend von den Untersuchungen, von der Krankheit? Was gab es überhaupt zu feiern? Ich war völlig erschöpft und hatte noch immer keine Ergebnisse in Händen.

Die Computertomographie lief ähnlich ab. Das Gerät sah aus wie ein gewaltiger metallischer Donut, durch dessen

Mitte eine Liege gefahren wurde. Ich reichte dem Arzt meinen Behandlungsschein, er nickte, ohne mich anzuschauen, und gab mir einen weißen Pappbecher und zwei durchsichtige Plastikflaschen mit einer weißen Flüssigkeit. »Sie haben eine Stunde Zeit, diese Kontrastflüssigkeit zu trinken.«

Ich setzte mich in den Flur und las mir die Aufschrift auf den Flaschen durch. Vorsichtig roch ich an dem Mittel, konnte aber nichts Spezifisches identifizieren. Ich goss die etwas dickflüssige Creme in den Becher und nahm einen ersten kleinen Schluck. Ein leicht süßlicher Geschmack breitete sich aus. Becher für Becher fiel es mir schwerer, das Mittel herunterzubekommen. Ich versuchte während des Lesens meines Buches möglichst belanglos am Becher zu nippen, konnte mich aber nicht austricksen. Den letzten Becher verweigerte ich.

Der Arzt lugte aus der Tür: »Frau Forbriger, Sie können jetzt hineinkommen.« Er führte mich in eine winzige Umkleidekammer, in der ich mich bis auf die Unterwäsche auszog.

Ein anderer, jüngerer Arzt holte mich, stellte sich sogar namentlich vor. »Ich werde Ihnen jetzt eine Braunüle anlegen, über die dann noch ein zweites Kontrastmittel fließen wird.«

Ich lag auf der Liege und der Arzt hatte große Mühe, die dicke Nadel in meine Armbeuge zu stechen. Instinktiv zog ich den Arm zurück, es war sehr unangenehm. »Hmmhm«, machte der Arzt, »ich glaube, ich muss eine dünnere Nadel nehmen.« Das Blut tropfte auf meine Hand. Er gab mir ein Zelltuch und riss eine Schublade nach der anderen auf. »Wo sind denn nur ...?«, sprach er mit sich selbst. Das steigerte nicht gerade mein Vertrauen in seine Fähigkeiten. Schließlich jagte er eine neue Braunüle in die Innenseite meines Unterarms und ich schrie auf vor Schmerzen. »Ist ja jetzt schon vorbei«, sagte er und hing die Flasche mit der Kontrastflüssigkeit an einen Ständer, der links neben der Liege stand. »Sie müssen jetzt die Arme hinten über den Kopf legen und werden durch die Röhre geschoben. Danach folgen Sie bitte unseren Anweisungen. Wir können Sie hören. Wenn irgendetwas los ist, melden Sie sich. Nach einer kurzen Zeit komme ich wieder und öffne die Flasche mit dem Kontrastmittel. Alles klar?«

Ich nickte, vorsichtig hob ich den Arm, in dem die Braunüle steckte. Die Nadel schmerzte unangenehm, während ich mich bewegte. Die Liege surrte und ich wurde durch die Öffnung geschoben. Ein kleiner roter, laserartiger Punkt begann zu rotieren und die Maschine fing an, metallisch zu poltern. Die Liege schob mich wieder in die Ausgangsposition und der winzige Lautsprecher des Apparates ertönte. »Einatmen bitte.« Ich hole Luft. »Jetzt nicht mehr atmen.« Ich hielt die Luft an. Die Maschine röhrte und der rote Punkt umkreiste mich im Halbrund. »Weiteratmen«, meldete die Stimme. Ich hole hastig Luft, da ich nicht wusste, wie viel Zeit mir blieb bis zum nächsten Anhalten. »Bitte einatmen, nicht mehr atmen, weiteratmen.« Stück um Stück wurde ich weitertransportiert. »Bitte einatmen, nicht mehr atmen, weiter atmen.« Monoton. Ich starrte auf den Lautsprecher, versuchte mich auf meine Atmung zu konzentrieren. Je mehr ich das tat, desto unruhiger wurde ich. Auf einmal verstummte die Maschine. Ich wartete, niemand gab mir Anweisungen. Ich bewegte meinen Arm, drehte meinen Kopf ein wenig, versuchte mich umzusehen. Wartete weiter. Und endlich kam der Arzt, drehte an dem Verschluss der Kontrastmittelflasche und die Liege schob sich wieder eine kleine Einheit weiter. Plötzlich schoss ein starkes Wärmegefühl in meinen Kopf, machte mich schwindelig, ging über auf meine

Arme, ließ diese kribbeln, kroch dann in meinen Oberkörper, brachte mein Herz zum Rasen, ging weiter bis zur Blase, sodass ich dort auf einmal einen ziemlichen Druck verspürte, und verschwand dann über meine Beine. Ich hörte mein Herz klopfen, atmete panisch, verkrampfte, doch bewegte ich mich nicht, aus lauter Angst, das Kribbeln noch einmal anzuregen. »Einatmen bitte, jetzt nicht mehr atmen, weiter atmen.« Ich weiß nicht, wie lange die Untersuchung andauerte. Ich verlor jedes Gefühl für Zeit. Irgendwann schob sich die Liege wieder nach unten und der Arzt erschien wieder. »Ich lasse die Braunüle in Ihrem Arm. Sie werden noch weitere Untersuchungen haben, da ist es sinnvoll, nicht jedes Mal wieder eine zu legen.« Ich nickte, obwohl mir das körperlich unangenehm war.

Als ich wieder richtig zu Besinnung kam, fiel mir das Gedicht »Erstickübung« von Erich Fried ein:

> Tief denken
> Eindenken
> ausdenken
> jetzt nur flach denken
>
> Flach eindenken
> ausdenken
> eindenken
> jetzt nicht mehr ausdenken
>
> Schön stillhalten
> so bleiben
> überhaupt nicht mehr
> denken
>
> oder nur
> an etwas ganz anderes

Ich heulte.

Drei Tage später bat ich Dr. Franz, mir die Braunüle wieder aus dem Arm zu ziehen, da sie bei jeder auch nur kleinsten Bewegung schmerzhaft drückte. Eine kleine Narbe, die erst nach fünf Jahren verblasst war, erinnerte mich noch lange an dieses Gefühl.

Als ich an diesem Tag in mein Zimmer zurückkam, saß da eine Frau von etwa 55 Jahren. Sie saß einfach in der Ecke auf einem Stuhl und starrte vor sich hin. Es war offensichtlich, dass sie keine Besucherin war. Auch sie trug eine Perücke. »Was machen Sie denn hier?«, fragte ich sie.

»Ach«, seufzte sie. »Die Ärzte haben mir gesagt, ich könnte hier sterben oder zu Hause.«

»Was meinen Sie damit?«, fragte ich erstaunt nach.

Vor einem Jahr hatte sie Leukämie, die jetzt derart massiv zurückgekommen war, dass die Ärzte ihr diese Prognose gaben. In ihrem Schock war sie in irgendein Zimmer gegangen.

»Hätte ich mir doch bloß noch das neue Kostüm gekauft«, sagte sie plötzlich.

Wieder fragte ich nach.

»Ich habe gezögert, das ganze Geld auszugeben, bevor ich ins Krankenhaus ging. Jetzt hätte ich das Kostüm gern. Ach, hätte ich mich doch getraut. Jetzt ist es zu spät.«

Das war so ein Moment, wo mir das Herz erstarrte. Es war unfassbar gemein, einen Menschen in dieser Situation allein zu lassen. Warum waren hier keine Angehörigen, kein Arzt, keine Schwester, kein Pfarrer, kein Psychologe, kein Sozialarbeiter? Warum waren hier nur andere Schwerkranke mit einer Scheißangst vorm Sterben, die diese Frau trösteten? Wieso hauten alle anderen ab und überließen alles uns, den Patienten?

Die Frau habe ich nie wieder gesehen, aber diese Szene hat sich zu einem tiefen Schmerz eingebrannt. Manchmal, wenn ich mir nicht sicher bin, ob ich mir etwas leisten kann, denke ich an sie und spreche mir Mut zu: Mach es, du weißt nicht, wie es ausgeht und kaufe es für die Unbekannte mit.

Ich vereinbare einen Termin in der HNO-Praxis, die mich auch eingewiesen hatte. Frau Dr. Schröder, meine Ärztin, war im Urlaub und ihr männlicher Kollege musterte mich streng. Obwohl mir meine Mutter erzählt hatte, dass Fädenziehen eine harmlose Sache sei, spürte ich, dass ich doch ziemlich aufgeregt war. Ich legte mich auf den Behandlungsstuhl und Dr. Matzner nahm vorsichtig das Pflaster ab.

»Das ist ein guter Schnitt, gut vernarbt«, lobte er. Lobte er mich, meinen Körper oder den OP-Arzt?

»So, jetzt wird es gleich ein wenig ziepen«, meinte er, als er sich mit einer kleinen Metallpinzette oder Schere über mich beugte.

Ich zuckte zusammen.

»Na na na na, geht's?« Er begann an den Fäden zu rupfen und ich rutschte immer tiefer in den Stuhl. Mir wurde schwindelig und übel. »Gleich sind wir fertig«, meinte der Arzt, der meinen Gesichtsausdruck richtig deutete.

Vor Aufregung begann ich zu schwitzen und der Strahler am Behandlungsstuhl drehte sich im gelben Licht. Alles verschwamm vor meinen Augen.

Auf einmal verspürte ich hektische Bewegungen um mich herum. Als ich wieder zu mir kam, hielt die Arzthelferin meine Beine in die Höhe und der Arzt fühlte meinen Puls. Undeutlich hörte ich, wie er etwas zu mir sagte, wie »das war wohl doch alles ein wenig viel für Sie«. Es klang wie ein Vorwurf.

Wie betäubt fuhr ich nach Hause. Fädenziehen tut weh

und strengt an, das ist meine Schlussfolgerung. Für diesen Tag hatte ich genug Aufregung.

Am nächsten Morgen holte ich mir eine Narbensalbe aus der Apotheke, denn ich hatte gelesen, dass man Narben damit massieren sollte, damit sie weicher und geschmeidiger würden und so besser heilten. Der Arzt hatte mir von sich aus kein Rezept gegeben. »Wenn Sie meinen«, hatte er nur widerwillig gebrummt. Jeden Abend massierte ich also die Creme vorsichtig auf die rosige Narbe.

Paul meinte, dass die Narbe schon richtig gut aussehen würde. Und auch alle anderen fanden, dass sie gar nicht mehr auffiel. Ich war selbst überrascht, wie wenig sie mich störte, wenn ich in den Spiegel blickte. Es war einfach ein feiner rosa Wulst, den ich nun jeden Tag streichelte.

Ich kam von Tag zu Tag später ins Krankenhaus, hatte so gar keine Lust, überhaupt noch hinzufahren, war oft unendlich müde. Obwohl ich irgendwann sogar erst um zehn Uhr da war, hatte ich gute Laune, weil ich mir Zeit für mich genommen hatte. »Und wir dachten, Sie kämen gar nicht mehr«, meinte Dr. Franz. Ich hatte dagegen das Gefühl, endlich den Spieß umzudrehen, nicht mehr zu warten, sondern selbst meinen Tagesrhythmus zu planen. Und dennoch musste ich noch sehr oft warten, auf die Ärzte, die Visite, Krankenunterlagen, die ich für die nächsten Untersuchungen brauchte, und vor allem auf die endgültige Diagnose. Rothilde fragte mich manchmal, ob wir Backgammon spielen wollten, und obwohl ich keine allzu große Lust hatte, hatte ich das Gefühl, ihr damit helfen zu können, denn im Verlauf der Tage war mir klar geworden, dass alle Patienten um mich herum viel schwerer erkrankt waren.

Rothilde hatte vor sieben Jahren schon einmal Hodgkin gehabt und eine Strahlentherapie hinter sich, die sie allerdings abbrach, da sie sie nicht vertragen hatte. Ihr Arzt, Dr. Finkenberg, machte ihr das mehrmals zum Vorwurf. »So etwas können Sie sich heute nicht mehr erlauben.« Ich fand seine Bemerkungen unmöglich, aber Rothilde zuckte nicht einmal mit den Wimpern. Der Hodgkin war bei ihr schon weit fortgeschritten, im letzten Stadium IV B. Sie hatte Fieberanfälle, Nachtschweiß und eines Tages engten die Tumore ihre Gallenblase so ein, dass sie so gelb aussah, als hätte man sie in Curry gerollt, ihre Augen waren blutunterlaufen und die Zähne leuchteten weiß. Es fiel mir schwer, sie anzuschauen. Es war furchtbar, sie tat mir leid, aber sie sah auch komisch aus. Wir alberten ein wenig herum. Und sie begegnete den Ärzten auch weiterhin mit unendlich großem Zynismus. Zunächst fand ich das ganz witzig und ich konnte gut verstehen, dass es ihr half. Aber wir spürten auch alle, dass es sie wie ein Gift umnebelte, dass sie sich durch ihre negativen Äußerungen auch selbst behinderte. Alles ist schlecht, also wird auch alles schlecht. Sie war Tierpflegerin und zeigte mir stolz Fotos von ihren Pferden, Schafen und Hunden. »Ich sterbe jetzt nicht, nicht jetzt, wo ich endlich das Haus gekauft habe«, sagte sie fast trotzig. Ich erschrak. Sie hatte doch auch einen Freund, was war mit ihm? War das denn nicht Grund genug, war sie nicht selbst Grund genug zu leben? Kann ein Haus ein Grund sein, weiterleben zu wollen?

Was ist überhaupt ein Grund zu leben? Warum wollte ich leben? Ich wollte leben, weil ich noch nicht sterben wollte. Weil ich noch so viel erleben wollte, weil ich endlich all das machen wollte, was ich mich vorher nicht getraut hatte, was ich *scheinbar* nicht durfte, mir selbst nicht erlaubte, mir keine Zeit dafür nahm. Mir fiel mein Praktikum wieder ein. Ich war froh damals, als ich angeschrieben wurde, ob ich nicht für mein zukünftiges Kulturmanagementstudium für drei Monate ein bezahltes Praktikum machen wollte. Das Angebot kam so überraschend, ich sagte zu. Ich dumme Kuh! Hatte ich mich doch zu einem zweiwöchigen Kajakkurs an der Uni angemeldet. Das wollte ich schon so lange ausprobieren, Kajakfahren auf der Alster, die Eskimorolle üben, neue Leute kennen lernen. Leider lag der Beginn des Praktikums genau auf dem Termin des Kajakkurses. Ich sagte den Kurs ab und zahlte meine Stornogebühr, ohne mit »meinem Arbeitgeber« zu verhandeln, ohne zu bestimmen, dass ich zwar das Praktikum machen wollte, aber erst zwei Wochen später anfangen könnte. Einfach blöd brav war ich damals. Und unerfahren. Ich habe mich nicht wirklich gefragt, was ich selbst wollte. Kajak fahren, das ist ein Grund weiterleben zu wollen, im Sommer werde ich Kajakfahren, beschloss ich. Jeder hat seinen eigenen Grund.

Eva zeigte mir ihre Hochzeitsfotos. Eine kleine, zarte Frau im cremefarbigen Kostüm schaute verliebt ihren großen schlanken Ehemann an. Sie strahlte, als sie mir die Seiten umblätterte.

»Ja«, sagte Thea, »ganz schick war sie, durfte für eine Woche nach Hause.«

Eva lachte. Eine schulterlange, blonde Perücke trug sie auf den Fotos. Wie anders sie jetzt aussah, wunderte ich mich. Ich habe zwar kein großes Interesse an Hochzeiten, merkte aber, dass Eva geradezu aufblühte, und so schaute ich mir das ganze dicke Album an. Eine Stunde später lag sie weinend im Bett, die Bettdecke über sich gezogen.

»Tja«, meinte Thea, »es ist nicht einfach, im Krankenhaus zu heiraten und dann nicht mit dem Mann zusammensein zu können, schon gemein.« Ihr Mann kam sie regelmäßig besuchen, brachte jedes Mal ein paar Leckereien für sie mit. Was für ein Schicksal auch für diesen Mann, dachte ich. Und welch unermessliche Kraft die beiden hatten. Einmal schminkte sich Eva, malte ihre Lippen rot, strich Rouge über die Wange, zog einen neuen Trainingsanzug an.

»Frau E.«, sagte da Dr. Finkenberg fast flirtend zu ihr, »was sehen Sie heute so elegant aus?«

Sie lächelte und ihre Augen lächelten mit ihr. »Mein Mann kommt heute«, meinte sie strahlend.

Das Internet rettete mir die Milz

Was wie eine verrückte Zeitungsmeldung aus dem Sommerloch klingt, war bei mir traurige Wahrheit. In den amerikanischen Leitlinien fand ich heraus, dass man Hodgkin in den Stadien I und II nur mit einer Strahlentherapie behandeln konnte. In Abwägung aller Nebenwirkungen der Chemo- und Strahlentherapie schien die Bestrahlung weniger drastisch zu sein. Vor allem musste man hierbei die Milz nicht vorher entfernen, und die wollte ich auf jeden Fall behalten. Eine zweite Operation, ein zweites Eingreifen in mein Körperinneres musste ich unbedingt vermeiden. Und daher wollte ich eine Strahlenbehandlung haben.

Ich hatte mich entschieden und wurde ungeduldig, fragte meinen Arzt, wann denn endlich die Untersuchungen beendet seien.

»Wir warten noch auf das Ergebnis der Knochenmarkuntersuchung, dann beraten wir uns und teilen Ihnen mit, was wir machen.«

Ich brauchte für ein paar Tage lang nicht mehr ins Krankenhaus zu kommen und war erst zur nächsten vereinbarten Visite wieder an »meinem« Bett. Ich stand bewusst daneben, vollkommen angekleidet. Aufgeregt und gleichzeitig sehr kontrolliert. Ich schaute den Ärzten ins Gesicht, die sich um mein Bett herum aufgebaut hatten. Die Oberärztin stand am Fußende und stützte eine Hand auf den Metallgriff des Bettes.

»Also, wir haben es uns bei Ihnen nicht leicht gemacht, da es nicht ganz so eindeutig war. Wir sind jetzt aber zu dem Schluss gekommen, dass wir gern eine Chemotherapie mit Ihnen machen würden. Doch müssen wir vorher die Milz entfernen, da sie bei Hodgkin sehr oft auch betroffen ist und bei Ihnen ist sie schon etwas vergrößert.«

Ich erstarrte. Was hatte sie gesagt? Hatte sie Chemotherapie und Milz operativ entfernen gesagt? Das konnte nicht sein! Hatte ich doch etwas ganz anderes erwartet, gab es doch auch die Möglichkeit einer Strahlentherapie. In Nanosekunden schossen mir die Gedanken durch den Kopf und ich schaute sie an und hörte mich fragen: »Was würden Sie denn tun, wenn es Ihr Körper wäre und Ihre Milz?« Ich wunderte mich über mich und diese Frage und beglückwünschte mich zugleich über meinen Einfall. Auf einmal fühlte ich mich stark, ich würde mich nicht so einfach umstimmen lassen!

Sie sah mich traurig an. Dachte lange nach und sagte: »Dann würde ich noch einmal einen Experten zu Rate ziehen, noch einmal darüber nachdenken, noch einmal überprüfen.«

Ich jubelte innerlich, tausend Glocken schlugen Alarm, mein Herz pochte laut.

»Bitte«, sagte ich trocken, »dann machen Sie das doch bitte auch bei mir.«

Und sie nickte und der Tross an Ärzten zog ab.

Ich konnte es nicht fassen. Was hätte ich nur getan, wenn mir das nicht eingefallen wäre? Auf einmal spürte ich, wie mich meine Zimmergenossen ansahen, ich setzte mich auf die Bettkante. Auch Ann-Katrin, eine der netten, jungen Schwestern, war nicht weiter mit auf die Visite gegangen, sondern im Zimmer geblieben. Sie kam auf mich zu, schaute mir tief in die Augen. Ich drehte mich ein wenig weg, fühlte mich ertappt und fing plötzlich zu weinen an.

»Ja, weine nur«, sagte sie, »du hast hier auch noch gar nicht geweint.« Sie setzte sich neben mich, legte einen Arm um meine Schulter. »Dein schönes Haar«, sagte sie traurig und strich über meinen Kopf.

Ich schluchzte, schaute sie an und erschrak, denn auch in ihren Augen standen die Tränen. O Gott, dachte ich, sie weint ja auch. Sie weint mit dir. Das geht doch nicht, dass sie deinetwegen weint, sie muss hier doch arbeiten, das kann doch kein Mensch aushalten. Und wir redeten über unsere Haare, die von der Struktur sehr ähnlich waren, kräftig und sehr voll. Sie versetzte sich an meine Stelle, sie verstand mich. Die Arme. Ich war erschrocken und gleichzeitig sehr gerührt.

Eine weitere Woche dauerte es, bis das Ärzteteam zu einem neuen Entschluss kam. Die Oberärztin sagte schließlich: »Wir haben einen Röntgenexperten konsultiert und der hat die Ultraschall- und Röntgenaufnahmen noch einmal genau verglichen. Wir sind nun der Meinung, dass Sie keine vergrößerte Milz haben, wohl aber eine grenzwertig große, sodass wir davon ausgehen, dass Sie die Milz behalten können und im Stadium II A sind. Sie können dann eine Strahlentherapie bekommen.«

Von mir fiel eine riesige Last. Milz behalten, Milz behalten, ich kann meine Milz behalten, jubilierte ich im Stillen. Ich darf meine Milz behalten. Ich werde meine Milz behalten. Ich habe meine Milz gerettet. Ich habe mich gerettet. Ich kann eine Strahlentherapie machen. Eine ambulante Therapie. Bloß nicht im Krankenhaus bleiben. Die Zeit selbst bestimmen, die Therapie selbst bestimmen, die Milz behalten. Ich war froh, nahezu glücklich. Merkwürdig glücklich, denn ich hatte mir selbst geholfen. Hatte mir meine Therapie ausgesucht, die Ärzte motiviert, noch einmal in meinem und auch ihrem Interesse nachzuforschen, um eine »richtige« Entscheidung zu treffen. Gleichzeitig war ich aber auch verwirrt. Wenn es so viele Unsicherheiten gab, sogar die Experten sich nicht sicher waren, wie sollte ich wissen, was für mich richtig war? Wer konnte mir eine neutrale Antwort geben? Auch meinem Körpergefühl konnte ich nicht richtig vertrauen, hatte ich doch augenscheinlich alle Signale und Botschaften meines Körpers bislang übersehen. Doch die Ärzte hatten sich schlussendlich für eine Strahlentherapie entschieden und gaben mir schließlich eine Überweisung.

Nachdem ich zwei Wochen lang zwischen meiner Wohnung und dem Krankenhaus gependelt war, fühlte ich mich endlich wieder frei. Konnte ausschlafen, meine Zeit einteilen. Im Krankenhaus gerät man völlig aus dem gewohnten und geliebten Rhythmus. Rhythmische Störungen bilden sich. Schlafstörungen, Ess-Störungen, Verdauungsstörungen, Wahrnehmungsstörungen, Orientierungsstörungen, Seinsstörungen. Aber jetzt konnte ich mich wieder um mich kümmern, all die offenen Fragen klären, die sich gesammelt hatten.

So beschloss ich auch, meinen Hausarzt aufzusuchen, den ich seit Januar nicht mehr gesehen hatte und der noch gar nicht wusste, dass ich an Hodgkin erkrankt war, so wenig Zeit hatte ich gehabt!

Als ich ihm die Diagnose mitteilte, war er sehr erschrocken. Sein Gesicht fiel ein wenig zusammen und er setzte sich tief in seinen Sessel zurück. Er schien durch die Wand zu sehen, nahm mich gar nicht wahr. Dann sammelte er sich, rückte ein wenig nach vorn und schüttelte seinen Kopf, als ob er einen Gedanken loswerden wollte.

»Also, da können wir nun aber begleitend einige Dinge tun«, begann er und holte ein ganzes Sortiment an Medikamenten hervor, darunter Magnesium, Enzyme, hochdosierte Vitamine, Zink, Selen.

Informationsüberdosis

Im Vorgespräch zur Strahlentherapie hieß es auf einmal: »Wir können nicht beginnen, Ihre Akte ist weg.« Ich war fassungslos, denn ohne Unterlagen, so wurde mir erklärt, gäbe es auch keine Behandlung.

Stinksauer ging ich in die Hämatologie, schrie den erstbesten Arzt an, der mir begegnete und flippte völlig aus, als ich hörte, dass mein behandelnder Arzt im Urlaub sei und die Vertretung sich dafür nicht zuständig fühlte. Ich tobte so laut, dass die Oberärztin angelaufen kam. Aber auch sie kannte sich mit dem Vorgang nicht aus und konnte mir nicht helfen. »Wir kümmern uns darum«, rief sie mir hinterher.

Aufgebracht telefonierte ich mit einer Freundin in Flensburg, die als Gestalttherapeutin arbeitet. Sie beruhigte mich und schickte mir eine chinesische Parabel über die Geduld.

Die Akte blieb verschwunden. Jegliches Vertrauen war dahin. Ratlos suchte ich einen niedergelassenen Onkologen auf.

»Ja«, sagte der, »ohne Ihre Unterlagen kann ich eigentlich nichts Verbindliches sagen.« Er holte ein dunkles Ringbuch heraus, schlug eine bestimmte Seite auf und ging mit seinem Finger eine Tabelle herunter. »Wenn Sie wirklich Morbus Hodgkin im Stadium II A haben«, für diese Formulierung könnte ich ihn heute noch hauen, »dann kommt für Sie eine Chemotherapie in Frage, vorher müsste man Ihnen allerdings die Milz entfernen.«

Ich dachte, ich höre nicht richtig. »Kann ich mal sehen, was das ist? Davon habe ich ja noch nie etwas gehört.« Ich griff nach dem Ringbuch.

»Die Kölner Studie«, sagte er, »ist das beste, was es in Deutschland zu Hodgkin zur Zeit gibt. Eventuell könnte man zusätzlich noch eine gezielte Strahlentherapie einsetzen.«

Ich war verwirrt. Also doch eine Chemotherapie, doch die Milz verlieren?

»Wir arbeiten mit der Hamburger Universitätsklinik zusammen«, ergänzte er.

Die Uniklinik befand sich damals gerade am Anfang einer Aufklärung über einen Strahlenskandal und ich hatte wenig Lust, mich dieser unsicheren Situation auszusetzen. »Aber ich bin jetzt in einem anderen Krankenhaus, da fanden die Untersuchungen schon statt«, brachte ich hervor.

»Wir arbeiten aber nicht mit Ihrem Krankenhaus zusammen, die machen ihre eigene Studie, die nichts mit der Kölner zu tun hat.«

Hatte ich das richtig verstanden? Macht denn jeder Arzt, was er will? Wonach entscheiden die Ärzte? Mir schwirrte der Kopf. Ich war nur ein paar Minuten von meinem Krankenhaus entfernt und erfuhr, dass hier eine andere Therapie durchgeführt werden würde. »Was soll ich denn jetzt machen?«, fragte ich den Arzt. »Wem soll ich denn nun vertrauen?«

Er setzte sich auf und in einem leicht gereizten Ton antwortete er: »Also Frau Forbriger, Sie müssen jetzt langsam mal wissen, was Sie wollen! Denn letztendlich entscheiden doch nur *Sie* selbst.«

Benommen fuhr ich nach Hause. Ich war so mit Informationen vollgestopft, dass ich nur noch abschalten und entspannen wollte. Ich wollte von alledem nichts mehr hören.

Einige Tage habe ich an gar nichts mehr gedacht, gar nichts mehr gemacht. Von irgendwo kam die Einsicht, dass ich Ruhe brauchte und dann mit etwas Abstand eine Entscheidung treffen würde.

Irgendwann tauchte dann meine Akte wieder auf – niemand erklärte mir, wo sie die ganze Zeit über gesteckt hatte. Nachdem ich mich noch einmal ausführlich über die Funktion der Milz (wichtig für die Immunabwehr) informiert und die Internetausdrucke noch einmal gelesen hatte, entschied ich mich für die Strahlentherapie. Bei meiner nächsten Untersuchung im Krankenhaus erzählte ich dem dortigen Strahlentherapeuten von der Aussage des anderen Onkologen und von der Kölner Studie. Statt mir irgendetwas zu entgegnen, griff er sofort zum Telefon und rief den Arzt an. »Sie«, schrie er, »Sie verunsichern meine Patienten. Unterlassen Sie das gefälligst.«

Ich war sprachlos. Was war denn das nun wieder? Ein

Bandenkrieg? Ein Krieg eines Krankenhauses gegen die niedergelassenen Ärzte? Linkes Alsterufer gegen rechtes? Hallo, hallo, dachte ich, ich bin hier! Es geht um mich, bitte reden Sie mit mir. Ich konnte kein Wort sagen, sondern starrte den telefonierenden Arzt nur an. Wie peinlich, ich konnte nicht glauben, was soeben passiert war. Abrupt beendete er kurz darauf das Gespräch und schwenkte ohne Kommentar zur Verfahrensweise der Strahlentherapie über.

Als ich wieder zu Hause ankam, war ich völlig ausgelaugt. Woher kam nur diese Kraft, die ich hatte, diesen Ärzten zu begegnen? Wie lange noch würde ich sie mir erhalten können? Ich fühlte mich wie ein Top-Manager, immer on the road, immer lebenswichtige Entscheidungen treffend, immer aktiv, immer 100 Prozent bringend, für Freizeit blieb keine Zeit mehr, keine Zeit für Gefühle, für das Nachsinnen kein Raum. Zu viele Erlebnisse auf einmal. Ich musste mein eigener Gesundheitsmanager werden. Jeder Patient sollte sein eigener Gesundheitsmanager sein.

Strahlen für das Leben

Es ist ein eigenartiges Gefühl, von der Therapie, für die ich so gekämpft hatte, fast umgebracht zu werden. Die Situation hatte etwas Perverses: Töten um zu leben. Vielleicht im Jahr 2315, wenn das Geheimnis des Erbgutes endgültig entschlüsselt ist und man aus den neuen Erkenntnissen bessere Therapien entwickelt hat, wird man auf unsere Zeit mit der gleichen Verachtung zurückschauen wie wir auf das Mittelalter und die Hexenverbrennung. Aber im Jahr 1995 war ich bereit für die Heilung durch Strahlen und hatte mich gut vorbereitet,

Bücher gelesen, mich mit immunstärkenden Mitteln eingedeckt und eine Visualisierungskassette besorgt.

Das Strahleninstitut war im Krankenhaus auf mehrere Gebäude verteilt. Zwei alte, renovierungsbedürftige Backsteinhäuser aus der Zeit des Siechenhospitals und der »Strahlenbunker«, ein cremefarbener Betonklotz.

In der Ambulanz saß hinter einer kleinen, offenen Theke eine Schwester im weißen Kittel. Rechts und links war sie umringt von Hängeregisterregalen, nicht gerade einladend, doch ihr freundliches Lächeln half darüber hinweg. Ein vollbärtiger, dunkelhaariger Arzt nahm mich in Empfang und wir setzten uns einander gegenüber an seinem Schreibtisch, der penibel aufgeräumt war. Der Arzt musterte mich, las meine Unterlagen durch und nickte dabei. Dann schaute er mich erneut an, holte tief Luft und setzte zum Sprechen an: »Für die Dauer von fünf Wochen werden Sie viermal pro Woche bestrahlt. Die Therapie ist schmerzlos und sehr kurz, das heißt sie wird jeweils nur wenige Minuten andauern. Sie ist äußerst wirksam bei Morbus Hodgkin, vor allem in diesem Stadium.« Er holte einen Zettel aus seiner Schublade. Ein zweiseitiges Faltblatt mit einer Einverständniserklärung des Patienten nannte die häufigsten Nebenwirkungen. Punkt für Punkt ging er den Bogen mit mir durch. »Hier«, kritzelte er auf das Abbild eines menschlichen Körpers, »hier und hier werden wir bestrahlen, im oberen Mantelfeld. Bis zu 46 Gy – Gray ist die Maßeinheit für Strahlen – werden Sie ausgesetzt. Sie müssen wissen, dass es zu Übelkeit und zu Kopfschmerzen kommen kann, aber dies lässt sich inzwischen gut in den Griff bekommen. Als erstes werden wir einen Termin für den Simulator mit Ihnen vereinbaren, dort wird dann alles für Sie vorbereitet. Zunächst müssen Sie allerdings

Ihre Weisheitszähne ziehen lassen.« Darauf hatte mich mein Hämatologe schon vorbereitet. Er rechnete: »Zähneziehen, Wundwachstum, Simulation, tja, in drei Wochen könnten wir dann mit der Therapie beginnen, solange sollten wir warten.«

Wir vereinbarten, dass ich nach dem Zahnarzttermin wieder kommen sollte. In der Zwischenzeit wollte er meine Krankenakte und die ganzen Untersuchungsaufnahmen aus der Hämatologie anfordern. »Die Heilungschancen sind sehr gut«, sagte er noch zum Abschied. Und ich musste mich nun aufmachen und einen guten Kieferchirurgen finden – der Roboter Forbriger warf seinen Motor an.

Ich fand einen netten, älteren Chirurgen, den ich bat, alle Weisheitszähne auf einmal zu ziehen. »Ich habe keine Zeit«, sagte ich, »das ist hier nur eine Zwischenstation auf dem Wege zur Strahlentherapie.«

»Oh«, sagte er, nahm mich beiseite und raunte in einem väterlichen Ton, »das wird schon wieder. Ein Studienkollege von mir erkrankte damals auch an Hodgkin und der ist jetzt seit Jahrzehnten gesund! Das schaffen Sie auch.«

Mir wurde bislang noch nie ein Zahn gezogen und die Geschichten von Freunden waren nicht sehr verheißend. Als die OP vorüber war, war ich unglaublich erleichtert. Ich grinste. Mann, war das einfach, sich Zähne ziehen zu lassen.

Der Taxifahrer, der mich nach Hause fuhr, staunte beim Anblick der glücklichen Patientin. »Isch«, nuschelte ich betäubt, »isch schabe dschrei Schähne schiehn laschen. Dasch war gansch einfasch.« Der Fahrer guckte mich skeptisch über seinen Rückspiegel an. Und ich war wieder einen wichtigen Schritt weiter.

Am selben Abend ging ich sogar noch auf eine Party und schlürfte Suppe. Es sollte meine letzte Feier für die nächsten Monate sein, da es mir vom ersten Tag an in der Strahlentherapie schlecht ging. Vier Mal die Woche ließ ich mich mit dem Taxi ins Krankenhaus fahren. Die meisten Taxifahrer schienen promovierte Philosophen zu sein und texteten mich voll über Spinoza, Heidegger und den Sinn des Lebens. Ich wusste nicht, ob ich darüber weinen oder lachen sollte, manchmal habe ich mich einfach im Taxi übergeben.

Zu Beginn der Therapie sagte der Arzt, dass ich unbedingt Bescheid geben sollte, wenn mir übel wurde. Das passierte gleich nach dem ersten Strahlentermin. Ich hatte mit Freunden gegessen und kotzte abends alles wieder aus. Oh, überlegte ich, der Salat war wohl nicht gut. Am nächsten Tag rief ich die Freunde an: »Ist es euch auch schlecht geworden? Habt ihr auch solche Kopfschmerzen?« Natürlich nicht, ich hatte einen Strahlenkater.

Die Übelkeit und das Erbrechen blieben während der gesamten Therapie. Das Antiemetika (Otto Waalkes würde sagen: ein starkes Antibrechmittel) half überhaupt nicht. Ich übergab mich mehrmals täglich. In der ersten Woche habe ich sogar noch versucht zu arbeiten, da ich es einfach nicht wahrhaben wollte, dass die Übelkeit mit der Strahlentherapie in Verbindung stand. Mit einem Blick auf die Liste der Nebenwirkungen hatte ich mir fest vorgenommen, nicht eine davon zu bekommen. Aber Strahlentherapie ist nichts, was sich psychisch großartig beeinflussen lässt.

Nach einer Woche ließ ich mich dann doch krankschreiben. Ich war einfach zu schlapp. Mein Tag bestand nur noch aus Schlafen, Warten, Bestrahlung und Kotzen. Entsprechend schnell nahm ich ab. Da ich kaum etwas essen konnte, verschrieb man mir die so genannte Astronautennahrung. Als ich sie zum ersten Mal in der Apotheke abholte, war ich ziemlich enttäuscht. Ich hatte mir eine coole Aluschale mit kleinen Fächern, in denen lauter bunte Pillen und Pasten lagen, vorgestellt. Stattdessen bekam ich braune Halbliterflaschen mit Erdbeer-, Vanille- oder Schokogeschmack.

»Haben Sie nichts Salziges?«, fragte ich. »Etwas mit Tortilla-Chips-, Gratin- oder Spaghetti-in-Tomaten-Sauce-Geschmack?«

»Nein«, sagte die Apothekerin, »so etwas gibt es nicht.«

Ich konnte einfach nichts Süßes herunterkriegen – das erleben viele Patienten, komisch, dass die Pharmaindustrie darauf nicht reagiert.

Nach eineinhalb Wochen war der Tumor verschwunden. Yes! Ich wusste von Anfang an, dass mir die Strahlentherapie helfen würde. Schnell machte ich einen Termin beim Strahlentherapeuten.

»Wir können die Therapie beenden«, sagte ich. Er guckte mich an, als ob ich frisch vom Mond kommen würde. »Der Tumor ist weg, schauen Sie mal.« Ich reckte meinen Hals. »Therapie erfolgreich, Patientin am Leben.«

»Nein, so geht das nicht«, sagte der Arzt.

»Wieso denn nicht? Die Behandlung war doch erfolgreich? Natürlich geht das.«

»So funktioniert das nicht«, erwiderte er, »wenn Sie jetzt aufhören, kommt der Krebs wieder.«

»Nein«, sagte ich, »ich weiß, dass er jetzt weg ist. Bitte«, bettelte ich, »können Sie das nicht feststellen, eine Sonographie oder ein CT machen?«

Der Arzt wich vom Schreibtisch zurück. »Nein, das geht nicht, glauben Sie mir doch.« Er wurde langsam wütend.

»Aber wenn ich doch weiß, dass ich gesund bin.«

»Es ist Ihre Entscheidung, aber wenn Sie die Therapie nicht weitermachen, werden Sie nicht gesund. Wir haben Erfahrungen darin.«

Er hatte seine Pistole gezückt, ich sackte zusammen. Gnade, dachte ich. Was jetzt? Glaube ich ihm? Erlaube ich mir, mir zu glauben? Los, denk jetzt klar!

»Okay«, sagte ich, »ich mache weiter.«

Von Tag zu Tag ging es mir schlechter. Erst hörte ich auf zu essen, dann konnte ich auch nichts mehr trinken. Wenn ich nur die Flasche mit der Nährflüssigkeit sah, übergab ich mich. Der Mund, der Rachen und die Speiseröhre taten unsagbar weh. Sogar Wasser schmeckte abartig. Ich träumte von Fruchtcocktails und bettelte so lange, bis Paul mir frisch gepresste Fruchtsäfte kaufte. Der erste Schluck war himmlisch, danach hatte ich das Gefühl, ich würde Salpetersäure trinken. Als ich alles wieder herauswürgte, schien in mir alles wund zu sein. Es war sicherlich das dümmste, was ich mir in dieser Zeit erlaubt hatte. Nicht alles, was in den Träumen erscheint, ist gut.

Am Anfang der Therapie versuchte ich es auch immer noch mit der Visualisierung, stellte mir vor, wie kraftvoll die Abwehrzellen waren, die die Krebszellen verschlangen. Nach zwei Wochen blieb dann auch die Fantasie aus. Ich war unendlich schlapp.

An einem Abend war die Lebensenergie scheinbar verbraucht. Ich fühlte mich eigenartig leicht und frei. Nichts tat mehr weh. Ich schwebte wie eine Feder im Universum. Ein Gedanke kam herbeigeflogen und setzte sich auf mir ab. Vielleicht wache ich morgen nicht mehr auf, vielleicht sterbe ich heute Nacht. Wow, dachte ich, so ist das also. Vielleicht sterbe ich, vielleicht lebe ich. Ich hatte keine Angst. Es war der normalste Gedanke der Welt. Ich war am Kern der Wahrheit. Aber die Wahrheit ist auch die Tochter der Zeit. Na mal sehen, gute Nacht, Anja, tschüß, vielleicht sehen wir uns morgen. Aber um Paul wäre es schade, der arme Paul ... dachte ich gerade noch, dann gingen die Lichter aus.

Später habe ich noch oft über diese Situation geweint, weil ich sie nicht hätte erleben müssen, wäre ich besser behandelt worden. Am nächsten Morgen war ich von der Feder zu Blei mutiert. Ich war am Leben, aber es war eine Qual. Ohne Hilfe konnte ich nicht mehr stehen. Paul schleppte mich in die Strahlenambulanz. Die Röntgenassistentin, die viermal die Woche die Therapie für mich vorbereitete, guckte mich misslaunig an. »Sie müssen mal zum Psychologen, das ist ja nicht normal bei Ihnen!« Als hätte ich Bulimie. Als ob ich persönlich schuldig wäre. Ich hasste sie für diese Bemerkung, aber meine Energie reichte nur aus, um mein Hemd auszuziehen. Nach der Behandlung wankte ich völlig dehydriert zum Arztzimmer, wo ich zusammenbrach. Die Ärztin sagte nur »O Gott!« und rief zwei Sanitäter, die mich auf die Station der Strahlentherapie brachten. Endlich nahm man mich ernst. Die Strahlenärztin kam jede Stunde, um den Urin abzuholen. Liter um Liter pumpte man Nährflüssigkeit und Medikamente in mich hinein. Ich pinkelte auch nach einer Ewigkeit nicht, mein Körper brauchte jeden Tropfen.

»Meine Güte«, schüttelte die Ärztin den Kopf, als sie wieder einmal vergeblich kam.

»Alles meins«, sagte ich, »wer weiß, wann es wieder etwas gibt.« Ich kam mir vor wie ein Flüssigkeitshamster.

Seit diesem Erlebnis gieße ich jede vertrocknet aussehende Pflanze, der ich über den Weg laufe. Sie soll nicht so leiden wie ich. Austrocknung ist ein grausamer Tod. Doch bereits am Abend kehrten meine Lebensgeister zurück und ich konnte eine erste Suppe und eine Scheibe Brot essen.

»Champignon oder Spargel?«, fragte die Schwester und winkte mit zwei Tütensuppen.

»Ist egal«, meinte ich, »ich schmecke sowieso nichts mehr.« Die Strahlentherapie hatte auch die Geschmackszellen angegriffen.

Gott, war die Suppe köstlich. Sie war warm und flüssig und das erste, was seit Wochen in mir blieb.

Kurz darauf bekam ich Bescheid, dass die Strahlentherapie für eine Woche ausgesetzt würde. Ich hatte Wiederbelebungsurlaub.

Später erfuhr ich von anderen Patienten, dass die Antiemetika schon *vor* Therapiebeginn eingenommen werden müssen, weil sie sonst einfach nicht wirken. Warum wusste ich das nicht? Wieso hatte mir das niemand gesagt? War die Strahlenambulanz dilettantisch, die Ärzte nicht qualifiziert genug oder die Beobachtungsintervalle zu grob? Ich überlegte mir, einen Anwalt einzuschalten, entschied mich dann aber dagegen. Meine Kraft brauchte ich für die Zukunft.

Krebspatienten passiert es am laufenden Band, dass während ihrer Therapie elementare Fehler gemacht werden. Dass Dinge aus Schusseligkeit, Unwissenheit und fehlendem Einfühlvermögen nicht thematisiert werden. Deshalb dürfen Patienten sich niemals einschüchtern lassen und niemals aufhören, Fragen zu stellen.

Nachdem die Behandlung endgültig abgeschlossen war, ging es mir schnell besser. Wenn man von Null startet, ist 20 schon ein Hit. 20 war die magische Grenze, bis 20 Uhr reichte meine Energie, wenn ich mich tagsüber zwischendurch etwas ausruhte. Als Kind waren immer die Tagesthemen die ultimative Zu-Bett-Geh-Grenze. Jetzt schaffte ich sie nicht. Aber ich war wieder da, spürte mich und meine wiedergewonnene Freiheit.

Fünf Wochen später flogen Paul und ich nach Irland. »Das Grün wird Ihnen gut tun«, nickte die Strahlentherapeutin, als ich sie fragte, ob etwas gegen diese Flugreise sprach. »Fahren Sie mal ruhig, ein Tapetenwechsel ist manchmal genau das richtige.« Natürlich war ich noch krank geschrieben.

Schon während des Hinfluges wurde mir leicht übel, was ich auf das Flugzeugessen schob. Aber die Übelkeit blieb während unseres gesamten Aufenthalts, wurde eher noch penetranter. Wir machten einen Ausflug mit Pauls Eltern von Limerick an die Westküste Irlands. Wir unternahmen einen kleinen Spaziergang und nach 100 Metern musste ich mich völlig erschöpft hinsetzen. Ich war völlig irritiert. Wo war meine Kraft? Es ging mir doch schon wieder so gut. Von da an wurde ich von Tag zu Tag energieloser, nach drei Tagen konnte ich nur noch mit Mühe auf die Toilette gehen, nichts mehr essen, nichts mehr trinken. Ich hatte Kopfschmerzen und mir war unfassbar übel. Außerdem hustete ich ununterbrochen, was meinen ganzen Magen zusammenzog.

Der uralte irische Hausarzt war hoffnungslos überfordert. Er meinte, wir sollten die Experten in Dublin fragen. Also fuhr Paul mich in die irische Hauptstadt – ich lag wimmernd auf der Rückbank. In Dublin blieben wir für zwei Tage bei Pauls Schwester, bis ich darum bat, mich in ein Krankenhaus zu bringen. Ich war fix und fertig. Jede Lebenskraft war gewichen, als hätte mir jemand den Stecker herausgezogen. Ich wollte nur noch Ruhe und jemand sollte den Brechreiz stoppen.

Im Krankenhaus setzte sich der behandelnde Arzt als erstes auf meine Bettkante und meinte wissend: »Sie brauchen unbedingt etwas zu essen.« Ich nickte höflich und reichte das »verordnete« Brötchen an Paul weiter. Genauso gut hätte er mir einen Haufen vollgepupster Kinderwindeln anbieten können. Ich übergab mich.

Dann brachte man mich zum Röntgen. Das Röntgengerät sah gefährlich alt aus. Auch nach den Untersuchungen wusste der Arzt nicht weiter. »Meine Liebe«, sagte er, »leider kann ich nicht erkennen, warum es Ihnen so schlecht geht. Wir sollten einen Onkologen hinzuziehen.«

Wieder kam ich an den Tropf. Und der Arzt setzte sich noch einmal zu mir und erzählte mir, wie er als Student mit Interrail reiste und dann aus Schweden kommend am Hamburger Hauptbahnhof zusammengeschlagen wurde. Ich verstand dies als seine Bemühung, mich aufzuheitern.

Nach zwei weiteren Tagen war unser »Urlaub« zu Ende und wir flogen wieder nach Hamburg zurück. Den Flug verbrachte ich liegend, danach ging es direkt in die Notaufnahme des Krankenhauses, wo ich sofort stationär aufgenommen wurde. Es war sehr laut und hektisch.

Es kamen viele Ärzte vorbei, schauten mich an und wunderten sich, dass die Medikamente im Tropf nicht gegen das Erbrechen und den Husten halfen. Man verlegte mich auf die Kardiologie, weil meine ursprüngliche Abteilung umgebaut wurde. Dort lag ich nun mit zwei älteren Frauen, die auf eine Herzkatheter-Operation warteten. Und ich übergab mich weiter, als wäre das mein Beruf. Es war sehr entmutigend, keiner konnte sich meinen Zustand erklären.

Die Tage zogen sich hin. Ich verlor vollkommen den Überblick, war ich schon einen Monat hier oder eine Woche? Ich war zu kraftlos, um irgendetwas zu fragen. Ich lag einfach nur da und kotzte. Wogegen sollte ich kämpfen? Was verdammt noch mal war eigentlich mit mir los? Vielleicht habe ich einen Tumor im Magen? Nach weiteren Tagen in diesem Dämmerzustand boten mir die Ärzte eine Magenspiegelung an. Als ich davon wieder erwachte, lagen drei Bonbons auf meinem Bauch. Ein netter Versuch. Ein Tumor im Magen stand nicht zur Debatte. Meine Schleimhaut hatte sich entzündet, aber das war nicht die Erklärung für den Husten und das andauernde Erbrechen und die Übelkeit. Ich konnte nicht mehr weinen, ich konnte einfach gar nichts mehr machen, sogar das Denken setzte aus.

Eines Abends brachte man mir einen jüngeren Arzt ans Bett. »Wenn Sie mögen, könnten wir es mal mit Akupunktur versuchen. Wir machen das aber nicht offiziell.« Der Arzt stand da wie der Osterhase an Weihnachten. Irgendwie am falschen Ort zur falschen Zeit. Umringt von vier Ärzten setzte der Akupunkteur seine Nadeln. »15 Pfennig pro Nadel«, flüsterte er, »die muss ich selbst bezahlen.« Er fühlte meinen Puls. »Sie haben kein Problem mit der Nahrung, sondern mit der Luft.« Simsalabim, was in aller Welt wollte er mir sagen? Doch nach der Behandlung schlief ich zum ersten Mal seit vielen Tagen wieder tief ein. Am nächsten Morgen rollte man mich zum Röntgen – man wollte sich meine Lunge genau ansehen.

Nachmittags kam dann zum ersten Mal mein Hämatologe vorbei. »Sie haben eine Strahlenpneumonitis. Eine Lungenentzündung.« Der Arzt guckte so ernst wie nie zuvor, das machte mir irgendwie Angst. Aber für die Aussage war ich dankbar, endlich wusste ich, woran ich war.

Ich bekam nun zusätzlich Cortison und jeden Tag kam der Akupunkteur und setzte geschickt seine Nadeln.

In winzigen Schritten ging es mir allmählich wieder besser.

Am nächsten Tag trat eine Schwestern-Schülerin weinend in mein Zimmer. »Bitte helfen Sie mir. Ich habe heute Prüfung und mein Patient, den ich in der Prüfung betreuen sollte, wurde einfach entlassen.«

Warum kommt sie ausgerechnet zu mir und heult mich voll? Ach nö, dachte ich und sagte zu. Irgendwie war die Prüfung auch eine Prüfung für mich. Wie gut ging es mir schon?

Die Prüfungskommission kam und die Auszubildende versorgte mich mit einem neuem Wundpflaster für die Braunüle, schüttelte mein Bett auf und fütterte mich mit Knäckebrot.

Als sie später zu mir kam, um sich zu bedanken, weil sie die Prüfung bestanden hatte, kotzte ich das Brot wieder aus. Ich selbst hatte die Prüfung noch nicht bestanden.

Dennoch blitzte etwas Kraft auf. Ich bat um das Telefon meiner Bettnachbarin und rief Paul an um ihn zu bitten, mich abzuholen. Es war ein Notruf zurück ins Leben. Dann klingelte ich nach dem Arzt und erklärte ihm, dass ich entlassen werden wollte. »Auf eigene Verantwortung«, sagte der, »aber erst wiegen wir sie.« Komm, Hänselchen, zeig mir mal deinen Finger. Wer dick genug ist, darf gehen. Er führte mich zu der großen Waage, weil ich allein noch nicht richtig gehen konnte. 40 Kilogramm, so viel hatte ich als Kind zuletzt gewogen. Er schüttelte den Kopf. »Es ist besser, Sie bleiben noch.« Auch ich schüttelte den Kopf. Ich wollte einfach nur weg.

Als ich endlich wieder zu Hause war, trat ich nach über zwei Wochen zum ersten Mal wieder vor einen Spiegel.

Ein Skelett winkte mir zu, riesige Kniegelenke, jede einzelne Rippe war zu sehen, von den Brüsten waren nur noch zwei Hautlappen übrig geblieben, die Muskeln hatte sich verabschiedet. Ich war reif für einen Brot-für-die-Welt-Spot und heulte. Dass es mir so schlecht ging, hatte ich nicht gewusst.

Das Liegen im Bett wurde eine Tortur, einfach alles tat mir weh. Ich war die Prinzessin auf der Erbse und außerdem auf einem Cortison-Trip. Ich war regelrecht gehypt und konnte wenig schlafen, wachte früh auf und war den ganzen Tag fahrig. Als würde Pauls Körper sagen »Ich glaube, es reicht jetzt«, schnappte er eine Grippe auf. Es hatte fast etwas Komisches, wie wir beide leidend nebeneinander lagen. Freunde kamen und pflegten uns beide.

Als ich das nächste Mal wieder in der Hämatologie war, sagte mein Arzt: »Gott sei Dank haben Sie keine Chemotherapie bekommen, das wäre katastrophal geworden. Bei kleineren Frauen wie Ihnen«, ergänzte er, »kann das übrigens ab und zu schon mal vorkommen, dass so etwa fünf bis acht Wochen nach der Strahlentherapie ein weiterer Strahlenkater eintritt.«

Ich war perplex. Warum hatte man mir das nicht vorher erzählt. »Fahren Sie ruhig«, hatte seine Kollegin doch gesagt. In die Hölle hatte sie vielleicht gemeint, denn aus der kam ich doch wohl. Es ist unglaublich, wie wenig die Ärzte einem erzählen. Ich hatte ein für alle Male die Nase voll.

Ich hätte also noch weitere Ärzte wegen der Reise fragen müssen. Aber woher sollte ich das wissen?

Auch die Auswirkungen einer weiteren nicht gestellten Frage sollte ich am eigenen Leib schmerzhaft zu spüren bekommen. Als mir der Strahlentherapeut die Liste über mögliche Nebenwirkungen aushändigte, konnte ich ihm den größten Teil der Fragen noch gar nicht stellen, weil ich die konkreten Probleme, die während der Therapie auftraten, zu diesem Zeitpunkt einfach noch nicht kannte. Die Dimension der Strahlentherapie war für mich schlicht nicht abschätzbar. Hätte ich einiges vorher gewusst, wäre ich um einiges besser durch die Strahlentherapie gekommen. Ich habe auf die harte Tour – aus der praktischen Erfahrung – gelernt.

Leider war mir kein Patient im Internet begegnet, der mich vorgewarnt hatte. Als der Strahlentherapeut mir sagte »Und waschen Sie sich nicht im bestrahlten Körperbereich« nahm ich an, dass ich die mühsam eingestellten und auf der Haut verzeichneten Markierungslinien nicht abwaschen sollte. Das schien mir einleuchtend. Ich wollte auch kein zweites Mal das langwierige Verfahren der Strahlensimulation über mich ergehen lassen, in der die Ärzte die individuellen Strahlenwinkel für die Therapiedauer einstellen. Es war ein warmer April, als ich mit der Strahlentherapie begann und ich schwitzte entsprechend. Mit einem weichen Schwamm wusch ich mich vorsichtig um die Linien herum, auch die Achselhöhlen. Nach drei Behandlungswochen war die Haut in meinen Achselhöhlen rot verbrannt und riss blutig und schmerzhaft auf. Eine Tube Cortisonsalbe half dagegen, bis heute sind jedoch Schäden zurückgeblieben.

Im Internet wurde ich erst ein Jahr später darauf aufmerksam, dass man an die Haut im Strahlenbereich überhaupt *gar kein* Wasser heranlassen darf, weil dies eben zu den von mir erlebten Verbrennungen führt. Es ging also gar nicht nur um die Markierungen auf der Haut! Patienten, die ich im Netz später über Strahlentherapie befragte, lachten mich fast aus, weil meine Interpretation für sie komisch war. Sie hatten etwas, was mir damals fehlte: Wissen. Der Strahlentherapeut hatte einfach vergessen zu erwähnen, warum ich kein Wasser an die Haut lassen sollte, und ich hatte nicht nachgefragt, weil ich nicht wusste, dass ich das fragen sollte.

Meditieren

Wenn schon die Welt einfach nicht still stehen wollte, wenn ich Krebs habe, musste ich mir die Stille eben selbst machen. Ich wollte Meditieren lernen. Suchte nach einem Weg zum Abschalten, zum Innehalten und Atem schöpfen. Eigentlich wollte ich schon seit langem meditieren. Wenn nicht jetzt anfangen, wann dann?

Es war Paul, der mich wieder daran erinnerte. Paul ist der ausgeglichenste Mensch, den ich kenne. Er scheint in seinem Innern zu ruhen und seine strahlenden blauen Augen schauen wissend und liebend auf die Welt. Das klingt fast kitschig, aber diese ruhige Ausstrahlung ist einfach da. Seit seinem 15. Lebensjahr meditiert er. Schon oft hatte ich Paul über seine Meditation befragt, wie es funktioniert und was mit ihm während der Meditation passiert. Es ist schwer zu vermitteln. Wie soll man jemandem den Geschmack einer Ananas erklären, der noch nie solch eine Frucht gesehen, gerochen oder gegessen hat. Ähnlich schien es sich mit der Meditation zu verhalten. Was nach dem Meditieren passierte, war mir offensichtlich. Paul kam nach 20 oder 30 Minuten immer frischer aus dem Raum, als er vorher hineinging. Seine Augen glänzten dann wieder, sein Gesicht hatte eine rosige Farbe bekommen. Er war einfach wieder präsent. Paul machte eine Meditation, in der man einfach nur sitzt und nichts tut. Das klingt einfach und ist aber sehr schwierig. Nicht den Atem zählen, nicht konzentrieren, sich nicht in die Umgebungsgeräusche vertiefen, nichts tun. Nur sitzen und sein. Gedanken kommen und Gedanken gehen. Panikartige Gedanken kommen und panikartige Gedanken gehen.

Ich beschloss, mir Hilfe von Außen zu holen und zu einem Meditationslehrer zu gehen.

Paul begleitete mich zum ersten Informationsgespräch in die Praxis.

Hell und freundlich empfingen uns die Räume. Eine ältere Frau mit weißem Haarkranz saß am Empfang, auf dessen Theke kleine Gewürzschälchen aufgestellt waren. Wir gingen in ein Seminarzimmer, in dem schon weitere Leute warteten. Ein Mann kam herein und stellte sich vor. Sprach dann eine Stunde über die Wirkungsmöglichkeiten der Meditation, die wie ein Allheilmittel zu sein schien. Meditation macht klüger, gesünder, verhilft zu besserem Schlaf, tieferer, ruhigerer Atmung und, wer sagt's denn, auch der Sex soll besser werden. Wenn auch nur 1 Prozent der Weltbevölkerung diese Meditation ausüben würde, hätten wir den Weltfrieden. Ich musste grinsen. Der Weltfrieden wäre zwar eine feine Sache, aber ich wollte eigentlich nur meinen eigenen inneren Frieden. Der Meditationslehrer bat danach zu Einzelgesprächen in einen Nebenraum und ging dort einen Fragebogen mit mir durch, auf dem ich unter anderem meinen Gesundheitszustand anzugeben hatte.

»Ich bekomme eine Strahlentherapie, deshalb möchte ich so zügig wie es nur irgendwie geht anfangen.«

»Oh«, sagte der Mann, »ja dann wird dir die Meditation helfen. Es ist gut, dass du meditieren willst. Das

Meditieren ist ganz einfach, du brauchst keine Konzentration, es ist nicht anstrengend. Du brauchst nur ein Mantra, dein persönliches Mantra und das bekommst du von mir.«

Ich nickte. Dann kam der Zeitpunkt der Wahrheit: DM 833,– sollte ich bezahlen, mit Studentenausweis die Hälfte. Kein Wunder, dass wir nie den Weltfrieden erreichen werden bei diesen Preisen.

Trotzdem zögerte ich nicht und machte einen Termin in der nächsten Woche aus. Drei Blumen und drei Früchte sollte ich für meine erste richtige Sitzung mitbringen, ziemlich gurumäßig für meinen atheistischen Geschmack. Ich kannte solche Zeremonien schon von dem Vater meines früheren Freundes, auf dessen deutsch-indischem »Hausaltar« neben lauter persönlichen Dingen auch Obst und Blumen thronten. Lebendes, verderbliches Gut, leuchtend und duftend.

Durch dieses Erlebnis wurde mir der Gegensatz zur sterilen Klinik besonders deutlich. Mir fehlten lebendige, sinnliche Heilpflaster für die Seele. Die Blumen und Früchte füllten das auf, was mir fehlte. Ich kaufte saftige, duftende Äpfel aus dem Alten Land und vor Kraft strotzende Tulpen. An Tulpen mag ich besonders, dass sie noch wachsen, nachdem sie abgeschnitten wurden. Zu Tode geweiht, wachsen sie sogar noch über sich hinaus. Ich stellte mir die Gesichter der Ärzte vor, wenn ich ihnen erzählte, dass ich nun die Kunst der Meditation erlernen wollte.

Als Tage später die eigentliche »Zeremonie« begann, standen wir vor einem kleinen Tisch, auf dem ein Foto eines alten indischen Mannes aufgestellt war. Räucherstäbe waren angezündet und eine Kerze brannte. Lose waren Blütenblätter verstreut. Ich legte meine mitgebrachten »Gaben« dazu. Der Mann aus dem Einführungstreffen kniete nieder und fing an, Worte vor sich hinzureden. Ich lauschte dem hübschen Klang der fremden Wortmelodie, denn der Mann sprach Sanskrit oder so etwas in der Art. Irgendwann bat er mich, ihm nachzusprechen und für eine Weile sprachen wir was auch immer gemeinsam, bis ein Wort für mich übrig blieb. Plötzlich hatte ich das Gefühl, dieses Wort nimmt Anlauf und als Bild eines kleinen Tigers sprang es vom Tisch in mich hinein. Ein warmes Gefühl glitt vom Kopf in den Bauchraum. In meinem Inneren ein Schütteln. Ich war nur in diesem Zeitabschnitt, es gab kein vorher und kein nachher. Und erst dann wurde mir klar, dass dieses »Wort« mein Mantra war.

Heute klingt das alles ziemlich verrückt. Aber damals war das für mich weder klarer noch undurchsichtiger als eine Strahlentherapie. Vieles in meinem Leben kann ich einfach so annehmen. Ich gehöre zu den Leuten, die sich für Physik interessieren und sich trotzdem wundern, dass Strom aus der Steckdose kommt. Ist es nicht wirklich ein Wunder? Der kleine Tiger in mir war unglaublich stark. Ich fühlte mich auf eine wundervolle Weise erweitert. Auf einmal machte es »Plopp«, wie es in einem Comicstrip immer »Plopp« macht. Das Plopp in mir war sagenhaft laut. Als wäre mit aller Kraft ein Pfropfen von Innen nach Außen entfernt worden, konnte ich hören, konnte ich riechen, konnte ich sehen. Als hätte jemand einen Schleier entfernt, der mich umgab, aber den ich nie wahrgenommen hatte. Ich fühlte mich frei. Frei schaute ich auf die Welt. Ich bin da und rieche, ich bin da und sehe, ich bin da und höre. Diesmal heulte ich vor Glück. Eine ganze Woche lief ich wie bekifft durch Hamburg, habe die ganze Zeit wie ein Honigkuchenpferd gelächelt. Ich bin in das Krankenhaus gegangen und habe gelächelt, bin nach Hause gegangen und habe gelächelt. Ich bin wie auf einem Lächeln gesurft. Der kleine Tiger war ganz schön lebendig. Der Trip ins Innere war das Kursgeld wert.

Nach dem anfänglichen Rausch hat mir die Meditation tatsächlich geholfen, immer wieder Abstand von dem Chaos im Krankenhaus, von der Angst und der Angst vor der Angst zu bekommen. Ich habe diesen Sinnesrausch vermisst, aber es war eben nur ein Abschnitt, ein erster riesiger Kontakt.

Später, im Krankenhaus, wurde das Meditieren unmöglich, es gab einfach keinen passenden Raum. Man braucht wirklich wenig, einfach nur 20 Minuten Ruhe, kein Telefonklingeln, keine abrupte Unterbrechung. Nur in wenigen Krankenhäusern gibt es solche Ruhe- und Kraftorte, die ungebunden einer Konfession sind, wie ich sie suchte. Krankenhäuser sind furchtbar hektische Orte. Spiritualität hat da keinen Platz. Es gibt unendlich viele verschiedene Wege zu meditieren und es ist egal, welchen man sich aussucht. Meditation ist wie eine Insel im rauschenden Fluss der Auseinandersetzung mit Krebs. Wer meditiert, hilft sich selbst, denn man findet einen besseren Umgang mit der Krankheit Krebs. Natürlich wird Krebs nicht durch Meditation geheilt. Aber es hilft, um nicht verrückt zu werden. Paul wäre ohne Meditation bestimmt ausgeflippt.

»Wie hast du mich nur ausgehalten?«, frage ich ihn heute.

»Ich habe nicht darüber nachgedacht, du hattest Krebs und wurdest wieder gesund. Es war einfach so.«

Ich empfinde das als große Leistung. Ich weiß nicht, ob ich so verständnisvoll gewesen wäre.

Meinen Ärzten habe ich doch nichts von der Meditation erzählt. Das Risiko nicht ernst genommen zu werden, war viel zu groß. Solche Erfahrungen sind sehr persönlich und ich erzähle sie nur, damit deutlich wird, dass Menschen sehr viel tun können zwischen Himmel und Erde.

Ohne Haare ist auch eine Frisur

Ich hätte nicht gedacht, dass Haare so wichtig für mich wären. Haare hatte ich immer genug. Genauer gesagt, ich hatte Haare wie Wolle. Manchmal griffen mir sogar Fremde in mein Haar. »Meine Güte, sind die stark«, wunderten sie sich dann. Ich kam mir vor wie im Zoo: Besuch beim Langhaarschaf.

Zwei Wochen nach der Strahlentherapie entdeckte ich, dass ich noch immer eine Frau war, und ich wollte nun auch wieder wie eine aussehen. Da mir meine Hosen nicht mehr passten, brauchte ich neue Klamotten für meinen abgemagerten Körper. Und eine neue Frisur musste her!
    Also wollte ich Frauenzeitschriften durchstöbern. Aber nicht irgendwelche: Ich musste mir Frauenzeitschriften kaufen, die nicht dufteten. Jeder Parfümstreifen machte mir das Lesen unmöglich. Folglich schnupperte ich wie ein Hund durch den Zeitungsladen – der Verkäufer beobachtete mich misstrauisch. Nein, ich bin nicht auf Droge, ich hatte nur Krebs und von allem, was riecht, wird mir schlecht. Zu Hause riss ich ein Foto mit einer Kurzhaarfrisur aus einer Zeitschrift heraus. Kurze kräftige rote Haare, damit war ich unübersehbar am Leben!

Am Morgen des Friseurtermins fuhr ich mir beim Duschen mit der Hand durchs Haar. Ein Büschel fiel in die Wanne, lange dunkelblonde Haare. Ich starrte entsetzt auf die ausgefallenen Haare, die im Abfluss lagen. Ich griff wieder in meine Haare, hatte erneut ein Büschel in der Hand. Mir wurde schlecht, richtiger Ekel kam in mir hoch. Ich sprang aus der Wanne zum Spiegel und sah eine große kahle Stelle am Hinterkopf. Ich konnte die Haare pflücken wie andere Leute Obst. Mein Magen drehte sich, jetzt ist es also doch so weit, die ganze Strahlentherapie über waren meine Haare standhaft geblieben. Kein Wunder bei meiner Mähne, hatte ich mir eingeredet, die Haare sind so kräftig, die schaffen auch keine Strahlen. Niemand hatte mir gesagt, dass Haare auch noch nach der Therapie ausfallen können.

Die Situation war fürchterlich. Ich wollte mit jemanden sprechen, jemanden anrufen. Panik. Als ich am Telefon stand, weinte ich, legte den Hörer wieder auf. Zurück im Badezimmer musste ich über der Toilette würgen, in die ich die Haare geworfen hatte. Ein riesiger Haufen lag da.

Also, sagte ich mir, das ist es jetzt. Status quo: Du hast die Haare verloren. Du weißt, sie wachsen wieder nach. Du lebst und es sind nur Haare. Ich versuchte den letzten Rest Ekel abzuschütteln, aber es war einfach widerlich, immer wieder die eigenen Haare in der Hand zu halten. Raymond Gibbs' Comicbuch, in dem zwei alte Menschen einen atomaren Angriff überleben, fiel mir ein. Nach und nach setzt ihnen die Strahlenkrankheit so zu, bis sie schlapp und müde sind und wie zerrupfte Hühner aussehen. Büschelweise hält der alte Mann seine Haare in der Hand. Tja, wenigstens war ich nicht im Krieg, dachte ich und zog an der Spülung. Mit einem Schwung war alles weg.

Im Handspiegel schaute ich mir die kahle Fläche an. Ich sah aus wie ein Mönch, ein umgedrehter Mönch. Keine kahle Stelle oben am Kopf, sondern einen Halbkreis von Ohr zu Ohr am Hinterkopf. Irgendwie war das komisch. Die Haut auf dem weißen Schädel war weich. Die vorderen und oberen Haare blieben vorhanden und fielen über den kahlen hinteren Schädel, sodass man eigentlich wenig sah. Ich konnte es noch immer nicht glauben und hob wieder und wieder die Deckhaare hoch, schaute nach, ob es wirklich stimmte.

Den Friseurtermin sagte ich ab – eine ungewöhnliche Art, Geld zu sparen. Ein Tag früher wäre durch meine angepeilte Kurzhaarfrisur für jeden sichtbar gewesen, was ich nun kaschieren konnte. Ich war getarnt, aber jeder Windhauch ließ die Tarnung auffliegen. Und den gibt es in Hamburg oft. Andererseits wohnten wir in einem »multikulti«-Stadtteil, mit anderen Worten: Jeder ist hier an Punks und andere schräge Typen gewöhnt. Mit etwas Fantasie war es einfach ein aufmüpfiger Schnitt. »Haste mal 'ne Mark«, witzelte ich und zeigte allen Freunden meine Halbglatze und nach einer Weile vergaß ich sie einfach.

Als ich mich dann doch traute, zum Friseur zu gehen, liefen die Leute zusammen. Das Langhaarschaf war mutiert! Ich hatte dafür Verständnis und erzählte, wie es dazu gekommen war und die Angestellten, die alle keine »normale« Haarfarbe oder Frisur haben, hörten neugierig zu – und damit war die ganze Sache ein für alle Mal geklärt. In einem Dorf mag diese Erfahrung nicht so komisch sein.

Schließlich fielen alle Haare im gesamten Strahlungsbereich aus. Die feinen Gesichtshaare, die winzigen Haare am Hals und die Achselhaare. Fielen einfach ab und mir auf. Es ist verblüffend, wie wenig sie auffallen, wenn sie da sind und wie sehr sie doch den menschlichen Ausdruck prägen. Die Achselhaare sind bis heute nicht richtig wieder nachgewachsen, für Frauen keine unbequeme Sache, aber lieber hätte ich einen gigantischen Haarbüschel, den ich selbstbestimmt abrasieren könnte. Fast drei Monate dauerte es, bis sich wieder ein zarter Haarflaum auf meinem Kopf bildete. Erste feine Haare sprossen, die dunkler waren als ihre oberen Schwestern. Vom Mönch zum Engel. Inzwischen trage ich wieder eine Mähne, so als wäre nie etwas passiert.

Das Leben danach

Phönix mit lahmen Flügeln

Gern würde ich behaupten: »Damals als ich mal etwas Krebs hatte, bekam ich ein kleinwenig Strahlentherapie. Ach was, mein Studium hat sich voll ausgezahlt, ich bin ja so zufrieden mit meinem neuen Traumjob und das ganze Geld, ich weiß gar nicht wohin damit.«

Natürlich war alles ganz anders. Vor allem war Krebs für mich kein Wendepunkt. Es gab keine Läuterung durch Krebs und kein Empfinden von Krebs als Botschaft und jetzt bin ich an meiner wahren Bestimmung. Für mich war Krebs einfach nur Mist. Krebs hatte keine Bedeutung, er machte absolut keinen Sinn, es lohnte sich nicht darüber nachzudenken. Was will ich tun in meinem Leben ist die Frage aller Fragen, die sich mir stellte, aber eigentlich brauchte ich dazu keinen Krebs. Was macht Spaß? Was berührt mich? Was hält mich gesund? Ich fragte den Onkologen. »Leben Sie weiter wie bisher«, sagte der. In dem Brief an den Hausarzt schrieb er: ein problemloser Fall. Unvorstellbar, wie Problemfälle aussehen.

Aber trotzdem war nichts mehr so, wie es vorher war. Woran sollte ich mich orientieren? Ich las einige Patientenbücher und sah mir Survivor-Stories im Internet an. Oft hatte ich das Gefühl, dass sie vorher ein total verworrenes Leben hatten, dann kam uuupps Krebs und alles klärte sich. Sie werden Yoga-Lehrer, Simonton-Ausbilder und reisende Gurus, die genau wissen, wie man durch Krebs besser wird. Ich wurde durch Krebs aber kein besserer Mensch. Wenn man Glück hat, lernt man sich besser kennen. Die selbst ernannten Gurus unter den Ich-hatte-Krebs-und-jetzt-weiß-ich-es-besser-Patienten steigen wie Phönix aus der Asche. Ich war maximal ein Phönix mit flügellahmen Hüpfversuchen.

Das ganze erste Jahr nach der Therapie war ein Leben in Zeitlupe. Ich ging ganz langsam, ich schaute ganz langsam, ich dachte ganz langsam, ich aß ganz langsam, ich schlief ganz lange. Alles, was ich tat, machte ich sehr gründlich. Körperlich aussehend wie ein Kind vor der Pubertät, fühlte ich mich wie eine uralte Frau. Auf einmal machten Treppengeländer Sinn.

Da mir das Atmen schwer fiel, meldete ich mich zum Tai Chi und Qi Gong an. Mit der Lehrerin kam ich jedoch nicht klar, ein »du bist ja magersüchtig, igitt, sieht das krank aus« stand immer im Raum. Ich hatte ihr nicht erzählt, dass ich Krebs gehabt hatte. Irgendwie fand ich kein Vertrauen. Dennoch waren die Atemübungen ein Hit. Aber das Ein- und Ausatmen war extrem anstrengend für mich, da meine Lunge ja vernarbt und von einer Lungenentzündung gebeutelt war. Qi Gong ist etwas für alte Menschen, so das Klischee, ich war 27 und fix und fertig nach den Übungen. Später suchte ich mir eine neue Lehrerin. In ihr fand ich, was ich brauchte und es war das normalste der Welt, ihr von meiner Krebserkrankung zu erzählen.

Wenn ich auf das erste Jahr zurückschaue, kann ich es mit dem Wort Wiederaufbau bezeichnen. Woche um Woche ging es mir besser. Nach außen hin habe ich noch lange Zeit mitleidige Blicke bekommen. Und ich erinnere mich auch an einen Ausflug mit Pauls Familie, die zum ersten Mal in Hamburg war. Wir fuhren mit der Pferdekutsche durch die Lüneburger Heide, es war heiß und ich trug einen Sonnenhut. Ich fühlte mich stark und freute mich über den Trip, der ja eigentlich etwas für alte Leute war. Wer nimmt schon die Pferdekutsche, wenn es auch Montainbikes gab? Aus dieser Zeit stammen die einzigen Fotos. Ich sehe bleich aus, die Knochen kommen überall hervor, meine Haut hängt an den Armen schlapp herunter und ich habe dunkle Ringe um die Augen. Kurz, ich sah grauenvoll aus. Das Einzige, was auf dem Foto leuchtet, ist mein rostrotes indisches Sommerkleid. Von alldem habe ich damals nichts bemerkt.

»Was kann ich essen?«, hatte ich den Onkologen gefragt. Er zuckte die Schulter. Es war nicht sein Fachgebiet.

Krebspatienten haben oft immense Probleme mit ihrer Ernährung und nur wenige wissen, dass die Krankenkassen die Kosten für eine Ernährungsberatung übernehmen.

Eine andere Ärztin, die sich der chinesischen Medizin verschrieben hat, nahm meine Hand. Sie war eiskalt.

»Was essen Sie?«, fragte sie mich.

Eifrig sagte ich: »Nur Gesundes, viel Salat und Obst, morgens Brot.«

»Genau«, meinte die Ärztin, »das merkt man. Sie sollten nur Warmes essen. Vergessen Sie Salat, der raubt Ihnen nur Energie. Bestimmt frieren Sie auch ständig?«

Ich nickte. Ein Freund fiel mir ein, der im hohen Norden Schlittenhunderennen fuhr. Damit die Tiere beim Verdauen keine Energie verlieren, bekommen sie gekochtes, warmes Fleisch.

Auf Empfehlung der Ärztin probierte ich »porridge«, wie Paul mir übersetzte, was eindeutig besser klang als Haferschleim. In Wasser gekochte Haferflocken mit einer Prise Salz, dazu später noch ein Schuss Milch und etwas

Apfelmus für die Farbe. Doch es sah genauso aus, wie es schmeckte. In den ersten Tagen musste ich meine edelste Schüssel nehmen, um mich zu überzeugen. Danach war es kein Thema mehr, ich aß Hafer in Wasser und trank Tee, das normalste Frühstück der Welt. Im ganzen nächsten Jahr hätte ich mir einen Haferflocken-Sponsor verdient. Das Frühstück war also geregelt. Und es half.

»Schlank in zehn Tagen«, »Die Blitz-Kartoffeldiät« und »fit for fun«, schrie es mir aus der Werbewelt entgegen. Aber ich musste zunehmen und für dieses Problem gibt es keine Zeitschrift. Essen ohne Geschmack ist nicht sehr spannend, aber es geht. Die Fantasie ist ein weites Feld und die Nase gleicht aus, was die Zunge nicht schmeckt. Als der Geschmack nach einigen Monaten wiederkam, stellte ich fest, dass vieles nicht mehr so lecker war wie in meiner Erinnerung. Bananen waren bitter, Schokolade ekelhaft, alles was süß war, schmeckte nach dem ersten köstlichen Biss einfach nur penetrant. Früchte brannten. Milch schleimte.

Auch das Einkaufen gestaltete sich nicht einfach, weil ich nach wie vor extrem geruchsempfindlich war. Blieb ich zu lange vor dem Käsestand stehen, wurde mir schlecht. Kam jemand stark parfümiert mit dem Einkaufswagen vorbeigeschoben, wurde mir übel. Drei verschiedene Geschirrspülmittel musste ich ausprobieren, bis ich wieder abwaschen konnte, ohne den Drang zu verspüren, mich zu übergeben. Irgendwie rochen manche Spülmittel nach Hämatologie. Prima Ausrede: »Nee, Schatz, ich kann heute nicht abwaschen, ich bekomme sonst einen Brechreiz.« Spülhände sahen alt dagegen aus.

Und dann bekam ich auch noch eine Pilzinfektion. Nicht diese lästigen Scheidenpilze, die wohl jede Frau schon einmal hatte, sondern einen Pilz, der meinen gesamten Verdauungstrakt befallen hatte. Das war gefährlich. Das schwache Immunsystem und die Cortison-Behandlung passten einfach nicht zusammen. Gegen den Krebs die Strahlentherapie, gegen die darauf folgende Lungenentzündung Cortison, gegen die daraus resultierende Pilzerkrankung Nystatin, ekelhaft süße Tropfen, die mir der Arzt verschrieb. Ganze Packungen habe ich geschluckt – ohne Wirkung. Ich musste diese Kette stoppen und kaufte mir zwei Bücher über Pilz-Diäten, die ich konsequent einhielt. Pilz-Diäten haben nichts mit Abnehmen zu tun, sondern mit einem Verzicht auf alles, was Pilze lieben: Zucker, Reis, Nudeln, Hefeprodukte wie Brot, Marmelade, Honig, Früchte, Alkohol, Soyasaucen, Balsamico-Essig und vieles mehr. Leider ist Zucker heute fast überall enthalten. Außerdem war die Liste so lang, dass ich mich fragte, was überhaupt noch essbar war. Die Autoren gaben mir jedoch eine ganze Menge leckerer Rezepte an die Hand, die ich auch heute noch ab und zu koche. Die Diät hat den Pilz tatsächlich vergrault.

Haferschleim und Pilzdiät waren nur der Anfang vom neuen Essen. Ich besorgte mir Bücher über taoistisches und ayurvedisches Kochen. Sowohl in der asiatischen wie auch in der ayurvedischen Küche dient Nahrung auch der Gesunderhaltung. Oder andersherum: Das richtige Essen kann die Heilung unterstützen. Wieder ein Schritt zur Selbstbeteiligung.

Paul beäugte meine Kochversuche skeptisch. Und leider schmeckte manches wirklich so, dass man es nur als »interessant« bezeichnen konnte.

Erst ein knappes Jahr später bei einem Besuch unseres griechischen Freundes hatte ich die Lust am Essen wiedergefunden, ich aß und aß und aß. Dimitris lachte und staunte, wie ein Wicht wie ich nur so viel essen kann. Tja, und inzwischen bin ich fast schon wieder eine Kandidatin für die Blitz-Kartoffel-Diät.

Was macht ein krankgeschriebener Mensch mit so viel freier Zeit, wenn er mal nicht gerade isst oder einen Termin beim Arzt hat? Freie Zeit war für mich nicht Freizeit. Das, was früher Freizeit war, existierte jetzt nicht mehr. Zeit war einfach in Unmengen vorhanden. Lebenszeit, jeder Tag ein kleines Leben.

Im Sommer kaufte ich mir eine Hängematte, die ich im Park hinter unserem Haus aufhängte. Ich war die Attraktion schlechthin. »Darf ich mal schaukeln?«, fragte ein Kind.

»Nein«, meinte ich, »jetzt bin ich dran.«

»Wäh, du bist doof!«, schrie es aufgebracht und rannte weg. Es war herrlich, so doof zu sein.

Dann kam ein etwa Siebzehnjähriger. »Wollen Sie ein Verhältnis mit mir?«

Ich klappte mein Buch zu. Wovon redete der Junge? Hier lag eine 27-jährige Frau nach ihrer Krebserkrankung und versuchte sich durchs Leben zu schaukeln. Ich schaute mir den Teenie an und schüttelte den Kopf. Er glotzte nur. Als ich mein Buch wieder aufnahm, trollte er sich.

Irgendwann war der Sommer vorbei. Der Herbst passte auch besser zu mir. »Gehen Sie nicht in die Sonne«, hatte der Hämatologe gewarnt. »Ihre Strahlendosis reicht für das ganze Leben.«

Herbst ist für mich die Zeit, in der Volkshochschulkurse anfangen. Ich meldete mich zum Kreativen Schreiben bei meiner früheren Dozentin an. Wir schrieben über die Liebe, das Leben, die Blätter im Herbst und so.

Menstruationslyrik würde ein Macho sagen. Zu Hause schrieb ich über das, was mich wirklich bewegte. Über das Blut. Ich habe so viel über das Blut geschrieben, wie ich Blutabnahmen bekommen hatte. Ich war eine Art Anti-Vampir. Irgendwann hatte sich dann das Thema erledigt.

Japanische Tuschemalerei war auch eine Form, sich zu quälen. »Der Weg ist das Ziel«, flötete die zierliche japanische Lehrerin, als sie meine dicken Balken sah. Zu Hause entdeckte ich, dass mich die kleinen roten Stempelzeichen, die immer auf den Japan-Papieren gedruckt sind, viel mehr interessieren. Ich kaufte mir die harten Stempelsteine und begann, aufgehende Sonnen und lauter ähnliches Zeugs zu schnitzen und dann mit Schmackes zu stempeln.

Meine dritte kreative Phase wurde durch intensives Aufräumen eingeleitet. Alles Alte musste weg. Ich fand abgegriffene Unterlagen aus der Unizeit und zerriss sie klitzeklein. Genau, dachte ich, du beginnst jetzt, endlich Papier zu schöpfen. Schon seitdem ich in meinem ersten Studium Buchkunde belegt hatte, wollte ich Papier herstellen. Meinen Schöpfrahmen baute ich mir allein, Schrauben drehen ohne Akkuschrauber war anstrengend, denn ich hatte noch immer nur wenig Kraft. Doch durch jedes Eintauchen des Rahmens in die Papierpulpe schöpfte ich neue Energie. Und am Ende hing unsere ganze Küche voller nasser Papiere. Paul hatte eine unglaubliche Geduld mit mir.

Heute versucht der Alltag mich immer wieder zu überrollen. Ich ärgere mich über den Stau auf der Straße, obwohl ich selbst daran beteiligt bin, die Kassiererin im Supermarkt nervt und vieles andere mehr. Auf einmal türmen sich wieder Berge scheinbarer Probleme. Stopp.

Woher kennst du das? Ha, denke ich manchmal, ihr kriegt mich nicht, ihr blöden »Probleme«. Dann packe ich mir eines und betrachte es genau: Bezogen auf ein ganzes Leben, was bedeutest du denn? Und in der Regel bleibt da nicht mehr als ein Schulterzucken. Ich kann bestimmen, ob mich etwas verärgert, ich kann steuern, wohin ich gehe. Ich bin verantwortlich für meine Entscheidungen und ich kann loslassen. Und dann merke ich: Das Leben ist schön.

Nachts, wenn die Angst erwacht

Tagsüber hatte ich meine Angst in Griff. Nachts, wenn alles schlief, übernahm sie das Kommando. »Wach auf«, raunte sie. Und als ich nicht hörte, pochte das Herz. Schweiß rann mir den Körper hinunter. Ich wälzte mich, bis ich erwachte. Ich muss sterben, o Gott, ich habe Krebs, durchfuhr es mich. Doch nach einer kurzen Besinnungszeit stellte ich erleichtert fest, dass es nur ein Traum war. Ein furchtbarer Traum. Ich lag schweißgebadet im Bett, Paul neben mir schlief fest. Eine Klammer legte sich um meinen Brustkorb, sodass ich kaum noch atmen konnte. Ich kuschelte mich ganz nah an Paul und er zog mich an sich. Das half für eine Weile.

Wieder und wieder durchlebte ich solche Träume. Meistens stand ich dann auf. Du kriegst mich nicht, Angst. Du bist die Angst und ich die Anja. Ich ließ mich berühren von meiner Angst, aber sie war nicht ich. Sie war nur meine Angst. »Komm mit«, sagte ich zu ihr, »wir gehen jetzt Tee trinken.«

Ich weiß nicht, wie viele Tassen Tee ich nachts schon getrunken habe. Kräutertees, Yogitees, Beruhigungstees,

Atemtees. Die Angst wollte wahrgenommen werden. »Okay, lass uns etwas unternehmen. Ich gehe jetzt und hole mir etwas zu schreiben.« Die Angst und ich gingen zu meinem Schreibtisch, holten ein Notizbuch. Dann setzten wir uns gemeinsam in der Küche neben die Heizung auf den Boden. Auf der Erde bin ich sicher, hier kann ich nicht mehr fallen. Und ich begann zu schreiben.

Wenn die Angst mich zum Schreiben abholte, war meistens etwas passiert. Eine bedrückende Situation am Tag, ein nerviges Erlebnis im Krankenhaus oder ein unheimliches Gespräch mit einem Arzt. Angst ist etwas, das eingeflößt wird. Es kommt von außen. Dann gibt es noch die Angst vor der Angst und die kommt von innen. Wie viele andere Patienten kenne ich sie nur zu gut.

Zwei Jahre nach der Therapie wollten Paul und ich auf die Kapverdischen Inseln reisen. Der Flug war gebucht, eine Unterkunft wollten wir uns vor Ort suchen. Auf einmal bekam ich Angst. Gibt es dort einen Arzt – es ist doch ein Entwicklungsland? Was ist, wenn ich geimpft werden muss? Was ist, wenn das Immunsystem zusammenklappt? Ich suchte im Internet nach Informationen, da es damals nur einen einzigen deutschsprachigen Reiseführer über die Kapverden gab. Amerikanische Behörden warnten ihre Bürger vor einer Reise auf die Inseln. Es gab keine Universität in diesem Land, keine kontrollierten Blutkonserven, keine gute medizinische Versorgung.

Als ich einer Freundin davon erzählte, bestätigte sie mir meine Gefühle. Nach einer Entfernung ihrer Schilddrüse hatte sie auch oft Angst. Vor jeder Reise sprach sie mit ihrer Angst und nahm sie mit als schönen Stein in ihrem Koffer. Und wenn dann die Angst am Urlaubsort hervorkroch, nahm sie den Stein heraus und sagte: »Gut, dass du da bist, ich habe schon auf dich gewartet.« Die

Geschichte half mir. Für eine Weile hatte ich meine Angst immer in Form einer schönen colafarbenen Murmel im Gepäck.

Heute brauche ich das nicht mehr, die Angst ist längst eine Vertraute geworden. Meine Therapeutin meinte knapp, ich müsste diese Ängste doch nicht haben, warum ich denn nicht in eine sichere Umgebung fahren würde. Ja, warum eigentlich nicht? Auf die Idee war ich noch nicht gekommen. Wir buchten um, La Palma war nun unser Ziel. Seit meiner Erkrankung war ich bis heute nicht auf den Kapverden, nicht in Asien, nicht in Indien, nicht in Südamerika. Irgendwann einmal werde ich wieder so weit sein, eine Reise in eine sehr fremde Kultur zu unternehmen.

In diesen durchwachten Nächten wandelte sich die Angst in Kreativität. Angst ist nur dann schlimm, wenn man nichts mit ihr anzufangen weiß. Paralysierte Angst, die in einem hockt, tut richtig weh. Ich schrieb, ich malte und ich las sie aus mir heraus. Und ich weinte. Die Angst nahm mir den Atem, schnürte meinen Brustkorb. Durch das Schreiben, Malen und Lesen konnte ich mich von diesem Gefühl befreien. Vielleicht ist es ja auch der Angst zu eng, vielleicht kommt sie nur, um zu sagen, lass uns das Weite suchen?

Auch der Tee war wichtig. Wasserkocher anschalten, Tee in die Tasse füllen, ziehen lassen, in kleinen Schlucken trinken, Tasse absetzen, weitertrinken. In diesem Meer aus Angst half es mir immer, etwas ganz Konkretes zu tun. Bei praktischen Tätigkeiten kann die Angst nicht mitreden. Nach solchen Angstschüben schlief ich meist sehr lang. Ich musste nachholen, was ich in der Nacht verloren hatte. Aber ich hatte auch etwas gewonnen. Denn den nächsten Tag erlebte ich viel intensiver.

Ich habe einen Körper

Als ich Krebs bekam, ist mir, glaube ich, zum ersten Mal wirklich klar geworden, dass ich einen Körper habe. Ich dachte nie zuvor darüber nach. Der Körper war für mich etwas Selbstverständliches. Jetzt war mein Körper krank und ich war vollkommen überrumpelt.

Als ich die Schwellung an meinem Hals einem Freund zeigte, trat er einen Schritt zurück. »Iiih, das muss weg«, sagte er, »das ist ja ekelhaft.« Er schüttelte sich. Ekel? dachte ich, wieso Ekel? Es ist doch mein Körper. Ich fand meinen Krebs nie ekelhaft. Er war auch nicht mein Feind. Er war ein Haufen verrückter Zellen und die sollten nun bitte schön wieder verschwinden, das stand außer Frage.

Das Kriegsgebiet Krebs hat mich nie überzeugt, die militante Sprache der onkologischen Fachwelt ist etwas für Menschen in Uniform. Ich war in Zivil. Kampf dem Krebs, lautete die Parole, wofür man mit den härtesten Waffen in die Schlacht zog. Bomben auf den Körper, die totale Vernichtung war angesagt, denn der bösartige Krebs musste schließlich besiegt werden.

Aber wieso sollte mein Körper mein Feind sein? Eigentlich hatte ich gar keine genau Vorstellung von meinem Körper. Erst als es mir in der Strahlentherapie sehr schlecht ging, bestimmte *er*, wo es lang ging. Ich konnte nur noch ruhen und warten. »Okay«, sagte ich, »du machst das schon, ich vertraue dir.« Und der Körper regenerierte sich auf wundersame Weise. Seitdem steht er im Vordergrund. Das Leben ist sehr viel einfacher, wenn man seinem Körper vertrauen kann. Dazu muss man ihn »nur« gut kennen. Seine Regungen verstehen. Das Ohr nach innen richten. Es war kein unbeschwingter Sommerspaziergang, auf dem mein Körper mein Freund wurde. Es war ein langer Weg mit vielen Hürden, auf dem sich nach und nach alle Organe und Gliedmaßen vorstellten. Es war so, als ob jedes einzelne Körperteil sagen wollte: »Hallo, hier bin ich, huhu, nimm mich wahr.«

Nach Therapieende wollte mir meine Niere etwas mitteilen. Mitten in der Nacht wachte ich auf und konnte nicht wieder einschlafen. Den ganzen Tag über hatte mich schon das Gefühl beschlichen, dass etwas mit meiner Blase nicht in Ordnung war. Ich trank Unmengen an Kräutertee, auch in der Nacht machte ich mir einen Tee. Um halb drei bekam ich einen stechenden Schmerz rechts hinten am Rücken, der schnell schlimmer wurde. Ich wand mich im Bett, doch keine Position brachte Besserung. Die Schmerzen wurden so unerträglich, dass ich Paul wecken musste. Er guckte mich ungläubig an, völlig verschlafen und nicht Herr der Lage.

»Ich muss ins Krankenhaus, bitte rufe einen Krankenwagen.«

Paul, mein irischer Freund, hatte keine Ahnung, wo man um drei Uhr morgens anrufen sollte. »Bei uns wählt man 999.«

»Hier nicht«, stöhnte ich, quälte mich zum Telefon und rief den Notarzt.

Im Krankenhaus stellte man dann einen Stau in der rechten Niere fest. Ich war vor Schmerzen halb ohnmächtig. So muss eine Geburt sein, dachte ich. Es war nicht auszuhalten. Der Arzt gab mir eine Spritze, die mich zum Glück ziemlich schnell entspannte.

»Ihre Niere ist vergrößert, irgendetwas hält die Flüssigkeit zurück. Vielleicht totes Tumorgewebe, was nun ausgeschieden wird. Sie haben Hodgkin?«

»Nein«, stöhnte ich, »ich hatte Hodgkin.«

Am nächsten Morgen durfte ich wieder nach Hause. Auf wackeligen Beinen stieg ich in ein Taxi – ich war mittlerweile wirklich ein guter Kunde.

Über einen Monat habe ich gebraucht, um mich von dieser Aktion zu erholen. Dann bekam ich rechts im Unterleib so heftige Schmerzen, die mich vor allem nachts oft wach hielten. Medizinisch war aber nichts festzustellen.

»Vielleicht müssen wir operieren«, meinte die Urlaubsvertretung meiner Frauenärztin.

»Und dann«, fragte ich, »schneiden wir dann ein Phantom heraus?«

Stattdessen entschloss ich mich, eine Shiatsu-Ausbildung zu machen. Ich hatte bereits selbst einige Shiatsu-Behandlungen bekommen und gemerkt, wie gut mir diese Körperarbeit tat. Shiatsu ist eine Körpertherapie, die aus dem asiatischen Kulturkreis stammt und deren Einsicht auf der chinesischen Medizin fußt. Der Akupunktur ähnlich werden bestimmte Punkte auf den so genannten Meridianen stimuliert. Die Meridiane sind Energieleitbahnen, die überall am Körper entlang laufen. Gibt es ein Ungleichgewicht, entsteht Unwohlsein und langfristig Krankheiten. Im Gegensatz zur Akupunktur ist der Körperkontakt zwischen Therapeut und Klient viel enger, der Druck wird nämlich meistens durch den Daumen, durch die Hände oder sogar den ganzen Körper ausgeübt. Meine Schmerzen im Unterleib verschwanden.

In der Shiatsu-Ausbildung war ich vor allem auf der Suche nach dem Kontakt zu mir und meinem Körper. Geistige Studien kannte ich zur Genüge, aber wie lernt man seinen Körper »freiwillig« kennen? Im Nachhinein waren es äußerst spannende Jahre. Mein Ziel war es eigentlich nicht, Therapeutin zu werden, ich wollte mich heilen.

Und das begann gleich in der ersten Stunde.

Den Hals, meine verwundbare Stelle, durfte nach der Operation nie wieder jemand unkontrolliert berühren. Er war Sperrgebiet. Um ihn zu »betreten«, brauchte man eine Ausnahmegenehmigung.

Als wir in der ersten Übung unsere Köpfe unseren Behandlungspartnern anvertrauen sollten, wollte ich nur noch weg. Jetzt musst du gehen, das ist nichts für dich. Hau ab, so schnell es geht. Ich schlich mich auf die Toilette, weinte kurz. Jetzt nicht durchdrehen. Ich ging wieder rein. Alle hatten schon angefangen, meine Partnerin lächelte mir entgegen. Ich legte mich mit dem Rücken auf die Behandlungsfläche. Jetzt nimmt sie deinen Kopf, o Gott, jetzt hebt sie ihn an. Achtung, Alarm, Atem anhalten, aufpassen, zur Flucht vorbereiten. Und jetzt dreht sie ihn. Wird sie ihn abreißen, was ist wenn. Meine Gedanken rotierten. Angespannt verfolgte ich jeden Millimeter. Auf einmal fiel mir ein, dass niemand bislang so liebevoll meinen Hals gehalten hatte. Wieso eigentlich nicht? Warum drückt ein Arzt nur auf die Lymphdrüsen? Ich entspannte mich ein wenig. Als wir die Plätze tauschten, geriet ich ins Schwitzen. Es war so eine Verantwortung, einen ganzen Kopf zu halten. Was ist, wenn er mir herunterrutscht?

Als ich nach Hause fuhr, heulte ich nur. »Da gehe ich nie wieder hin«, sagte ich zu Paul beim Abendessen. »Das ist grausam. Jemand hielt meinen Kopf.« Am nächsten Morgen schien die Sonne. Ich kann mich nicht drücken, dachte ich und ich machte weiter und gewann.

Der Krebs hat meine Beziehung zu meinem Körper gravierend verändert. Die Shiatsu-Ausbildung hat meine Beziehung zum Leben gravierend verändert. Ich lernte den Zusammenhang von Nieren, Konstitution und Haaren, von Lunge, Angst und Haut und vieles mehr kennen. Shiatsu ist eine ganzheitliche Therapie, deshalb verstand ich im Nachhinein viele Körperreaktionen, die ich nach der Bestrahlung gehabt hatte. Viele überraschende Erlebnisse in meiner eigenen Shiatsu-Behandlung und in der Behandlung von anderen zeigten mir, wie vielfältig Leben ist, söhnten mich aus mit meinen Unzulänglichkeiten. Heute hilft mir das Wissen im Umgang mit Menschen, beruflich in der Beratungsarbeit und privat mit mir selbst.

Die Seele hat eine andere Zeitrechnung

Ich las einige gute Bücher über Krebs und die Psyche. Es sah ganz danach aus, dass mir nun eine Psychotherapie helfen würde, meine Situation besser zu verarbeiten. Also ging ich zu einem Therapeuten.
»Was wollen Sie wirklich?«, fragte er freundlich.
Ich antwortete: »Am liebsten würde ich Kajak fahren.«
Er lachte: »Dann sollten Sie das auch machen.«
Wir verabschiedeten uns.

Und dann fuhr ich Kajak. Da ich noch immer keine Kraft hatte, schaffte ich es nicht geradeaus zu fahren – im Zickzack paddelte ich auf dem Fluss. Bereits nach 100 Metern war ich völlig kaputt, doch meine Freundin spornte mich an, fuhr voraus und zurück, wie ein junger Hund. Und ich war froh, nicht allein zu sein. Obwohl der Nebenarm der Elbe nicht gerade einladend aussah, war ich richtig glücklich.

Ich kramte das Buch »Die Reise des Helden« von Peter Orban heraus. Vor Jahren zur Seite gelegt, war es jetzt wie eine Offenbarung. Es ist so liebevoll geschrieben, dass ich den Autor küssen könnte. »Suche deinen Schatten«, sagt er. »Schreibe eine Ja-Liste, was du alles machen willst. Aber vorher stell dir deine Nein-Liste zusammen, lass dir Zeit. Wogegen hast du etwas? Was stört dich?«

NEIN: falsche Kompromisse, einige »Freunde«, die mich eigentlich nicht mehr berührten, zu viel Arbeit und zu wenig Freizeit, zu viele Termine, zu wenig Genuss, zu viel Kopfarbeit, kein Hören auf den Bauch, unerfüllte Träume wie Segeln, Eltern, die schwer loslassen können, keine Zeit.

JA: Alles was mir Spaß macht, Segeln lernen, Kajak fahren, Papierschöpfen, Tai Chi lernen, in der Hängematte schaukeln, reisen, nur noch Arbeit, die Spaß macht, selbständig arbeiten, mit Paul im Ausland leben, Ja-Sagen zum Leben, körperliche Grenzen wahrnehmen und einhalten, das Genießen genießen, ein Informationsprojekt aufbauen, das den Patienten wirklich hilft.

Nach und nach verabschiedete ich mich von den Neins, um ganz und gar im Ja zu leben. Ich war sehr zuversichtlich.

Im Januar 1997 fühlte ich mich dann auf einmal eigenartig. Ohne jeglichen ersichtlichen Grund war ich energielos. Musste ständig weinen. Einfach so. Hatte zu nichts Lust. Nach vier Tagen fiel mir auf, dass sich die Operation und die Diagnose zum zweiten Mal jährte. Da wurde mir bewusst, dass ich Hilfe brauchte. Dass vielleicht jetzt die Zeit der Auseinandersetzung gekommen war. Eine Freundin, selbst Therapeutin, empfahl mir eine Kollegin. Ein Volltreffer.

Yasmin war vor vielen Jahren selbst an einem Tumor erkrankt, hört seitdem nur noch auf einem Ohr und verkörpert das Leben schlechthin. Ihr musste ich nicht erst mühsam meine emotionale Situation verdeutlichen. Sie war schon dort gewesen, wo ich mich jetzt befand. Viele Stunden habe ich nur geweint und mich gewundert, wie weinerlich mir zumute war. Dann gab es eine wütende Phase. Wut auf jegliche Ärzte. Mit Elementen aus der Gestaltarbeit rückten wir dem Übel alias Arzt zu Leibe. Das endete oft in Gelächter, manchmal in Tränen. Ich färbte mir die Haare dunkelrot, wollte ein Pumuckl sein, rotzfrech und ungeniert. Danach kam die Angst vor der Zukunft. Werde ich wieder die Kraft haben, voll zu arbeiten? Womit sollte ich Geld verdienen?

Nach drei Jahren beendeten wir die Therapie. Ich habe sehr viel gelernt. Die Psychotherapie ist das beste, was mir passieren konnte. In der Deutschen Arbeitsgemeinschaft für Psycho-Onkologen (dapo) hat man inzwischen erkannt, dass der Krebs ähnlich belastende Auswirkungen auf die Betroffenen hat, wie das bei Kriegs- und Holocaustüberlebenden der Fall ist. Krebs, so die dapo, ist ein traumatisches Ereignis, und zum Glück übernehmen Krankenkassen die Kosten für die Psychotherapie.

Freiheit als Voraussetzung zum Handeln

Art. 2. Freiheitsrechte, Grundgesetz für die Bundesrepublik Deutschland:
(1) Jeder hat das Recht auf die freie Entfaltung seiner Persönlichkeit [...],
(2) Jeder hat das Recht auf Leben und körperliche Unversehrtheit. Die Freiheit der Person ist unverletzlich. In diese Rechte darf nur auf Grund eines Gesetzes eingegriffen werden.

Warum engagieren sich nur einige wenige Patienten? Warum kämpfen manche mehr als andere für eine gute Therapie, für eine gute Betreuung, für ein besseres Verständnis? Was unterscheidet Patienten und Angehörige, die sich durchsetzen wollen und können von den anderen, fragte ich mich oft, wenn ich mich und meine Mitpatienten beobachtete. Statt eine Antwort zu finden, stieß ich auf eine weitere Frage. Was ist Freiheit? Die Zeit im Krankenhaus, egal ob sie stationär oder ambulant war, war für mich eine Zeit der Unfreiheit. Freiheit hat mit Selbstverantwortung zu tun, so wie mit Eigenständigkeit, Entscheidungsmöglichkeiten und Konsequenzen. Freiheit heißt auch Offenheit, Liebe, Toleranz und das Dilemma des ständigen Abwägens für das eine und gegen das andere.

Als ich ins Krankenhaus kam, verunsicherte mich dieses unfreie System. Ich hatte den Eindruck, dass alles, was einem schwer gemacht werden konnte, auch schwer gemacht wurde. Nicht aus Boshaftigkeit, sondern aus Gleichgültigkeit. Und zwar von der Anmeldung bis zur Entlassung. Mehrfach musste ich mir den Entlassungsbrief richtig erbetteln. Ich habe nie verstanden, warum ich eigentlich darauf drängen musste wie ein kleines Kind, das immer artig und höflich zu sein hat und doch so unendlich gern einmal mit dem Fuß aufstampfen wollte. Es kam mir vor wie ein letztes Aufbäumen von Macht, die Ärzte vielleicht demonstrieren wollten. Warum nur?

Ich bin aufgewachsen als freier Mensch oder bilde mir dies zumindest ein. Als kleines Kind verbrachte ich den größten Teil meines kindlichen Alltags mit meiner Mutter. Aber mein Vater war derjenige, der mir ein hohes Gut vermittelte. Die Freiheit, so sagte er, ist das wichtigste im Leben, dafür musst du kämpfen. Und wieder und wieder musste er mir seine eigene abenteuerliche Geschichte erzählen. Abends, wenn ich im Bett lag, kam gegen diese Erzählung kein Märchenbuch an.

Mein Vater war mit knapp 18 Jahren aus der DDR geflohen. 1963, zwei Jahre nach dem Mauerbau, flüchtete er im zweiten Anlauf über die Grenze in Thüringen. Der erste Fluchtversuch gemeinsam mit einem Bekannten ging schief, der Grenzalarm wurde ausgelöst, aber sie entkamen den Grenztruppen. Der zweite Anlauf, den er allein unternahm, brachte ihn schließlich auf die sichere Seite in den Westen. »Allein kannst du besser flüchten, du bist nur für dich selbst verantwortlich«, sagte er. Seit dem Mauerbau hatte er über eine Flucht nachgedacht: »Mit 16 kann man sich doch nicht das Leben vermauern lassen!« Vielleicht war es diese authentische Gutenacht-Geschichte, die einen Grundstein legte für mein eigenes Bewusstsein für Freiheit, das mich nie hat nachgeben lassen, bis ich zufrieden mit meiner Behandlung war.

Das ultimative Tor zur Freiheit aber ist für mich heute das Internet, grenzenlos, offen, tolerant und vielfältig. Auf dem Medizin- und Internetkongress MEDnet 1999 erzählte ein arabischer Mediziner, wie seine Universität versuchte die Veröffentlichung ihrer Forschung und Vernetzung zu behindern, indem sie den Zugriff auf den Universitätsserver verweigerte. Der Forscher bat um internationale Hilfe. Spontan stand ein amerikanischer Wissenschaftler auf und stellte den Arabern seinen Server in den USA kostenlos zur Verfügung. Menschen, die Informationen verbreiten wollen, um Wissen zu bilden, lassen sich heute nicht mehr so einfach unterdrücken. Das ist Freiheit im Internet.

Ich bin nicht meine Werte

Ich habe schon viele Prüfungen bestanden. Meistens gab es dafür Noten. Die Krebsprüfung war mit Abstand die schwierigste, aber dieses Mal wollte ich keine Bewertung.

Über zwei Jahre nach der Strahlentherapie bekam ich über meinen Hausarzt einen Brief aus der hämatologischen Abteilung.
Aktuell ergibt sich kein Rezidiv-Anhalt. Bis auf Veränderungen des Geschmacksempfindens nach Strahlentherapie Wohlbefinden, insbesondere keine B-Symptomatik. Guter Allgemeinzustand (WHO 0), periphere Lymphknotenstationen frei, Leber und Milz nicht tastbar. Seit Therapie-Ende Leukozytopenie wechselnden Ausmaßes, gelegentlich beobachtungsbedürftig. Die Rezidiv-Gefahr dürfte insgesamt jedoch nach nun mehr 2,5 Jahren als sehr gering anzusehen sein.
Sie meinten mich. Ich war gesund.
Mein Hausarzt schrieb an die Krankenkasse, damit ich mir eine immunstimulierende Anwendung erstatten lassen konnte: *Weiter ausgeprägte Immundefizienz mit massiver Leukozytendepression.*
Auch er meinte mich, ich war krank.
Aber ich bin nicht meine Werte. Ich bin Anja Forbriger. Von der ersten Blutuntersuchung bis heute ist das ein Spiel der Ärzte. Es ist ein eigenartiges Spiel, denn es besteht nur aus Schiedsrichtern. Ich bin gar nicht beteiligt, bin nur die Trägerin der Stoffe, die ausgewertet werden. Einmal sprang ein Wert plötzlich so aus der Reihe, dass der Hämatologe eine baldige Wiederholung der Blutuntersuchung vorschlug. Rezidivgefahr? Panik. In meinem Kopf war nur noch Platz für: O Gott O Gott O Gott. Was war los? Mein Hausarzt winkte ab: »Es war ›irgendetwas‹ – jetzt ist wieder alles normal.«

Seit 1995 lebe ich gut mit einem Immunsystem, das sich scheinbar auf einem unteren »Werteniveau« eingependelt hat. Mein Arzt sagte, »wenn ich Ihre Blutwerte hätte, also ohne die Strahlentherapie, wäre ich halb tot«. Aber ich lebe. Im Vergleich zu meinen Freunden bin ich sogar seltener krank. Ich schütze mich einfach besser, ziehe mich wärmer an, wenn ich merke, dass mir kalt ist, nehme zusätzliche Vitamine und Mineralstoffe ein und ruhe mich aus, wenn ich mich müde fühle. Mein Körper sagt mir, was ich tun soll. Ihn zu ignorieren kann ich mir nicht mehr leisten. Ich bin nicht gegen Blutuntersuchungen, im Gegenteil. Sie machen selbstverständlich Sinn, wenn man etwas daraus ableiten kann wie beispielsweise Tumormarker, Hormonschwankungen, akute Ansteckungsgefahr. Bei vielen Untersuchungen fühlte ich mich aber nur vorgeführt. Der Urin wird kontrolliert, das Blut wird bewertet. Wer testet meinen Gesichtsausdruck? Woran misst man die Seele? Niemand hatte mir erklärt, was ein durchschnittlicher Leukozytenwert ist oder wie hoch die üblichen Eisen-, Hämoglobin-, T-Zellen-Werte sind. Die Ausdrucke der Laborwerte musste ich mir erst erbetteln. Es sind doch meine Werte, warum kann ich sie nicht mitnehmen? Zu Hause habe ich ein Handbuch: »Laborwerte – medizinische Befunde verstehen«. Ich bin nicht meine Werte, aber ich will wissen, wofür sie stehen.

Einmal aussetzen

Krebs zu haben, war eine grässliche Erfahrung, auf die ich gern verzichtet hätte. Aber ich habe mich damit arrangiert. Irgendwie funktionierte das und es sind auch viele gute Dinge passiert, die ich ohne die Erkrankung möglicherweise nie erlebt hätte. Aber manchmal ist es eben doch zu viel. Zum Beispiel, wenn die Eltern anrufen und einem sagen, dass nun auch noch die Mutter Krebs hat. Dann ist Krebs einfach zum Kotzen. Zwei Jahre nach meiner eigenen Krebserkrankung stellte sich der Krebs noch einmal anders vor. »Guten Tag«, sagte er, »wie wäre es, wenn du jetzt mal als Angehörige die Sache betrachtest?«

Ich war eine Woche bei einer Freundin in New York gewesen und gleich im Anschluss vier Tage auf der Ostsee Segeln, ein Rausch von Erlebnissen. Gleich nach meiner Rückkehr rief ich bei meinen Eltern an. Erst ein wenig Geplänkel und dann die leise Stimme meines Vaters: »Mama hat dieselbe Krankheit wie du.«
Ich atmete tief.
»Bist du noch da?«, fragte er.
»Ja, klar.« Mehr konnte ich nicht sagen. Leere. Und dann stürmte alles auf einmal auf mich ein. In Nanosekundenzeit. Das gibt's doch nicht. Kann doch nicht wahr sein. Unmöglich. Statistisch gesehen einfach unwahrscheinlich. Und: Nein, ich will das nicht. Kein Krebs mehr. Ich will doch auch einfach nur mal so mein Leben ganz normal leben. Und: Meine Mutter wird's schon schaffen. Es ist zwar keine Grippe, aber auch keine Lebensbedrohung. Ich versuchte ganz sachlich zu bleiben.
Mein Vater fragte ängstlich: »Na?«
»Tja«, sagte ich, »Mama wird dann wohl die am besten informierteste und vorbereiteste Hodgkin-Patientin aller Zeiten sein.«
Meine Mutter übernahm den Hörer. Sie brachte kaum etwas heraus, weinte ein wenig, riss sich dann aber zusammen und versuchte, mich sogar aufzuheitern.

Als wir auflegten, hatte ich das Gefühl unter eine Walze geraten zu sein. Wie kann das sein? Ich heulte. Es war einfach nicht zu fassen. Es war wie zweimal aussetzen, gehen Sie nicht über Los, ziehen Sie keine DM 10 000 ein, gehen Sie direkt ins Gefängnis.

Später rief ich meinen Onkologen an. »Meine Mutter hat jetzt auch Hodgkin.«

Er schwieg. Die Stille tat weh.

»Kann es irgendeinen genetischen Zusammenhang geben?«, fragte ich.

Der Arzt erzählte von einer Familie, in der die Mutter und das adoptierte Kind an Hodgkin erkrankten. »Wir wissen nichts Genaues über den genetischen Zusammenhang bei Hodgkin«, meinte er. »Es wird eine Verbindung zwischen bestimmten Viren (Epstein-Barr-Virus, der Erreger des Pfeiffer'schen Drüsenfiebers) vermutet, aber abgesichert ist das noch nicht.«

Als Zehnjährige hatte ich das Fieber und wie sich herausstellte, war auch meine Mutter vor Jahrzehnten daran erkrankt.

Einige Wochen nach ihrer Operation kam die Entwarnung, ein weiterer Pathologe, der zu Rate gezogen worden war, entschied, dass es doch kein Hodgkin sei. Die für den Morbus Hodgkin typischen Sternberg-Riesenzellen waren nicht so vorhanden wie üblich, stattdessen war da »etwas«. Man riet meiner Mutter zu einer »Krebsvorsorge«, monatliche Blutuntersuchungen und Ultraschall. Ich war riesig erleichtert.

Ende September 1998, ein Jahr später, dann der nächste Anruf. Bis heute schrecke ich noch manchmal beim Telefonklingeln auf und melde mich misstrauisch: »Hallo?

Ja? Irgendeine Katastrophe im Anmarsch? Sorry, bin nicht zu Hause, bitte sprechen Sie mir auf's Band. Ich rufe nicht zurück.«

Meine Mutter hatte einen Non-Hodgkin. Eine andere Form von Lymphdrüsenkrebs, ein hochmalignes T-Zell-Lymphom. Nö, schrie es in mir, mir reicht's jetzt wirklich. Keine Lust mehr auf Krebs.

In mein Notizbuch vermerkte ich:
  Jeder dritte bis vierte Deutsche erkrankt im Verlauf seines Lebens an Krebs.
  Ene
  Mene
  Mu!
  Keine Angst,
  pflegte ich zu witzeln,
  ich bin schon die dritte.
  Habe die Rechnung ohne
  meine Mutter gemacht.

Trotzdem bin ich dann an diesem Abend wie verabredet mit zwei Freundinnen ins Theater gegangen. Trotzig. Jetzt erst recht, dir werde ich es zeigen, du Scheißleben. Meine Freundin klagte, wie ihr die Kollegen gerade auf die Nerven gingen. Durch meine Wattewand im Hirn konnte ich gar nicht reagieren. Was regt sie sich auf, dachte jemand in mir, hat sie vielleicht Krebs? In mir war nur das eine Wort: Krebs, Krebs, Krebs. Wie ein böser Refrain kam es, ging es, erschien wieder. In der Pause weinte ich und berichtete von der Diagnose. Meine Freundinnen nahmen mich in den Arm, unfassbar auch für sie. Wir sahen das Stück »Männer« mit dem Schauspieler Gustav-Peter Wöhler, den ich kurz vorher in einer Talkshow kennen gelernt hatte. Es war zum Schreien komisch, als er zu »I will survive«, dem Kultlied von Gloria Gaynor, über die Bühne fetzte. Das Publikum tobte und ich auch. Mir erschien es wie eine Hymne: Ich werde überleben und das mit Spaß. Und meine Mutter auch. We will survive. Ich konnte lachen und zugleich Angst haben. Das Leben ist ein Wunder.

Es ist niemals einfach, Angehöriger eines Krebskranken zu sein. Krebspatient und Angehöriger zugleich zu sein, übersteigt die Kräfte. Ich bekam Schnupfen, hatte im wahrsten Sinne die Nase voll. Ich besuchte auch meinen Vater – wir waren beide so angestrengt tapfer zu sein, dass ich es kaum aushielt. Ich mochte überhaupt nichts mehr tun. Was sollte das alles? Am liebsten wollte ich in ein Kloster. Drei Monate nur atmen und nichts tun.

Ich hatte keine Kraft, aktiv mitzuwirken und habe von außen verfolgt, wie meine Mutter behandelt wurde. Sie war im selben Krankenhaus. Ich hasste es, hasste den Geruch und den Parkplatz, die Schranke und den Wärter, die Gänge und den Krebs. Ich konnte sie nur selten besuchen, es war einfach zu nah. Und trotzdem war es ihre Krankheit und sie ging anders damit um. Mein Vater war die stützende Kraft, die nachhakte, wann immer es Probleme gab, wie zum Beispiel als die Krankenkasse ihre Perücke nicht voll bezahlen wollte.

»Wieso«, sagte die Sachbearbeiterin, »sie bekommt doch nur eine Zeit lang eine Chemotherapie (ein halbes Jahr!), dann wächst das Haar doch wieder.« Ich wünschte, mein Vater hätte einen Rasierapparat dabeigehabt, dann hätte ich die Sachbearbeiterin festgehalten und mein Vater hätte ihr eine Glatze geschnitten. Ja, danach wären wir um sie herumgetanzt und hätten Grimassen geschnitten und gerufen: »Das macht doch nichts, das wächst doch wieder.« Sie war einfach zu unsensibel. Nach einem Gespräch mit dem Vorgesetzten der Sachbearbeiterin bekam meine Mutter schließlich die volle Kostenerstattung für eine »Kunsthaarfrisur«. Sie sah so echt aus, dass ihre Freunde immer staunten, wenn sie erzählte, dass sie ihre Haare schon verloren hatte.

Heute geht es meiner Mutter wieder gut, sie ist natürlich nicht mehr so fit wie damals. Aber man arrangiert sich. Mir kommt das alles sehr vertraut vor. Zusätzliche Unterstützung findet sie in einer Selbsthilfegruppe für Frauen. Mein Vater ist inzwischen ein Internetfreak, er geht ins Netz wie andere Leute in den Supermarkt.

Ungeplant

Alles ist möglich, schrieb ich in mein Notizbuch, aber muss denn auch immer alles eintreffen?

Als ich im März 1999 eines Abends nach Hause kam, fand ich in meinem Briefkasten einen Umschlag. Ich erkannte sofort die Schrift einer Künstlerin, mit der ich zusammenarbeitete. Eine Einladung zur Hochzeit, jetzt wo sie schwanger ist? Im Umschlag war nur ein kleiner Zettel. »Horst ist gestern, 29. März um 16.30 Uhr, gestorben, mehr kann ich im Moment nicht schreiben, Sigrun.«

»Nein«, schrie ich, »nein, nein, nein, nein.«

Horst ist tot. Im letzten August hatten wir erst sein zehnjähriges Überleben gefeiert. Zehn Jahre Leben trotz Morbus Hodgkin, trotz Rezidiv. Oder vielmehr erst recht. Und jetzt war er innerhalb von drei Monaten an einem Non-Hodgkin gestorben. Scheißdreck. Ich schrie wie ein Tier – es war mir selbst unheimlich. Dann rannte ich unruhig in der Wohnung hin und her. Warum stirbt er so einfach, dieser Hund, warum? Ich fühlte mich verraten und war irgendwie sauer. Ich rief eine Kollegin an, die sich sofort anbot vorbeizukommen. Gemeinsam informierten wir alle seine Freunde, besonders diejenigen, die ihn die letzten Wochen über begleitetet hatten, wo doch wieder Hoffnung aufgekeimt war. Beim Italiener ließen wir uns mit Grappa voll laufen – für diesen Tag half es. Bilder von ihm kamen hoch: Seine Narbe auf dem Bauch, die er mit Stolz zeigte, seine unglaubliche Zähheit, wie er, der Bildhauer, vom Krankenhausbett aus die nächste Ausstellung plante. Ein Held ohne Zähne und Haare. Als er auf die Intensivstation kam, dachte ich, das wird er nicht überleben, aber er biss sich durch. Doch bei meinem letzten Besuch schien er nur noch ein Schatten seiner selbst zu sein.

»Dein Besuch ist mir so unendlich wichtig«, flüsterte er. » Uns verbindet die Krankheit, das tut gut.«

»Ja«, sagte ich, »ich weiß, was du meinst.« Dann habe ich ihn umarmt und geküsst.

Er hatte sich verändert, er war ein anderer Horst, als der, den ich gekannt hatte. Horst wollte immer im Süden leben, er wollte weg, aber hat sich nicht bewegt. Okay Leben, habe verstanden, es ist alles ein jetzt oder nie.

Existenzangst geht auch anders

Krebs macht arm. Als ob es nicht schon genug wäre, Krebs zu bekommen, ist es für viele Betroffene auch eine finanzielle Krise. Als ich erkrankte, hatte ich gerade mein zweites Studium hinter mir. Während der Uni hatte ich stets zu Studentengehältern gejobbt. Mit anderen Worten, ich hatte nur wenig Geld. Durch meinen gerade unterschriebenen Arbeitsvertrag hatte ich zum Glück Anspruch auf Krankengeld, immerhin 70 Prozent des Lohnes – doch war es nur ein Tropfen auf den heißen Stein.

Leider musste ich einige Therapien schweren Herzens mit den Worten abbrechen: »Ich kann mir die Behandlung bei Ihnen nicht mehr leisten.« Ich wollte mich nicht weiter verschulden, denn es war nicht klar, ob ich je wieder Geld verdienen würde. Auch die Rezeptgebühren sind in der Menge nicht unerheblich, doch wegen meines geringen Einkommens konnte ich mich später davon befreien lassen. Auch das fand ich übrigens erst im Internet heraus, niemand hatte mich darauf hingewiesen. Außerdem zehrten die zahlreichen Taxifahrten an meinem Geld. Meine Ärzte waren über ganz Hamburg verstreut, das war bislang nie ein Problem gewesen, jetzt kostete es mich aber richtig Geld. Ich war viel zu schlapp, um Auto zu fahren, und musste mich vor Menschenansammlungen in den Bussen und Bahnen schützen.

Das erste Jahr nach der Therapie blieb ich krankgeschrieben. Es war eine selbstverordnete-Riesen-Reha-Maßnahme. Die einzige Aktivität waren zwei Kunstausstellungen, bei denen ich Freunde unterstützte. Es war keine richtige Arbeit, es hielt mich einfach in Bewegung.

Der Sinn eines Sozialstaats wurde mir klar, ich war so dankbar, dass es ihn gab und die ganzen amerikanischen Websites zeigten die negativen Auswirkungen des amerikanischen Gesellschaftssystem, wo wirklich jeder für sich selbst kämpfen muss. Fast jede amerikanische Organisation kümmert sich auf ihrer Website auch um Krebspatienten, die keine Krankenversicherung haben, denn in den USA ist das ein großes Problem. Wer dort als »unheilbar« gilt, hat nicht selten Schwierigkeiten, seine Versicherung zu überzeugen, doch noch eine Behandlung zu bekommen. Die Kosten-Nutzen-Rechnung sagt: Es lohnt sich nicht. Vom derartigen Kalkül sind wir (noch) weit entfernt.

Irgendwann habe ich einmal zusammengerechnet, was meine Therapie gekostet hat. Es war mühsam, niemand gab mir die notwendige Transparenz. Im Krankenhaus hing eine Liste, die auswies, dass ein Tag auf der hämatologischen Abteilung knapp DM 1000,– kostete. Allein die 14 Tage der Staging-Phase lagen also mindestens schon bei DM 14 000. Hätte ich eine Kostenübersicht gehabt, hätte ich mich lieber gleich ambulant untersuchen lassen, da ich ja sowieso nie im Krankenhaus geschlafen und gegessen habe, um dann ein Teil des Geldes besser in andere Therapien wie beispielsweise Akupunktur zu stecken. Aber ich durfte nicht über meine Krankenkassenbeiträge verfügen, wie ich wollte. Die Kosten-Nutzen-Rechnung ging zu Gunsten des Krankenhauses.

Ich zweifelte am Sinn des Arbeitens. Wie kann man einfach nur arbeiten, um Geld zu verdienen? Arbeitszeit ist doch Lebenszeit, also brauchte ich eine Arbeit, die sinnvoll war und wo ich meine kreativen Fähigkeiten einsetzen konnte. Gleichzeitig wollte ich mir die Zeit frei einteilen. An manchen Tagen war ich so müde, dass ich mich immer wieder hinlegen musste. Das so genannte »Fatigue«-Syndrom hatte zugeschlagen, das ist eine Müdigkeit nach Krebstherapien, die bei einigen Menschen so ausgeprägt ist, dass das Zubinden von Schnürsenkeln zum Hochleistungssport wird. Meistens verschwindet sie nach und nach wieder. Eine normale Vollzeitstelle in Festanstellung kam für mich also nicht in Frage. Ein »Ja, ich würde gern bei Ihnen anfangen, haben Sie etwas dagegen, wenn ich mein Sofa mitbringe?« macht sich nicht gut in Vorstellungsgesprächen.

Stattdessen organisierte ich nun einige Veranstaltungen, machte Sponsoring für Kunstausstellungen und schlief viel. Davon konnte ich aber nicht leben. Ich zweifelte an mir, an unserer Gesellschaft und am Leben überhaupt. Wozu der Scheiß, warum dreht sich alles immer nur ums Geld? Ich badete im Selbstmitleid. Kaum hatte ich mich arbeitslos gemeldet, bekam ich einige freie Aufträge.

Ein Verlag wollte, dass ich neue Gesundheits-Sachbücher für ihn entwickelte. Wir verabredeten uns zum Essen. Als ich erzählte, dass ich Krebs gehabt hatte, schaute mich der Cheflektor an und rutschte unruhig auf seinem Stuhl umher.

»Krebs ist nicht ansteckend«, sagte ich. Dann verabschiedete man sich höflich.

Als ich der Freundin, die mich empfohlen hatte, davon erzählte, war sie entsetzt. »Ach«, meinte ich nur, »ich habe gar keine Lust, mich zu verbiegen. Ich bin die mit dem Krebs, aber ich habe ja auch noch tausend andere Qualitäten, wenn die Leute das nicht sehen, interessieren sie mich nicht. Ich kann auf die Angst der Leute vor ihrem eigenen potenziellen Krebs keine Rücksicht nehmen.«

Zu Hause war ich trotzdem empört.

Ganz am Anfang meiner Diagnose hatte ich ernsthafte Bedenken, wie ich denn bitte den Zustand »an Krebs erkrankt« in meinen Lebenslauf integrieren sollte. Das machte mir richtig zu schaffen. Heute kann ich darüber schmunzeln. Der Krebs gehört dazu, wie alles andere auch. Wem das nicht passt, der passt nicht zu mir.

Ich lebe ein wenig von der Hand in den Mund, aber das macht mir keine Angst, denn die Projekte machen Spaß. Manchmal fühle ich mich wunderbar. Dann glaube ich, einen Himmelsschreiber engagieren zu müssen, der für alle gut sichtbar schreiben soll: Das Leben feiern.

Langfristige Pläne wie ein Hauskauf sind immer noch unvorstellbar. Manchmal kommen mir die jungen Familien mit ihren Kindern in den Reihenhäusern vor wie Mutanten. Woher nehmen sie nur die Sicherheit, dass alles gut verlaufen wird? »Wenn die Kinder älter sind«, sagte eine Freundin, »kaufe ich mir wieder eine Wohnung in der Stadt.« Wow, denke ich und spüre ein wenig Neid. Ich möchte auch so unbeschwert leben. Aber es geht nicht, ich hatte Krebs. Ich lebe immer im Hier und Jetzt. Wer weiß, was in einem Jahr passiert?

Als ich mich nach einer Lebensversicherung erkundigte, nur einfach mal aus Spaß, verzieht der Versicherungsagent das Gesicht: »Nee, mit Krebs gibt es keine Lebensversicherung mehr.« Ich schließe den Pakt mit mir selbst und investiere in das kanadisch-deutsche Veranstaltungszentrum Walkerville (www.walkerville.org), das auf Cape Breton Island, einer Insel in Nova Scotia vor der Ostküste Kanadas entstehen wird. Eine Hamburger Brustkrebspatientin und Kunsttherapeutin ist die Gründerin dieser Initiative. Mit über 50 Jahren hat sie Deutschland verlassen und ist nach Kanada ausgewandert. »Ich wollte das schon immer machen«, hatte sie zu mir gesagt, »als ich Brustkrebs bekam, dachte ich mir, that's it. Jetzt oder nie.«

Tumor Humor

Krebs ist, wenn man trotzdem lacht. Als ich ein kleines Kind war, klebte man auf die Autos Aufkleber wie »Ein Herz für Kinder« und »Liebe ist, wenn ...«. Man sah sie wirklich überall. Krebs ist, wenn ... ja was eigentlich? Ist Krebs komisch?

Als ich über das Wort Tumor nachdachte, fiel mir auf einmal auf, dass es nur einen Buchstaben vom Wort Humor entfernt ist. Ein großer Buchstabe und alles ist anders. Ist nett, wenn einem jemand auf die Schulter haut und grölt: »Na, Sie haben aber einen Humor.« Sie haben aber einen Tumor, ist nicht so witzig.
  Als ich durch das amerikanische Web surfte, hat mich dieser »tumor humor« zuerst selbst überrascht. Tumor Humor ist zynisch, makaber und schwarz. Wer ihn mag, hat meistens Krebs. Es sind Comicstrips und Witze, die die absurden Erlebnisse erträglicher machen. Leider kann man sie schlecht übersetzen, da sonst der Wortwitz verloren geht. Deutsche Websites geizen noch ein wenig mit dem Humor, aber Ansätze sind vorhanden.

Wenn man Krebs hat, ist Spaß wichtig. Ohne Spaß kann man Krebs eigentlich nicht aushalten. Ich meine damit nicht, dass Patienten ununterbrochen kichern müssen, aber mit etwas Leichtigkeit und Witz lassen sich besonders schwierige Situationen oft besser bewältigen.
  Ich selbst habe alte Comics herausgewühlt und sie regelrecht verschlungen: Calvin&Hobbs, Claire Bretecher, Asterix und Obelix, John Callahan, Gary Larson ... Dazu Douglas Adams Hörcassetten und die Filme von Monty Python. Wer ordentlich lacht, regt angeblich nicht nur seine Nachbarn an, sondern auch sein Immunsystem.
  In den USA gibt es richtungsweisende Humortherapeuten. Die Humortherapie oder Gelotologie (von gelos = Gelächter) kann zwar nicht die strengen Kriterien der wissenschaftlichen Beweisführung erfüllen, zeigt aber durch einzelne positive Erfahrungen, dass »irgendetwas

dran ist an der Sache«. In Deutschland bezieht sich die Humortherapie bislang weitgehend auf Kinderkrankenhäuser. Dort werden schon seit einigen Jahren so genannte Mediclowns eingesetzt, in Wiesbaden gibt es zum Beispiel »Die Clown-Doktoren« für kranke Kinder und Teenager. Auch Münster hat ein gutes Konzept. Doch warum gibt es eigentliche keine Clowns für erwachsene Patienten?

Ein Clown ist vielfältig, mutig und stark, zart und heftig, ängstlich und traurig und er darf alles ausprobieren! Seine Neugierde macht auch vor dem scheinbar Alltäglichen nicht Halt. Das Dramatische oder Problematische kann plötzlich urkomisch werden. In Situationen, in denen wir uns »normalerweise« zurückziehen oder vor Angst den Atem anhalten, nimmt der Clown womöglich Anlauf und springt mitten hinein. Der Clown kümmert sich um Verletzungen, ohne sich dabei selbst zu verletzen. Er bewahrt immer seine Würde und zwar aus dem Herzen heraus.

Im Januar 1999, vier Jahre nach meiner »Diagnose« machte ich mich daran, den eigenen Clown zu erkunden. Ich fuhr nach Köln zu Petra Klapps. Es war ein ganz wunderbares Erlebnis.

Zehn Menschen, die einen halben Tag Ja-schreiend durch einen Raum rennen, kullern, hüpfen, sich rempeln, umständlich begrüßen. Die eigene Grenze zur Peinlichkeit kommt bei jedem zu einem anderen Zeitpunkt. Bei mir war sie ziemlich schnell erreicht. Ich war die einzige Krebspatientin. Sich zu überwinden, zuzulassen, dass der Clown in einem alles darf, ist ganz schön schwer. Mindestens eine Stunde lang hatte ich immer Nein gemeint, gedacht, gefühlt, als ich Ja-sagend durch den Raum ging. Und die Grenzüberschreitung machte mutig, auch übermütig. Ja! Jaaaaa! Jawohllll! Ja!Ja! JAAAAA! Jajajatrallala. Die berühmte Traurigkeit des Clowns kam auch. Wo es Grenzen gibt, sind meist auch Schmerzen zu spüren. Vor allem körperlich, da der Clown recht beweglich ist, und nach einer Weile war ich ziemlich außer Atem. Am nächsten Tag plagte mich sogar Muskelkater. Ich nahm aber auch meine psychischen Grenzen wahr, war ganz nah an meinen Ängsten und war am zweiten Abend des Wochenendworkshops so traurig, dass ich mich auf mein Zimmer zurückzog. Der Clown darf ja weinen.

Am nächsten Tag war ich ausgeruht und machte einen riesigen Schritt nach vorn. Mein Clown hatte sich gewundert und gefreut, dass er zwei Beine hat und zwei Arme und die konnte er bewegen und mit anderen Menschen herumalbern. Und endlich unvernünftig sein.

Meine rote Nase war wie ein Triumph. Ich fühlte mich superstark. Während der Rückfahrt im Zug konnte ich mich kaum beherrschen, wildfremden Leuten meine Nase zu zeigen ...

Noch eine ganze Woche danach habe ich innerlich Ja gesagt. Ganz laut. Es im Auto durch die Scheiben geschrien, im Kopf quer durch die Stadt. Zu »schwierigen« Arztterminen hatte ich in der Tasche nun immer meine rote Nase dabei.

Probetodesangst, die zweite

Über vier Jahre nach dem Schock der Diagnose kam ich ein zweites Mal an die Grenze der aushaltbaren Angst und damit ganz tief in Berührung mit mir selbst.

Paul und ich reisten durch die Berge von British Columbia, im Westen von Kanada. Es war schon unsere zweite Reise in diese wilde und ursprüngliche Naturlandschaft, in der die meisten nordamerikanischen Bären leben. In jedem Ort bekommt man kleine Broschüren, in denen man über das Verhalten von Bären aufgeklärt wird. In der Regel sollte man eine Begegnung mit Bären generell vermeiden (you are in bear country), falls es doch zu einem Zusammentreffen kommt, zieht man sich langsam rückwärtsgehend zurück, ohne jedoch in die Augen des Tieres zu schauen oder laut zu rufen. Das Problem ist, dass man sich bei einem Angriff eines Grizzly so ziemlich genau andersherum verhalten soll als bei einem Schwarzbären. Greift ein Grizzly an, sollte man schnell hoch auf einen Baum klettern, da sie selbst nicht gut klettern können, oder sich auf den Boden legen und die Hände schützend über den Nacken halten. Einen Schwarzbären sollte man dagegen durch große Bewegungen erschrecken, sich also nie »tot stellen«. Jedes Jahr sterben in Kanada zahlreiche Menschen nach einem Bärenangriff, jedoch wesentlich weniger Menschen als an Krebs oder in Folge eines Autounfalls. Bislang hatten wir nur aus dem Autorückspiegel ein Bärenjunges am Straßenrand sitzen sehen. Und das sah verdammt niedlich aus. Der Bär als Wildtier blieb etwas Abstraktes für uns.

Auf einer sehr schönen Wanderung in den Coastal Montains änderte sich unsere Einstellung. Ich hatte gleich am Anfang das Gefühl, dass wir nicht allein sind, aber im dichten Unterholz konnte ich nichts erkennen. »Schau mal, die ganzen Beeren wurden schon abgegessen«, sagte ich zu Paul und wies auf die zahlreichen Himbeer- und Brombeerbüsche am Wegrand. Bären lieben Beeren.

Einige Kilometer später ergriff Paul plötzlich meinen Arm. »Ein Bär«, zischte er, »lass uns umkehren.«

Was wir auch sofort taten. Nach zehn Metern drehten wir uns noch einmal um. Mein Herz schlug wie eine Buschtrommel. »Wie weit ist er entfernt?«, fragte ich.

»So etwa 30 bis 50 Meter«, meinte Paul.

Wir gingen den Weg Richtung Parkplatz zurück, kamen an einen Flusslauf, an dem jemand sein Zelt aufgeschlagen hatte. Der Essenssack hing vorbildlich oben in den Ästen, unerreichbar für hungrige Bären. Mir fielen unsere eigenen Sandwiches im Rucksack ein. »Lass uns doch die Sachen schnell essen«, meinte ich, »dann sind sie weg und der Bär riecht sie nicht mehr.« Angst und Logik haben meist nichts gemeinsam. Wir aßen also ziemlich verkrampft unsere Brote, während wir am gegenüberliegenden Flussufer ein paar Augen aus dem Dickicht funkeln sahen. »Äh«, meinte ich, »ich glaube, ich möchte nun wirklich zurückgehen.«

Als wir uns auf dem Rückweg langsam wieder beruhigten, holte uns eine Gruppe von Wanderern aus Vancouver ein. »Habt ihr den Bären gesehen?«, fragte uns der Guide. Er war sichtlich aufgeregt, denn einige Kilometer vorher waren sie auf einen »Großvater von Grizzly« getroffen.

Kurz bevor die Gruppe hinter einer Kuppe verschwand, drehte sich der Guide noch einmal zu uns um. Warum hat er so einen eigenartigen Gesichtsausdruck, wunderte ich mich, als ich vor Paul herschritt.

Auf einmal bewegten sich links vor uns die Zweige des dichten Unterholzes. Wie in einem Daumenkino liefen meine Gedanken ab: Das ist aber ein großer Vogel, der da auf uns zukommt. Das ist gar kein Vogel, Vögel haben keine Arme, die die Äste zur Seite schieben können. O Gott, fünf Meter schräg vor uns steht ein Bär, besser gesagt, wir stehen fünf Meter vor einem Bären.

»Paul«, jetzt rupfte ich an seinem Arm, »da ist ein Bär direkt neben uns.« »A bear«, fügte ich hinzu, um sicher zu gehen, dass er mich auch wirklich verstanden hatte. Paul zuckte zusammen. Meine Beine gehorchten mir nicht mehr, ich konnte mich nicht bewegen und wollte schreien. Ich habe doch nicht die Strahlentherapie gemacht, um jetzt so zu sterben, kam mir in den Sinn. Was denke ich hier eigentlich? Los beweg dich gefälligst. Paul und ich schauten uns an, wir versuchten langsam weiterzugehen, konnten aber den Fluchtinstinkt kaum unterdrücken. Paul ging dicht hinter mir. Plumps, machte es und der Bär sprang von dem umgekippten Baumstamm, auf dem er balanciert war. Vorsichtig drehte ich mich um, aus Angst, der Bär würde Paul vielleicht von hinten angreifen. Als ich mich umsah, schlenderte der Schwarzbär jedoch lässig über den Wanderweg und verschwand im Unterholz auf der anderen Seite. Wir setzten unseren Weg weiter fort, der allererste Schock war überstanden.

Als wir kurz darauf den Parkplatz erreichten, kam der Guide aufgeregt auf uns zu. »Habt ihr den Bären gesehen?«, fragte er wieder. »Ich konnte euch leider nicht warnen. Wenn ich laut gerufen hätte, wäre er vielleicht aggressiv geworden.«

Noch am gleichen Nachmittag kaufte ich mir ein Buch über Bären, wollte darüber alles wissen. Als wir abends Lachs zum Essen grillten, fiel mir ein, dass das auch eine begehrte Bärenspeise ist. Auf einmal hatte ich keinen Hunger mehr. Und plötzlich weinte ich. Die Anspannung musste sich lösen.

Mit einem Bären hatten wir nicht gerechnet. Und er nicht mit uns. Kanadier haben die Chance, mit Bären aufzuwachsen. Wer in den Bergen häufig wandert, wird immer mal wieder auf einen Bären stoßen. Mich hat mein Instinkt verwundert. Es ist eigenartig zu erleben, welche Urgefühle in einem hochkommen, wenn ein wilder Bär vor einem steht, und es tat gut zu wissen, dass man aus der Situation heil wieder herauskommt, wenn man sich angemessen verhält. Bären sind tatsächlich eher Fluchttiere und greifen in der Regel nur an, wenn sie sich bedroht fühlen.

Im Grunde hatte ich mit dem Bären genauso wenig gerechnet wie mit dem Krebs. Bei beiden hätte ich wissen können, dass die Möglichkeit der Begegnung oder der Erkrankung besteht. Noch viel weniger war ich vorbereitet auf die Gefühle, die dazugehörten. Wir sind in diesem Urlaub nicht mehr Wandern gegangen. Die Furcht vor einer weiteren Begegnung mit Bären war zu groß. Krebs, Krebstherapie und Bären haben tiefe Ängste in mir ausgelöst. Aber die vom Bären ausgelöste Todesangst war natürlicher, konkreter. Gegen die Angst vor Krebs konnte ich weniger tun und sie wird mich wohl noch lange begleiten.

Die Sorge mit der Nachsorge

Als die Krebsbehandlung vorbei war, begann eine neue Herausforderung: die Zeit der terminierten Sorgen. Das deutsche Wort Nachsorge klang mir immer ziemlich bedrohlich. Wer soll sich eigentlich die Sorgen machen? Der Arzt oder ich oder wir beide zusammen? Oder womöglich meine Krankenkasse? Im Englischen gibt es den saloppen Begriff follow-up, was einfach heißt »das, was folgt«. Es klingt munterer und hat mit Lebensqualität zu tun. Mein kleines Männchen im Ohr rief sogar: Alles wird gut.

Meine Nachsorgetermine waren immer dick im Kalender eingetragen. Man trichterte mir ein, dass man rechtzeitig ein neues Zellwachstum erkennen wollte, also sollte ich immer alle Termine genau einhalten. Ich wollte lieber hören, wie gut erholt ich aussah, wie fantastisch meine grüne Jacke zu meinen Augen passt. Zu einem Lebens-Check-up wäre ich wirklich gern gekommen.

Am Anfang war ich oft schon Wochen im Voraus aufgeregt, später reduzierte sich diese Aufregung auf zwei Tage, dann noch auf einen und irgendwann fiel mir auf, dass ich mit dem Termin um zwei Monate im Verzug war. Jeder Termin hätte schließlich bedeuten können: Es geht wieder los, da ist etwas, das gehört dort nicht hin.

Für viele Patienten sind die Nachsorgeuntersuchungen eine psychische Belastung. Der Warteraum im Krankenhaus hing deshalb immer voller Damoklesschwerter. Je länger ich warten musste, desto mehr Raum gewann die Angst.

Ich habe erlebt, dass Ärzte nach einer Weile eine gewisse Routine vom Patienten erwarten und weniger rücksichtsvoll mit ihnen umgehen, statt sich mit ihnen zu freuen, dass sie noch leben.

Mein eigener Hämatologe wunderte sich, dass mich die Nachsorgeuntersuchungen auch nach vier Jahren in Angst versetzten. Ich konnte sein Unverständnis nicht verstehen. Äußerungen von anderen Patienten über die Langzeitauswirkungen einer Krebsdiagnose zeigten mir damals die Normalität meiner Ängste.

Eine ehemalige Krebspatientin erzählte mir, dass sie, immer wenn die Weihnachtsbeleuchtung anging, in eine furchtbare depressive Stimmung verfiel. Zur Weihnachtszeit hatte sie nämlich ihre Diagnose bekommen und erst jetzt, neun Jahre danach, konnte sie die Zeit wieder ungetrübt genießen. Eine andere Krebspatientin und Physiotherapeutin ergänzte, dass sie elf Jahre nach der Diagnose nicht mehr bei jeder Wintererkältung den Vorboten einer Krebserkrankung befürchtet und nicht jeder Rückenschmerz zur gedanklichen Knochenmetastase wird.

Auch ich erkrankte nicht nur an Hodgkin. In der Zeit nach der Therapie hatte ich potenziellen Zehenkrebs, Schulterblattkrebs, Hüftgelenkskrebs, Ohrknorpelkrebs, Blinddarmkrebs, Zeigefingerkrebs, Ellbogenkrebs, Zahnkrebs und so weiter. Natürlich gibt es diese Krebsarten in dieser Form nicht.

»Bin ich ein Hypochonder?«, fragte ich meine Therapeutin besorgt.

Sie beruhigte mich. »Höre auf die Botschaften des Körpers. Du warst wirklich krank, das hast du dir schließlich nicht eingebildet. Wenn dir irgendetwas auffällt, gehe lieber gleich zum Arzt. Er kann dann abchecken, ob alles in Ordnung ist, und danach kannst du wieder beruhigt schlafen.«

Einmal war ich drei Stunden in Köln Inlineskaten. Es war ein sehr heißer Sommertag, an dem ich mich offensichtlich überanstrengte. Auf der Autofahrt nach Hamburg schwoll mein Zeh plötzlich schmerzhaft an und wurde rot und heiß. Also eindeutig Zehenkrebs. Ich hatte Angst. Nachts wälzte ich mich dann mit den vermeintlichen Knochenmetastasen im Zeh.

Der Orthopäde, den ich zwei Tage später aufsuchte, sah sich meinen Zeh genau an.

»Habe ich Zehenkrebs?«, fragte ich zitternd.

Seine Augen ruhten lange und ernst auf meinem Gesicht. Dann lachte er. »Gott sei Dank gibt es Inlineskates, das verschafft mir täglich neue Kundschaft.«

Trotz meiner Sorge gefiel mir sein Humor.

»Sie haben ganz sicher keinen Krebs im Zeh. Aber damit Ihre Psyche das auch versteht, mache ich eine Röntgenaufnahme.«

Ich war ihm dankbar für diese Worte. Denn ich war nicht nur mit einem heißen, roten Zeh gekommen, sondern mit einer großen Ladung Angst und das hatte er erkannt und akzeptiert.

Nicht nur mein Onkologe vermittelte mir, dass ich mich langsam wieder fangen sollte, auch ich erwartete von mir, dass ich gut durch die Nachsorgeuntersuchungen kam. Viereinhalb Jahre nach der ursprünglichen Therapie fühlte ich mich überraschender Weise wieder zurückversetzt an den Anfang.

»Ihre Mutter ist ja auch krank«, begrüßte mich der Facharzt zur Nachsorgeuntersuchung.

Warum klang das so bedrohlich? Warum fragte er nicht, wie es ihr geht oder wie es mir geht mit einer kranken Mutter? »Ja«, sagte ich, »es geht ihr ziemlich schlecht, der zweite Bestrahlungszyklus musste sogar abgebrochen werden.«

Er schaute einfach in den Raum, als wäre ich gar nicht da.

»Ich hätte mir gewünscht, dass sie sich gegen den zweiten Zyklus entschieden hätte«, ergänzte ich und hoffte, dass er nun irgendeine Art von Regung zeigte.

Doch der meinte nur trocken: »Patienten haben doch sowieso keine Entscheidungsmöglichkeit.«

Ich war fassungslos, zum Glück hatte der Stuhl eine Rückenlehne. »Wieso?«, fragte ich.

»Na ja, hätte ich Ihnen damals gesagt, Sie brauchen eine Hochdosis-Chemotherapie hätten Sie das ja auch gemacht.«

Mir blieb die Sprache weg. Hallo, dachte ich, was redet

der Mann dort? Natürlich hat ein Mensch eine Entscheidungsfreiheit. Immer. Vielleicht will er lieber sterben. Oder zu einem anderen Arzt gehen. Vielleicht wird er sich weiter informieren. Was auch immer er tut, er fällt dafür eine Entscheidung, seine nur ihm gehörende Entscheidung. Ich traute meinen Ohren nicht. Was war aus diesem engagierten Arzt geworden, der mich damals so nett und beruhigend eingeführt hatte? War er einfach großkotzig geworden oder zutiefst resigniert? Während ich darüber nachdachte, holte er meine Karteikarte heraus.

»Rauchen Sie?«, fragte er.

»Nein, immer noch nicht.« Das sollte er doch langsam wissen.

»Sie könnten Lungenkrebs bekommen ...«

Na prima, was soll denn das? Ich will hier raus. Los geh, sagte das Männchen in mir. Hau ab, du bist hier am falschen Ort.

Der Arzt fuhr monoton fort: »... oder Brustkrebs. Bei jungen Frauen wie Ihnen würden wir heute eine andere Therapie verabreichen, es besteht die Gefahr, dass Sie Brustkrebs bekommen. Außerdem Herzkomplikationen, Gürtelrose und Hautkrebs.« Halt's Maul, dachte ich, sei einfach mal still. Wie gelähmt lauschte ich seinen Worten. Ich wollte weg, konnte mich aber keinen Zentimeter bewegen und noch schlimmer, ich konnte nichts sagen. Wie paralysiert starrte ich ihn an.

»Ihre Blutsenkung ist erhöht.«

Ja, und?

»Das könnte auf Tumorwachstum hinweisen.«

»Oder?«, hakte ich nach.

»Auch auf eine Entzündung.«

Ich sackte zusammen. Klein und todkrank verließ ich den Raum und knallte die Tür zu. Ein letzter Kraftakt.

Noch bis zum Auto, das schaffst du. Während der Fahrt kribbelte mein ganzer Körper. Gefühle und Fragen wie »Warum bin ich denn nicht schon tot?«, »Warum habe ich überlebt?« und »Wozu das alles?«, kamen in mir hoch. Wie konnte das nur passieren? Wieso habe ich das mit mir machen lassen? Wie eine Anfängerin. Wieso nach so langer Zeit des Lebens mit Krebs? Ich war fassungslos. Das Kribbeln wurde immer stärker und heißer.

Als ich dann zu Hause das T-Shirt lüftete, erschrak ich. Ein knallroter großflächiger Ausschlag. Sieht so Gürtelrose aus? Der Ausschlag wanderte vor meinen Augen über den ganzen Körper und mir war kochend heiß. Völlig erschöpft rief ich Paul an, weinte und erzählte ihm fassungslos, was ich beim Arzt erlebt hatte. Als wir auflegten, blätterte ich in den Gelben Seiten auf der Suche nach einem Hautarzt in meiner Nähe.

Fünfzehn Minuten später war ich in der Praxis einer Hautärztin. Die Dermatologin sah mich beinahe liebevoll an.

»Hatten Sie einen Schock?«

Mit Tränen in den Augen erzählte ich ihr von dem Termin im Krankenhaus.

»Ich verstehe«, sagte sie. »Das war nicht sehr geschickt von Ihrem Arzt, aber horchen Sie nicht zwischen den Matratzen.«

Der Satz kam an. Eine Salbe, eine Tablette und einen Tag später war der Spuk wieder vorbei. Ich fühlte mich wie nach einigen Stunden Hochleistungssport, müde und ausgelaugt.

Nach ein paar Tagen schwoll links am Hals ein Lymphknoten an. Zum ersten Mal spürte ich wieder eine Spannung am Hals wie damals. Mein Körpergefühl gab roten Alarm. Bin ich wieder krank, ist ein Rezidiv im Anmarsch? Meine Hände wanderten immer wieder zum Hals, verglichen die Seiten. Ich war wie ein Krebsautomat, programmiert zu tasten, ob etwas da ist, was nicht da sein darf. Es fiel mir schwer, das zu unterdrücken, also fummelte ich so lange am Lymphknoten herum, bis er wirklich wehtat. Es gab nichts, was mich beruhigen konnte.

Der HNO-Arzt, der mich daraufhin untersuchte, gab Entwarnung. »Machen Sie sich keinen Kopf. Ich habe auch einen Lymphknoten im Bauch.«

Was geht mich sein Bauch an, ich hatte doch hier schon Lymphdrüsenkrebs.

Er lächelte und versuchte, mich zu beruhigen, aber er konnte mich nicht erreichen. Ich war ausgewandert in das Land der Panik.

Eine Shiatsu-Behandlung holte mich schließlich zurück.

»Ich kann niemandem mehr trauen«, beklagte ich mich bei der Shiatsu-Therapeutin, »Es ist furchtbar, aber ich bin so durcheinander, dass ich gar nichts mehr weiß.«

Sie behandelte daraufhin den dreifachen Erwärmer, einen Meridian, der mit allgemeinen Lymphdrüsenschwellungen im Zusammenhang steht. Er ist sozusagen der Außenminister, der am leichtesten durcheinander zu bringen ist. Im Idealfall sorgt er für ein harmonisches Zusammenspiel der verschiedenen Energien im Körper. Während sie meinen linken Arm behandelte, hatte ich das Gefühl, in sonnengelbes Licht einzutauchen. Und ich versank darin. Der Satz »Ich traue mir und meinem Körper« leuchtete auf. Ein wunderbares Gefühl floss durch den Körper, der voller Sonne war. Traue dir selbst.

Zu Hause nahm ich Bachblüten, Star of Bethlehem, gegen tiefe Ängste. Am nächsten Morgen war die Nebelwand in mir wie weggeblasen. Alles wird gut, noch besser: alles war schon gut. Die Lymphdrüsenschwellung sagte ade.

Im Internet fand ich später eine amerikanische Studie im Journal der American Society of Clinical Oncology (www.asco.org), die belegt, dass 20,5 Prozent aller Krebskranken zwischen 19 und 40 Jahren Symptome eines »posttraumatic stress disorder« zeigen, eine Krankheit, die »normalerweise« nur bei Kriegsteilnehmern bekannt ist. Die Krankheitsanzeichen beinhalten eine anhaltende extreme Angst.

»Viele dieser betroffenen jungen Erwachsenen befürchten, dass ihr Leben weiterhin in Gefahr ist«, sagt Wendy Hobbie vom Kinderkrankenhaus in Philadephia. »Als junger Erwachsener begegnet man Herausforderungen wie Karriere, Familienbildung und Partnerschaft; für junge Krebspatienten ist dies noch sehr viel stressiger. Einfache Dinge, wie die Fahrt ins Krankenhaus oder ein Geruch, der assoziiert wird mit ihrer Therapie, können bei ihnen auch nach mehr als zehn Jahren einen enormen körperlichen und emotionalen Stress auslösen. Deshalb brauchen gerade diese jungen Krebskranken eine gute Unterstützung und Begleitung, es besteht ansonsten die Gefahr, dass sie medizinische Untersuchungen vermeiden, weil es sie zu sehr an ihre Erfahrungen mit Krebs erinnert«.

Krank durch Nachsorge, der Gedanke ist geradezu lächerlich. Ich beschloss, meinem Arzt einen Brief zu schreiben, wenn ich die Kraft dazu verspürte. Nach drei Monaten nahm ich mir vor, ihn endlich anzurufen. Ein persönliches Gespräch lässt mehr Raum für Reaktionen, hatte ich mir überlegt. Doch der Arzt kam mir zuvor, rief wegen etwas anderem an. Als ich ihm sagte, dass mir der letzte Termin bei ihm sehr schlecht bekommen war und er mich sehr verletzt hatte, war er merklich erschrocken.

»Das wollte ich nicht«, sagte er leise. »Das tut mir Leid. Entschuldigung.«

»Ich weiß, dass es nicht Ihre Absicht war, aber Sie haben es einfach getan, ohne nachzudenken, dass eine Nachsorgeuntersuchung anstrengend ist. Sie können nicht einfach die Krebsarten herunterspulen, ohne mir mehr darüber zu erzählen. Für Sie war das Thema abgehakt, aber ich blieb danach mit diffusen Aussagen allein.«

Er entschuldigte sich erneut.

»Mir geht es jetzt wieder gut, aber ich denke, Sie sollten wissen, dass Patienten Angst haben, wenn sie bei Ihnen sind.«

Er seufzte. »An dem Tag war ich so überarbeitet, musste Vertretung machen für Kollegen und nach fünf Stunden in der Hämatologie kann ich auch nicht immer topfit sein.«

Ich konnte einfach nichts erwidern, vielleicht hatte er ja Recht. Aber dann fiel mir ein Pilot ein, der über den Atlantik fliegt, um Passagiere nach Vancouver zu bringen. Der kann auch nicht auf der Höhe von Grönland sagen: »Ach, die fünf Stunden meiner Konzentration sind vorbei, oh je, ich glaube, wir stürzen gerade ab.« Onkologisch tätige Ärzte haben einen sehr verantwortungsvollen Beruf, deshalb müssen sie sich ein Umfeld schaffen, in dem sie diesen Beruf auch ausüben können. Piloten gehen früher als andere Berufsgruppen in Pension. Warum nicht auch ein Arzt?

»Wie halten Sie eigentlich diese enormen Anforderungen in der Hämatologie aus?«, fragte ich meinen Arzt.

»Nehmen Sie Ihre Erlebnisse mit nach Hause? Haben Sie einen Weg zur Entspannung?«

Der Arzt dachte nach. »Es geht so«, sagte er vage.

»Und Ihre Kollegen, was machen die nach einem Tag, an dem sie mehreren Leuten die Diagnose »unheilbar« mitgeteilt haben? Bekommen Sie eigentlich eine Supervision?«

Er lachte bitter. »Einige Kollegen gehen in Bolint-Gruppen (Gesprächsgruppen für Ärzte), aber ich nicht.«

»Sie sollten besser für sich sorgen«, sagte ich.

Inhaltlich hatte der Hämatologe Recht. Im Internet forschte ich, was aktuelle Studien über das so genannte long-term-survival, das Überleben nach Krebs über einen längeren Zeitraum, und die Langzeitwirkungen der Strahlentherapie aussagen. Bei Mädchen mit Hodgkin, die im Brustbereich bestrahlt wurden, gibt es tatsächlich eine Häufung von Zweiterkrankungen wie Brustkrebs. Aber war ich wirklich in der Zielgruppe, war ich nicht zu alt und waren die Bestrahlungen damals nicht aggressiver und weniger punktgenau?

Im amerikanischen Krebs-Forum von WebMD (www.webmd.com), einem Gesundheitsportal, fand ich schließlich eine Diskussion von Betroffenen. Eine Frau, die 1970 16-jährig wegen Hodgkin bestrahlt wurde, befürchtete nun, mit 35 an Brustkrebs erkrankt zu sein. In Erwartung des Biopsie-Ergebnisses suchte sie Kontakt zu anderen. Während ich mir die Website ansah, wurde ich ruhiger. Zwischen den Zeilen las ich die Botschaft: Brustkrebs als Zweiterkrankung liegt im Rahmen der Möglichkeiten, andere Frauen haben das auch, aber sie lernen, damit umzugehen. Wieder und wieder mache ich die Erfahrung, dass »geteiltes« Leid tröstet, mag es auch noch so anonym sein.

Dass ein Patient nach einer Bestrahlung in der Herzgegend Herzprobleme bekommen kann, war mir dagegen schon länger bewusst, eine E-Mail hatte mich darüber informiert.

Rudolf schreibt:
Ich selbst war wegen eines Hodgkin zur Behandlung in der Uni-Klinik in Freiburg. Nach der Behandlung (Bestrahlungen und Entfernung der Milz, keine Chemo-Therapie) galt ich als geheilt. Vor vier Jahren musste ich mich einer Bypass-Operation am Herzen unterziehen, mir wurden drei Bypässe gelegt. Bei dem darauf folgenden Nachuntersuchungstermin in Freiburg berichtete ich von der Operation. Mir wurde dann mitgeteilt, dass es durch das Bestrahlen zu Veränderungen an den Herzkranzgefäßen kommen und dadurch der oben genannte Eingriff notwendig werden kann. Auf meine Frage hin, warum Patienten mit vorausgegangenen Bestrahlungen nicht vorzeitig über ein solches Risiko (Veränderung der Herzkranzgefäße) informiert werden, konnte mir keine Antwort gegeben werden. Deshalb möchte ich Ihnen diese Mail zukommen lassen, um vielleicht weiteren Betroffenen mit dieser Information helfen zu können, damit diese Personen auch mal auf ihr Herz achten.

Auch ich habe manchmal Herzprobleme, kann nicht mehr auf der linken Seite liegen, weil das Herz dann wie eingequetscht scheint und ich Schmerzen bekomme. Aber musste der Arzt mich in der Nachsorgeuntersuchung so überfallen? Worauf stützte sich seine Aussage eigentlich? Vor allen Dingen, welche Konsequenzen hatten diese Aussagen auf mein Leben? Was müsste ich tun? Damit ließ der Arzt mich ebenso allein wie mit der Angst. Wieso biegt ständig das Internet gerade, was die Ärzte vergeigen?

Auch als ich Probleme mit meinen Zähnen bekam, half mir das Internet, Verständnis zu finden. Einige Wochen nach der Strahlenbehandlung biss ich mir an einem Rosinenbrötchen einen halben Zahn aus, nicht gerade hochdramatisch angesichts der Diagnose Krebs, aber nervig, da ich von Arztbesuchen erst einmal die Nase voll hatte. Mein Zahnarzt witzelte noch »Ja, die gute Vollwertkost« und setzte dem Zahn eine Krone auf. Dieser Besuch sollte nur der Anfang sein, das nächste Dreivierteljahr war ich Dauergast.

Ständig hatte ich Probleme mit meinen Zähnen, was nie zuvor der Fall gewesen war. Jetzt »bröselte« immer etwas an meinen Zähnen. Außerdem war das Zahnfleisch anfälliger und die Zahnoberfläche schien ohne jeden Schutz zu sein. Als ich eine Caipirinha trank, ätzte mir das ein richtiges Loch in den Zahn. Meine Kieferknochen schmerzten oft und ich hatte das Gefühl, als ob sie verkanteten. Auch ein Phänomen, das mir zuvor unbekannt war.

Zu diesem Zeitpunkt war ich noch sehr schwach und die Fahrten zum Zahnarzt strengten mich unglaublich an. Die ersten Betäubungsspritzen endeten häufig mit einem kurzen Kreislaufversagen. Als ich entnervt meinen Arzt fragte, ob es vielleicht einen Zusammenhang mit meiner vorausgegangenen Strahlentherapie geben könnte, die den Mundraum miteingeschlossen hatte, meinte er nur, ich solle doch bitte nicht hysterisch werden.

Im Internet fand ich später Ursache und Lösung des Problems. Strahlentherapie, die auch den Mundraum umfasst, greift die Zähne sehr wohl an. Im Netz stieß ich auf einige Patienten, die mir das aus eigener Erfahrung bestätigten und sich wunderten, dass ich überhaupt noch eigene Zähne im Mund hatte. Sie rieten mir, mir von meinem Arzt im Krankenhaus bestätigen zu lassen, dass die Strahlentherapie das gesamte Gebiss umfasste. Dann würde nämlich die Krankenkasse die Kosten für die Kronen übernehmen, da es sich um eine Nebenwirkung der Therapie handelt. Außerdem empfahlen sie mir den Zahnarzt zu wechseln, schließlich würde er mich ja nicht ansatzweise ernst nehmen, ich sei ganz sicher nicht hysterisch! Ein Patient empfahl mir seinen Zahnarzt, der alles bestätigte. Mit der Gewissheit, dass ich nicht verrückt war, überlegte ich zwei Wochen lang, wie ich mit meinem Zahnarzt umgehen sollte und entschied mich dazu, bei ihm zu bleiben, weil er eigentlich ein ganz guter und netter Arzt ist. Mir war klar, dass die Nebenwirkungen der Strahlentherapie auf die Zähne nicht Teil seines Arbeitsschwerpunkts sind und entschloss mich, ihm lieber zu raten, dass er sich doch bitte informieren solle. Da er dies gut annehmen konnte, sind wir bis heute in Kontakt.

INKA- Informationsnetz für Krebspatienten und Angehörige

INKA bringt Licht

Als ich vor der Frage stand, ob ich meine Milz behalten sollte oder nicht, konnte ich keinen klaren Gedanken fassen und wusste zunächst nicht, was ich unternehmen sollte. Denn woher in aller Welt sollte ich das wissen? Und wie kommt ein Krebspatient überhaupt in einer für ihn lebenswichtigen Situation an die entscheidenden Informationen?

Weder meine Ärzte noch mein Krankenhaus verfügten über geeignetes Informationsmaterial für Patienten. Die kostenlosen Ratgeber der Krebshilfe, Krebsgesellschaft und anderer Einrichtungen lagen einfach nicht aus. Informationen über örtliche Beratungsstellen waren ebenfalls nicht zu finden. Selbst der Sozialdienst im Krankenhaus wurde mir nicht genannt. Keiner schien sich wirklich für die Fragen der Patienten zu interessieren.

Dabei ist der Bedarf an Informationen und Austausch seitens der Patienten riesig, da es schlichtweg um ihr Leben geht.

Das war auch einer der Gründe, warum ich Ende 1995, als ich wieder etwas mehr Kraft hatte, das Informationsprojekt INKA gründete – ich wollte einfach anderen Krebskranken die Suche nach relevanten Informationen erleichtern.

INKA, das Informationsnetz für Krebspatienten und Angehörige, hatte von Anfang an folgende Ziele:
- INKA will motivieren, sich eigenständig über die Krankheit und die entsprechenden Beratungsangebote zu informieren, um damit die Selbstheilungskräfte der Patienten zu unterstützen.
- INKA bringt für Patienten und Angehörige Licht in den »Informationsdschungel«, damit sie autonomer und befähigter entscheiden und handeln können.
- INKA vernetzt Kranke und Angehörige untereinander und unterstützt damit individuelle (Über-)Lebensstrategien.
- INKA bietet Beratungseinrichtungen und Selbsthilfegruppen eine neue Publikationsplattform.
- INKA regt Multiplikatoren und Gesundheitsdienstleister zur Auseinandersetzung mit dem Thema Internet und Kommunikation an.

Außerdem entwickelte ich zusammen mit Freunden für Hamburger Krankenhäuser und Praxen eine Modellwand, auf der die wichtigsten Adressen von Beratungseinrichtungen zum Thema Krebs vermerkt waren. Das praktische an der Wand war, dass sich niemand mehr darum kümmern musste, wenn sie erst einmal aufgestellt war, aber jeder Patient oder Angehörige, den es interessierte, konnte hier die für ihn relevanten Adressen abschreiben. Als Kooperationspartner für die Plakatwände konnten wir die Hamburger Krebsgesellschaft gewinnen und so richteten wir im Sommer 1996 schließlich gemeinsam die ersten kostenlosen Plakatwände in den Krankenhäusern ein.

Doch noch bevor wir die Plakatwände anbrachten, ging INKA (www.inkanet.de) online. Paul hatte schon das ganze Jahr 1995 immer wieder gedrängt, dass ich doch eine Homepage machen sollte. Zu dieser Zeit hatte im deutschsprachigen Web noch kein Krebspatient eine eigene Website und auch ich verspürte keine Lust, eine Homepage über mich zu veröffentlichen.

Doch das änderte sich schlagartig, als ich begann, Daten für die Plakatwand zu recherchieren. Auf einmal hatte ich Unmengen an Informationen und Adressen, mehr als ich jemals auf der Wand unterbringen konnte. Also stellten Paul und ich sie 1996 ins Internet und INKA war eine der ersten deutschsprachigen Websites zum Thema Krebs. Meine Person stand dabei allerdings im Hintergrund, aber meine Erfahrungen mit der Krebserkrankung bestimmten die Auswahl der Inhalte und flossen in die Texte ein. Das amerikanische Oncolink mit seinen breiten Angeboten war uns ein ideales Vorbild.

Damals gab es für Patienten im Internet tatsächlich nur die Deutsche Krebshilfe, INKA und Helmut Schiefer mit der Hirntumor-Diskussionsliste. Es war eine derartige Lücke, dass ich wie wild neue Artikel verfasste mit allem, was einen Krebspatienten interessieren könnte, während Paul sich um die Technik kümmerte.

Nach und nach schrieb ich Texte zu Themen wie Schwerbehinderung, Haushaltshilfe, Kosmetik, Kostenerstattung, Strahlentherapie, Qi Gong. Auch las ich zahllose Bücher, die für Krebskranke interessant sein könnten, um sie auf der Website zu rezensieren.

Am Anfang hatten wir fünf User (Benutzer) am Tag und darauf waren wir mächtig stolz. Als wir nach einiger Zeit die erste Dankes-E-Mail bekamen, wussten wir, dass unser Weg richtig war. »Vielen Dank für Ihre Infos zum Krebs, die meinem Freund helfen, mit seiner Krankheit ein wenig Mut zu haben«, schrieb ein Mann. Nur diese Worte. Wir waren beeindruckt. Also lasen

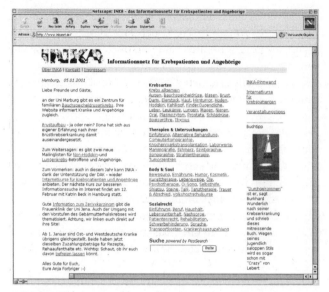

Die INKA-Website www.inkanet.de

Menschen unsere Informationen und offensichtlich waren sie auch brauchbar. Dieser unsichtbare, aber doch fühlbare Kontakt, hat uns die Kraft gegeben weiterzuarbeiten.

Inzwischen ist die Anzahl der User und die Menge verfügbarer Informationsquellen im Internet sehr stark gewachsen. Auch INKAs Rolle als Wegweiser zu patientenorientierten Krebsangeboten ist umso wichtiger geworden.

INKA ist für sehr viele Menschen ganz »selbstverständlich« geworden. Viele User vermuten hinter INKA ein großes Institut, aber eigentlich sind wir nur einige wenige Freiwillige, die an INKA stricken. Dass wir alles privat finanzieren, ehrenamtlich und praktisch ohne fremde Unterstützung betreiben, ist für viele schwer zu glauben. Dennoch sind uns die aktuellen Einschränkungen unseres Angebotes bewusst – für bestimmte Erweiterungen ist Geld einfach notwendig. Langfristig sehen wir die Notwendigkeit, eine neue Struktur für das Projekt zu finden, damit wir die Qualität und Aktualität des Angebots weiterhin gewährleisten können.

Seit Mai 1998 haben wir bei INKA ein eigenes Forum, eine Pinnwand, wie wir es nennen. Dort vernetzen sich Patienten, Angehörige, Nachbarn, Ärzte, Pflegekräfte, Kollegen und Interessierte direkt. Sie stellen Fragen, liefern wertvolle Anregungen und geben Rat und Trost. Hier spricht die Kraft der erlebten Kompetenz. Die Pinnwand ist ein Ort, an dem diskutiert wird. Wieder und wieder beschreiben die Suchenden das unglaublich

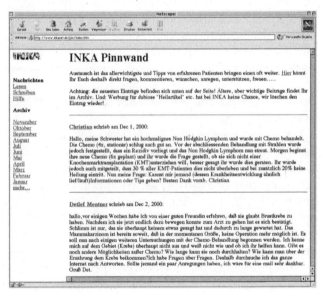

Das Forum von INKA

wohltuende Gefühl von Bestätigung und es ist die gleiche Bestätigung, die auch mir damals so geholfen hat: »So, wie du dich fühlst, fühle ich mich auch. Das ist ganz normal. Und ich helfe dir, denn du bist nicht allein.« Es ist so einfach, dass es zum Heulen ist. Mich rühren die Pinnwand-Einträge der Besucher immer an und ich glaube, in der Berührung liegt auch die Stärke. Die Forum-Teilnehmer sind die wahren Helden, die helfen, weil ihnen geholfen wurde und sie damit Teil einer Gemeinschaft geworden sind, die eine unglaubliche Kraftquelle darstellt.

Neben der reinen Informations- und Kontaktvermittlung haben sich im Verlauf unserer Arbeit auch neue Aufgaben entwickelt. Seit Sommer 1998 gibt INKA Internetkurse für Krebskranke und ihre Familien (siehe S. 170). In den letzten Jahren habe ich deshalb viele Vorträge über das Internet und die Auswirkung auf das Arzt-Patientenverhältnis auf wissenschaftlichen Kongressen gehalten, um mehr Mediziner und Psychologen für das Thema zu gewinnen, ihnen aber auch eventuelle Ängste und Vorurteile zu nehmen und sie anzuregen, das Internet in ihre Kommunikationsstrategie mit Kranken einzubauen.

Die aktiven INKA-User bilden zunehmend eine Lobby von Patienten und Angehörigen im Gesundheitswesen. Unsere Leser werden beispielsweise angeregt, sich direkt per E-Mail an Abgeordnete zu wenden. Selbsthilfegruppen und Ärzte schicken uns E-Mails, wenn sie eine Veranstaltung ankündigen wollen. Das schafft eine gesunde Konkurrenz. Denn Konkurrenz heißt in diesem Fall: Im Interesse der Betroffenen Gutes kopieren und dabei mit anderen Partnerorganisationen kooperieren.

Internetkurse für Krebspatienten und Angehörige in Deutschland

Nachdem wir feststellten, dass unsere INKAnet-Website sehr gut besucht wurde, überlegte ich, wie wir mehr Patienten und Angehörige auf das Thema Krebs im Internet hinweisen könnten, denn offensichtlich gab es ja einen immensen Bedarf.

Doch das Internet setzt wie vieles andere auch gewisse Grundkenntnisse voraus, die einfach erlernt werden müssen, damit die Nutzung klappt. Aber wie kann sich der Kranke überhaupt gewisse Kenntnisse aneignen, um sich im Internet zurechtzufinden? Wie klärt man auf, wo es zum Beispiel geeignete virtuelle Selbsthilfegruppen gibt? Und wie kann der einzelne Kranke die Informationsflut im Internet bewerten?

Also entwarf ich ein Konzept für Internetkurse für Krebspatienten und ihre Angehörigen, das heißt speziell für Menschen, die das Internet noch nicht oder wenig nutzen, aber einen enormen Fragebedarf haben. Auch für Menschen aus Gesundheitsberufen sollte der Kurs offen sein. Einige Krebsberatungseinrichtungen, denen ich das Konzept vorschlug, zeigten damals kein Interesse. »In zehn Jahren vielleicht, Frau Forbriger«, bekam ich zu hören. So lange wollte ich jedoch nicht warten.

Als ich dann im Frühjahr 1998 die Volkshochschule in Hamburg anrief, sagte der damalige Multimedialeiter »Endlich mal ein Inhalt« und lud mich noch am selben Nachmittag zu sich ein. Zusammen mit seiner Kollegin, der Leiterin des Gesundheitsmanagements an der VHS Hamburg, und einer Dame aus dem VHS-Vorstand entwickelten wir das Projekt »Leben mit Krebs«, in dem die Internetkurse ein wichtiger Bestandteil sein sollten. Die Internetkurse wurden anfangs von Sponsoren aus der

Pharmaindustrie unterstützt – bis heute bietet die DAK wertvolle Hilfe im Rahmen der Selbsthilfeförderung, sodass wir subventionierte und kleine Kurse anbieten können.

Es freut mich sehr, dass sich inzwischen immer mehr Institutionen, Krankenhäuser, Reha-Kliniken, Volkshochschulen, Selbsthilfegruppen und Beratungseinrichtungen mit dem Thema Internet und Krebspatienten beschäftigen. Auch auf vielen Patientenveranstaltungen gibt es mittlerweile eine »Internet-Ecke«, einen Internet-Workshop oder zumindest einen anregenden Vortrag zu diesem Thema. Bestimmt werden weitere Kursanbieter demnächst folgen, schauen Sie doch einfach in die Rubrik Internetkurse auf www.inkanet.de für die aktuelle Liste.

Wichtige Adressen:

Hamburg
VHS-Hamburg-West (Othmarschen)
Waitzstr. 31, 22607 Hamburg
Tel. 0 40/89 05 91 24 (Auskunft und Anmeldung bei Elisabeth Voigt)
Die Volkshochschule Hamburg und INKA bieten Internetkurse für Patienten und Angehörige. Die genauen Termine finden Sie auf der Website www.inkanet.de.
Kosten DM 15,– (montags 18.30–21.30 Uhr) bis DM 30,– (samstags 11–17 Uhr).

Aachen
Krebsberatungsstelle Aachen
http://www.krebsberatungsstelle.de/

Tel. 02 41/47 48 80
Internetkurse für Krebspatienten und ihre Angehörigen in der Beratungsstelle Aachen.

Freiburg
VHS Freiburg
Tel. 07 61/3 68 95 10
http://www.ukl.uni-freiburg.de/zentral/tumorzen/patienten_info/internetkurse.htm
Die Internetkurse für Krebspatienten und ihre Angehörigen werden in Kooperation mit dem Tumorzentrum Freiburg angeboten.

Berlin
Theodor Springmann Stiftung
Pappelallee 15, 10437 Berlin
www.patiententelefon.de
Tel. 0 30/44 02 40 79 oder E-Mail: auskunft@patiententelefon.de (Anmeldung bei Evelyne Hohmann)
Kostenlose Kurse für chronisch Kranke werden durch die Theodor Springmann Stiftung angeboten, die als Kooperationspartner die Kurse unter anderem bei der SEKIS (Selbsthilfekontaktstelle) durchführt.

Bremen
VHS Bremen
Multimediabereich der VHS, Hansehaus,
Am Dobben 135–141, Selbstlernlabor iLOC,
28209 Bremen
Tel. 04 21/3 61-1 07 92 (Auskunft und Anmeldung bei Ulla Voigt)
In dem umfangreichen Programm »Leben mit chronischen Erkrankungen« gibt es auch die Internetkurse für Krebspatienten und ihre Familien. Dozentin An-

drea Hansen gibt hilfreiche Recherchetipps. Kosten DM 24,–.

Bremer Krebsgesellschaft
www.bremerkrebsgesellschaft.de
Bremer Krebsgesellschaft e.V.,
Am Schwarzen Meer 101–105, 28205 Bremen
Tel. 04 21/4 91 92 22, Fax 0421/4919242 oder
bremerkrebsgesellschaft@t-online.de (Anmeldung und Beratung)
Jeden Mittwoch von 20 bis 22 Uhr können Krebskranke den Internetzugang der Bremer Krebsgesellschaft für Ihre Informationssuche benutzen. Darüber hinaus sind persönliche Terminvereinbarungen möglich. Hilfe bei technischen Problemen gibt der Informatiker Herr Rösler.

Ahrensburg
VHS Ahrensburg
Bahnhofstraße 24, 22926 Ahrensburg
Tel. 04102/80 02 20 (Anmeldung bei Astrid Rohde)
Die genauen Termine der Internetkurse sollten erfragt werden. Hier gibt es auch weitere Kurse für Krebspatienten: Ernährung bei Krebs, Entspannung und vieles mehr.

Heidelberg
Verein zur Förderung der Krebsinformation in Deutschland e.V. (ProKID)
Dreikönigstr. 7, 69117 Heidelberg
Tel. 0 62 21/16 76 57 oder E-Mail: ProKID@gmx.de
Die genauen Termine der Internetkurse sollten erfragt werden.

Augsburg

Mamazone e.V.
www.mamazone.de
Max-Hempel-Str. 3, 86153 Augsburg
Tel. 08 21/31 04-1 79 oder E-Mail: info@mamazone.de
Der Verein Mamazone bietet in Augsburg Frauen mit Brustkrebs das Internetsurfen an. In entspannter Atmosphäre werden Patientinnen und ihre Partner im Vereinscafé bei der gezielten Informationssuche im Internet begleitet und fit gemacht für die Suche nach den neuesten Therapiemöglichkeiten von Brustkrebs.

Lübben

Reha-Zentrum Lübben
www.rehazentrum.com
Fachklinik für Orthopädie und Onkologie,
Postbautenstr. 50, 15907 Lübben
Tel. 0 35 46/23 80 oder E-Mail
Die Fachklinik für Orthopädie und Onkologie bei Berlin hat schon seit April 1999 ein gutes Konzept zur Einführung in die Internetsuche für ihre Patienten, denn auch nach der Behandlung entstehen viele neue Fragen.

Bad Sooden

Sonnenberg-Klinik Bad Sooden
sonnenberg-klinik.de/home/index.htm
Werner Wicker KG, Hardtstrasse 13,
37242 Bad Sooden-Allendorf
Tel. 0 56 52/54-1 oder E-Mail: Putschkow@gmx.de
(Beratung bei Herrn Putschkow)
Die Reha-Einrichtung im hessischen Bad Sooden hat Internetkurse für ihre Gäste.

Modell Hamburg

Seit September 1998 können in Hamburg Krebskranke und ihre Familien das Internet kennen lernen, sich im Recherchieren üben und eine E-Mail-Adresse einrichten. Der Internetkurs ist zu einer festen monatlichen Einrichtung geworden. In den ersten zwei Jahren war ich zunächst die einzige Trainerin, bis ich über das Internet eine Bewerbung bekam.

»Kann ich irgendwie mithelfen?«, fragte Katrin Beck in der E-Mail. Katrin erkrankte mit 27 Jahren an einem Non-Hodgkin-Lymphom und wurde in Stuttgart erfolgreich behandelt. »Alles, was ich brauchte, fand ich über INKA«, erzählte sie.

Als Kommunikationsberaterin ist das Internet für sie die normalste Spielwiese der Welt. Inzwischen wohnt sie wieder in Hamburg und ist seit Mai 1999 unsere Internet-Dozentin und eine wichtige Unterstützung für INKA. »Ich habe so gute Hilfe erhalten, jetzt möchte ich das an andere zurückgeben. Trotz der furchtbaren Diagnose will ich den Menschen klarmachen, dass es Hilfe gibt.«

Viele der Teilnehmer entdecken, dass sie mit ihren Problemen nicht allein sind, denn überall auf der Welt informieren und tauschen sich Menschen über Krebs aus. Nicht selten sind die Teilnehmer nach dem Besuch der Kurse wie »berauscht«, weil sich Sach- und persönliche Informationen zu einem authentischen Erlebnis verdichten.

Unsere Teilnehmer sind im Alter zwischen 25 und 76 Jahren und sind in der Regel Internet-Neulinge. Die Patienten selbst bilden die größte Gruppe (66 Prozent), gefolgt von den Angehörigen und Freunden (25 Prozent) und einigen professionellen Gesundheitsberatern (9 Prozent). Mehrheitlich arbeiten die Teilnehmer noch, deshalb haben wir nach dem ersten Semester auch einige Samstagstermine angeboten. Nur eine Minderheit nimmt die Hilfe von Selbsthilfegruppen in Anspruch.

Das Spektrum der Krebserkrankungen ist sehr groß. Die Teilnehmer suchen nach Informationen zu eher seltenen Krebserkrankungen wie Schwannome, Gallengangskrebs ebenso wie zu den weit verbreiteten Krebsarten wie Brust- oder Darmkrebs. Die Hälfte der Kursteilnehmer befindet sich in der Behandlung oder zwischen Behandlungsabschnitten. Viele bezeichnen sich als unheilbar oder haben eine schlechte Prognose, einige haben Metastasen. Die Gründe für die Teilnahme sind vielfältig: Die Erkrankten suchen nach einer anderen Behandlungsart, wollen sich »absichern«, suchen nach ergänzenden Methoden, suchen nach Entscheidungshilfen, brauchen eine Medikamentenabklärung, wollen einfach selbst aktiv werden, suchen Austausch mit anderen, sind enttäuscht, fühlen sich allein gelassen und sind neugierig auf das Internet.

Bereits ein Drittel der Teilnehmer besitzt einen Internetanschluss zu Hause oder am Arbeitsplatz. Die wenigsten unter ihnen wissen jedoch, wie sie das Netz als Suchmedium nutzen können. Mehr als die Hälfte kennt jemanden, über den man ins Netz gelangen kann.

Doch die meisten sind Internet-Neulinge ohne jede Erfahrung.

Zum Konzept unserer Kurse gehört das Eingehen auf die schwierige Situation der Teilnehmer: die Vermeidung von möglichen Schwellenängsten, beispielsweise durch die unbürokratische telefonische Anmeldung, da es den Teilnehmern so einfach wie möglich gemacht werden soll, mitmachen zu können. Die Kursgebühren sollten das oft geringe Budget von Langzeitpatienten berücksichtigen – deshalb sind sie so günstig. Unsere Kurse sind nicht übermäßig lang (von 3 Stunden an einem Wochentag bis zu 6 Stunden an einem Samstag) und nicht auf Tage hinaus bindend, denn ein Krebspatient hat nicht jeden Tag die gleiche Kraft.

Krebskranke und Angehörige können mit einem üblichen Computerkurs nicht viel anfangen, weil es nicht wirklich um die Technik geht, sondern vor allem um die Vermittlung eines schmerzhaften Inhalts. Menschen, die schwer krank sind, brauchen einen Schutzraum, einen Ort, an dem sie sich ohne große Mühe öffnen können, an dem sie ihre Verletzungen zeigen können und in dem auch mal eine Träne fließen darf. Zudem ist unsere Veranstaltung in das Rahmenprogramm »Leben mit Krebs« eingebettet, in dem auch Kurse wie Qi Gong, Tanz, Musik, Visualisierung und Malen für Krebspatienten angeboten werden.

Wichtig war mir von Anfang an, neben der reinen Internet-Vermittlung auch Raum für Gespräche zu lassen und Patientenbroschüren anzubieten. Bevor wir uns an das Internet heranwagen, sitzen wir zusammen bei Tee und Keksen und machen eine schnelle Runde, in der die Teilnehmer kurz von sich erzählen. (Teetrinken ist übrigens nicht nur lecker und gemütlich, es hilft mir und anderen teilnehmenden Patienten gegen die Mundtrockenheit nach der Strahlentherapie.) Die Kursteilnehmer berichten, welche Internet-Kenntnisse sie mitbringen, was sie herausfinden wollen und ob sie Patient, Angehöriger oder Freund sind. Und sie erzählen, an welchem Krebs sie oder ihr Angehöriger erkrankt ist.

Natürlich war ich aufgeregt bei den ersten Veranstaltungen. Als ehemalige Bibliothekarin bin ich zwar geschult in »Benutzereinführung«, geübt, komplizierte Rechercheanfragen zu beantworten, und dennoch war dieser Kurs anders. Wie reagieren die Betroffenen auf das Internet, wie reagieren sie untereinander, wie auf mich und vor allem, wie reagiere ich auf sie?

Im Internet hatte ich schon mit hunderten Patienten und Angehörigen zu tun und wir haben sehr persönliche Informationen ausgetauscht. Eine echte Begegnung unterscheidet sich von dem aber komplett. Wir wussten am Anfang nicht, wer kommen würde: Patienten vor der Behandlung, während der Therapie oder Menschen in der Nachsorge? Das Ungewisse war für mich der Wiedereinstieg in die Auseinandersetzung mit Menschen, denen man die Krankheit ansehen konnte, die bedingt durch Chemotherapien Perücken trugen, die nach Operationen einfach anders aussahen. Konnte ich das aushalten oder würde mich das zu traurig stimmen, mich zu sehr erinnern an meine schlimme Zeit 1995?

Meine Ängste haben sich nicht bestätigt. Die Teilnehmer sind wundervolle Menschen und sind so voller Liebe und Lebenslust, dass ich gar keine Zeit habe, Ängste zu entwickeln. Im Gegenteil. Wir lachen viel. Der Kurs ist ziemlich frei konzipiert und wir gehen immer so weit, wie die Teilnehmer es wollen und können. Sie sind diejenigen, die Richtung, Tempo und Atmosphäre bestimmen. Ich habe kein Leistungsziel, wie in einem normalen Computerkurs – auf diese Weise gestaltet sich jeder Kurs anders und jede Gruppe endet an einer anderen Stelle.

Nachdem sich jeder Teilnehmer vorgestellt hat, gibt es eine kurze Einführung in die Sprache des Internets, damit wir von einer gemeinsamen Ebene aus starten können. Dann bekommen alle Teilnehmer eine Liste mit verschiedenen krebsrelevanten Internet-Adressen, die einen guten Start ins Internet darstellen und den Einstieg erleichtern sollen. Meist rücken die Teilnehmer schon jetzt zusammen und kleine Untergruppen bilden sich, je nach Alter und Krebsart. Obwohl der Kurs so klein gehalten ist, dass nie mehr als zwei Teilnehmer sich einen Rechner teilen müssen und in der Regel pro Person ein PC zur Verfügung steht, finden sich oft »Pärchen«, die etwas gemeinsam haben und deshalb zusammen im Web suchen wollen. Oft verbindet sie die gleiche Krankheit oder derselbe Arzt. In der Regel kennen sich die Kursteilnehmer vorher nicht. Im Verlauf des Kurses entwickeln sich jedoch Bindungen, Gespräche entstehen, über die erste Reha, über den besonders guten oder schlechten Arzt, über den besonders großen Frust. Und der ist in der Regel riesig.

Die Mehrheit der Teilnehmer ist sehr enttäuscht von ihrem Arzt oder dem Ärzteteam. »Er hat mich gar nicht informiert«, »Er vermittelt mir immer, dass er keine Zeit hat«, »Es ist Schwerstarbeit, an Informationen heranzukommen«, fasst Gerlinde zusammen, die für ihren lungenkrebskranken Vater im Kurs recherchierte.

Vielen Teilnehmer fehlen grundlegende Informationen. Deshalb hat es sich als sehr wichtig herausgestellt, Informationsbroschüren von verschiedenen Anbietern auszulegen, wie die blauen Ratgeber der Krebshilfe, »Leben mit der Diagnose Krebs« der Deutschen Krebsgesellschaft und einige regionale Broschüren, wie die »Orientierungshilfen bei Krebs« von der Hamburger Behörde für Arbeit, Gesundheit und Soziales.

Einige Teilnehmer wissen erst seit wenigen Wochen, dass sie an Krebs erkrankt sind. So auch Katja, die vor vier Wochen die Diagnose Brustkrebs erhielt und dazu noch zahlreiche Fragen hat. Viele jüngere Frauen mit Brustkrebs sind im Kurs auf der Suche nach Informationen zu familiär bedingtem Brustkrebs und zu Gentests, weil sie noch Kinder bekommen wollen. »Darf ich ein Kind bekommen, wenn ich das Brustkrebsgen trage und will ich das eigentlich ernsthaft wissen?«, fragte Hella, eine 32jährige Sozialpädagogin und Brustkrebspatientin, und regte damit gleich eine Diskussion an. »Mit meinem Arzt kann ich darüber nicht sprechen, ich suche andere junge Frauen, die noch Mütter werden wollen.«

Anders ist es bei Gertraut, der bislang ältesten Teilnehmerin. Sie ist 76 Jahre alt, erkrankte vor neun Jahren an chronischer Leukämie und ist Krankenschwester a.D. Als sie zu uns kam, hatte sie nie zuvor am Rechner gesessen, kannte Mäuse nur aus dem Tierreich und hatte elementare Fragen zu ihrer Erkrankung. »Wann muss ich in die Therapie, wie verläuft die Therapie, wie weit muss sich das Blutbild verändern, dass man mit einer Therapie beginnt? Mein Arzt hat damals gesagt: noch zehn Jahre, die sind nächstes Jahr rum.« Keiner aus ihrer Familie weiß, dass sie krank ist. Nach dem Tod ihres Mannes wollte sie ihrer Familie, den Kindern und Enkelkindern keinen weiteren »Kummer« bescheren. Der Internet-Termin scheint der erste Versuch einer Öffnung zu sein. Im Verlauf des Kurses legte ich meine Hand auf die ihre und wir machten »Übungen mit der Maus«. Ich erinnerte mich an meine erste Schreibzeit am Atari ST. Jeder fängt so an, eiert mit dem Cursor über den Bildschirm und fühlt sich sehr ungelenk. Am Kursende war sie äußerst zufrieden, hatte die Seiten der Deutschen Krebshilfe aufgesucht und die vermisste Sicherheit gefunden. Die anderen Teilnehmer ermutigten sie, ihre Familie in ihre Situation einzuweihen, was sie jedoch abwies. »Aber ich schreibe meinem Arzt einen Brief!« Gertraut hat sich danach noch manchmal gemeldet: Anruf Nr. 1: »Danke für das tolle Erlebnis, ich spiel jetzt mit meinem Enkel mit der Maus.« Anruf Nr. 2: »Ich habe meiner einen Tochter erzählt, dass ich krank bin und es tat so gut.« Anruf Nr. 3: »Ich gehe jetzt einmal im Monat in das Selbsthilfe-Café des Universitätskrankenhauses.«

In den Internetkursen haben wir immer mindestens einen guten und einen schlechten Geist dabei. Der schlechte ist in der Regel das Tabu. Mir selbst kommt das immer unwirklich vor, aber Krebs ist ein riesiges Tabu – nach wie vor.

Gertraut ist mit ihrer Angst, andere zu belasten nicht allein. Eine andere Teilnehmerin stellte sich als Angehörige vor. Sie kam mehrmals, wollte nichts Genaueres sagen und öffnete sich erst langsam. Denn tatsächlich war sie keine Angehörige, es ging um sie selbst, sie hatte Eierstockkrebs. Andere Teilnehmer dachten sich ein Pseudonym aus, und warum eigentlich nicht? Es kann ja auch ein Kraftname sein. Die Teilnehmerin Bella, die Schöne, heißt nicht wirklich Bella. Aber in ihrem Kampf gegen den Brustkrebs ist sie eben Bella, basta!

Einige Patienten sind auf der Suche nach Informationen, um ihre Therapie-Nebenwirkungen zu lindern. So auch Bettina, die 43-jährig an einem Ovarialkarzinom erkrankte und durch die Behandlung schlagartig in die Wechseljahre kam. Ferah, eine 30-jährige Krebspatientin und Medizinstudentin, kam mit einem reichhaltigen Fragenkatalog und Diktiergerät. Sie suchte Informationen zur Ernährung, Therapie und Reha-Maßnahme. In ihrem Medizinstudium hatte sie bislang noch keinen Kontakt mit dem Medium Internet, was mich sehr erschreckte. Gerlinde, an einem Non-Hodgkin-Lymphom erkrankt, meinte: »Meine Tochter schickt mich, ich soll mal was für mich tun, Fragen habe ich eigentlich nicht.« Einfach mal so vorbeikommen kann man natürlich auch.

Andere Teilnehmer berichten, dass sie vor allem in der Nachsorge »etwas machen wollen« und daher nach Informationen zu ergänzenden Therapien suchen. »Ich bin in ein echtes Therapieloch gefallen, nachdem ich mit allem durch war. ›Leben Sie weiter wie bisher‹, hat mein Arzt gesagt, aber das geht nicht.« An diesem Punkt mache ich auch auf das VHS-Gesamtprogramm »Leben mit Krebs« aufmerksam, das mit Bewegungs- und Entspannungskursen schwerpunktmäßig Menschen nach Krebstherapien anspricht.

Erschreckenderweise berichten viele Patienten, dass sie unter Schmerzen leiden. Wieder und wieder weisen wir auf die in Deutschland zwar noch unterentwickelte, aber doch vorhandene Schmerztherapie hin und surfen natürlich zu den Schmerzseiten im Netz. Ewa, eine junge Patientin mit einer seltenen Krebserkrankung, einem Schwannom, kam aus der Uniklinik mit heftigen Schmerzen zu uns und erzählte: »Ich arbeite noch vormittags, manchmal sind die Schmerzen unerträglich, dann gehe ich zum Weinen in den Keller.« Keiner ihrer Ärzte hatte sie auf die Schmerzambulanz im selben Krankenhaus hingewiesen.

Auch die Art und Weise, wie die Ärzte mit den Patienten und ihren Angehörigen reden, stößt auf Ablehnung oder Wut und verletzt schlussendlich. »Mein Arzt guckt mir nie in die Augen«, »Ich höre zwar zu, aber ich verstehe ihn nicht«, »Mein Arzt ist völlig überlastet, ich traue mich nie, ihn mal nach der Misteltherapie zu fragen«, »Mein Arzt meint, es ist nichts mehr zu machen, ich soll das Leben genießen«. Frank, der für seine brustkrebskranke Mutter nach Informationen sucht, hat schon viele Erfahrungen mit Ärzten gesammelt. Seit 1992 ist seine Mutter erkrankt, hat mehrere Operationen hinter sich, war in Hormonbehandlung, bekam Metastasen, danach folgte eine Chemotherapie. Seine Mutter ist erschöpft und Frank ist sauer. Er bringt es auf den Punkt: »Es fehlt die Fähigkeit, sich in die Situation der Patienten einzudenken.«

Durch das gegenseitige Berichten entsteht Verständnis. Für den anderen, aber was mir noch für viel wichtiger erscheint: für sich selbst. »Und ich dachte, es geht nur mir so!«, rief Maria erleichtert, nachdem sie eine Weile zugehört hatte. »Ich dachte schon, mit mir stimmt was nicht.«

Viele Teilnehmer fühlen sich von ihren Angehörigen, Freunden, der Regierung und dem Gesundheitssystem allein gelassen. Sind ohnmächtig auf sich selbst gestellt und zweifeln an sich, statt am System zu zweifeln. Denn sie wurden in der Tat allein gelassen, aber sie sind nicht allein. Das Internet stellt für sie einen Weg vom individuellen Erlebnis hin zum universellen dar, was schließlich beweist, dass die Krebserkrankung auch ein Stück »Normalität« ist. Aus den konzentrierten, aber flüchtigen Bindungen, die sich im Kursverlauf anbahnen, entstehen manchmal Beziehungen und sogar Freundschaften. Im Verlauf der ersten zwei Jahre hat sich zum Beispiel aus den Kursen heraus eine neue Selbsthilfegruppe für junge Leute entwickelt, die sich seitdem regelmäßig in der Hamburger Krebsgesellschaft trifft. Darauf bin ich wirklich stolz. Eine bessere Verbindung vom Internet zur »wirklichen« Welt kann es nicht geben.

Glücklicherweise gibt es auch Teilnehmer, die zufrieden mit ihren Ärzten sind. Lena ist vom Bodensee gerade nach Hamburg gezogen und hat Eierstockkrebs. Ihr Arzt unterstützt sie sogar in der Suche nach Informationen im Internet. »Der Oberarzt in der Klinik holte sich bei Fragen selbstständig Infos aus dem Internet und stellte sich sogar bei der Diagnose gegen den Chefarzt.«

Auch Florian, ein Angehöriger, erzählte vom Arzt seines prostatakrebskranken Vaters, der ihn ermutigte, im Internet nach Informationen zu suchen. »Es bringt doch gar nichts, dem Patienten etwas vorzuenthalten, er sucht sich doch, was er braucht«, meinte dieser.

Teil 2

Internet – Sie sind nicht allein

Wie Sie das Internet selbst nutzen können

Das Internet – die größte Hemmschwelle ist nach wie vor der richtige Einstieg. Damit dieser einfacher wird, finden Sie nun im zweiten Teil viele Internet-Adressen und Hinweise rund um das Thema Krebs für Kranke und Angehörige. Die Adressen sind, wenn nicht anders angegeben, oft reine Internetangebote, das heißt genau wie INKA sind sie nur »virtuell« erreichbar – wenn die Einrichtungen auch Beratung vor Ort leisten oder Broschüren verschicken, ist die gesamte Anschrift genannt. Die Sortierung erfolgt nach dem User-Nutzen. Natürlich kann ich hier nur eine Auswahl an Seiten besprechen, weitere Adressen finden Sie aber auf der Website www.inkanet.de.

Eigentlich erzählt sich das Internet selbst, deshalb habe ich viele E-Mails und Foren-Einträge, die INKA erreichten, in diesen Buchabschnitt hineingenommen, um die ungeheuere Kraft dieses Mediums zu verdeutlichen. Aus Datenschutzgründen sind die Namen der betroffenen Personen jedoch geändert.

Und denken Sie immer daran, dass Ihnen auch Menschen mit anderen Krebserkrankungen vielleicht mit wertvollen Tipps und Tricks helfen und Ihr Blickfeld erweitern können.

Jana schreibt:
Erst den INKA-Seiten im Netz habe ich es zu verdanken, dass ich mir bewusst wurde, dass ich viele Monate einfach zu eng gedacht habe – nämlich nur in der Kategorie Brustkrebs. Eine simple Einsicht eigentlich, aber man muss erst einmal draufkommen. Bislang fühlte ich mich immer fehl am Platz, war immer die Jüngste unter den 50- bis 60-

jährigen Brustkrebspatientinnen. Wenn ich den Brustkrebs verlasse, erkenne ich, dass es ja viel mehr (junge) Krebskranke gibt!

Einführung in das Internet

Krebsselbsthilfe im Internet

Das Internet ist das Tor zur Welt, aber die Welt fängt im Menschen an. Sie führt von den Extremen zurück zur einfachsten Formel eins: zum Menschen.
Anja Forbriger nach einem Zitat von Iwan Goll

Immer mehr Patienten und ihre Angehörigen entdecken das Internet als Informations- und Austauschmedium. In Deutschland besitzt noch immer nur eine Minderheit einen Internetanschluss zu Hause (23 Prozent der über 16-Jährigen Ende 2000), dennoch wird das Internet zunehmend zu einem Alltagsmedium. Inzwischen wird es sogar häufiger privat als beruflich genutzt. Auch ein Großteil der Ärzte beginnt langsam, das Internet effektiv einzusetzen.

Auf mehreren medizinischen Kongressen stellte ich den internationalen Fachärzten die Frage, wer von ihnen das Internet benutzen würde, und mindestens die Hälfte der Teilnehmer hob die Hand. Auf meine zweite Frage, ob sie das Internet auch in der Zusammenarbeit mit Patienten nutzen würden, meldete sich niemand. Dies bestätigt auch die Erfahrung vieler Patienten: Das Internet ist von Seiten der »Profis« längst noch nicht als Patientenmedium akzeptiert und in ihre Arbeit integriert. Dabei liefert es vielfältige Informationen wie zum Beispiel die Aufklärungsseiten des Krebsinformationsdienstes oder der Deutschen Krebshilfe, Erfahrungsberichte von Krebserkrankten, Informationen der Pharmaindustrie,

Homepages von Selbsthilfegruppen, Eigendarstellungen von Krankenhäusern und Reha-Kliniken, medizinische Nachschlagewerke und Fachaufsätze.

In den USA, die eine andere Form des Gesundheitswesens betreiben, nimmt das Internet schon seit einigen Jahren eine sehr wichtige Funktion ein. Aber auch bei uns gibt es eine immer größere Zahl von Interessierten, Professionellen und Laien, die sich im Internet bewegen. Im November 2000 waren 18 Millionen Deutsche online und es werden täglich mehr. Noch surfen etwas mehr Männer als Frauen im Internet (Verhältnis 60:40), dennoch nutzen mehr Frauen als Männer das Internet zum Thema Gesundheit oder Krankheit.

Ich glaube, dass das Internet das beste Medium für die Selbsthilfe ist, das es je gab. Patienten und Angehörige haben wie nie zuvor die Chance, sich selbst zu helfen. Bislang war medizinisches Wissen einigen wenigen vorbehalten, mit dem Internet wird es nun allen zugänglich. Nicht jeder Krebspatient, der Informationen braucht, muss selbst im Internet surfen können. Auf unserer eigenen Website und in den Internetkursen, die INKA für Krebspatienten gibt, wird deutlich, dass sich sehr viele Menschen für andere einsetzen. Da sucht der Sohn für die kranke Mutter, die Kollegin für den kranken Mitarbeiter, die Nachbarin für die Bäckersfrau, der Vater für die kleine Tochter, das Ehepaar gemeinsam. Auch ich war in den ersten Tagen nach der Diagnose wie gelähmt, aber Paul ist für uns durch das Netz gezogen und hat die ersten wichtigen Quellen für mich aufgetan.

Krebsselbsthilfe im Internet heißt, dem Selbst auf die Sprünge helfen. Jeder Kranke oder Angehörige kann nach seiner persönlichen Selbsthilfe und damit auch

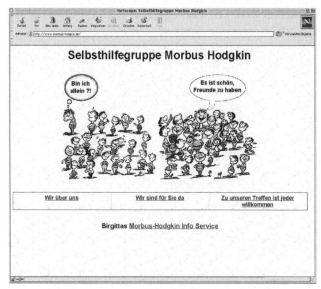

Du bist nicht allein, Motto der Selbsthilfegruppe Morbus Hodgkin

nach seiner persönlichen Wahrheit suchen. In einem Zeitalter, in dem Individualität generell sehr kultiviert wird, ist das Internet genau das richtige Medium. Das Netz hat gerade seine Stärken in der individuellen Selbsthilfe. Was mir an der Selbsthilfe im Internet gefällt, sind die vielfältigen Möglichkeiten, die mir quasi geschenkt werden. Als Patientin war ich nicht angewiesen auf das Wohlwollen eines einzelnen Arztes und einer einzelnen Selbsthilfegruppe, ich konnte auswählen zwischen verschiedenen Informationen unterschiedlichster Quellen. Unabhängigkeit ist ein Resultat der Informationsbeschaffung aus dem Internet, Vielfältigkeit ein anderes. Ich stieß auf die Informationen von Anhängern der anthroposophischen Medizin, auf Statistiker, auf religiöse Menschen, auf konservative Mediziner, kommerzielle Anbieter, selbst ernannte Gurus und viele hilfreiche altruistische Menschen.

Zum Thema Krebs bewegen sich einige 100 000 Menschen im Internet und mit der Zahl der User wächst auch die Zahl der Angebote. Um das Internet für seine eigenen Zwecke auch wirklich nutzen zu können, braucht es nur ein paar Starthilfen, ein wenig Übung und Freude am Probieren.

Was kann der Patient im Internet finden?

Als ich zum ersten Mal selbst im Internet herumsurfte, war ich, wie anfangs schon erzählt, einfach überwältigt. Es gab mehr Informationen als ich mir je erträumt hatte.

Man kann auf eine ganze Fülle von Websites zurückgreifen: Beratungseinrichtungen, Selbsthilfegruppen, Krankenkassen, Kliniken und Ärzte, medizinische Fakten, Studien und Lexika, Standesorganisationen der Ärzte und Wissenschaftler, Erfahrungsaustausch in Foren, Mailinglisten und Chats, private Homepages von Patienten mit Fotos und Gedichten, Pharmaseiten und aktuelle Forschungsergebnisse. Im Internet gibt es seriöse, geprüfte Informationen für Laien und Mediziner und Kraut-und-Rüben-Informationen, Wundermittelvertriebswege von Quacksalbern, erlebte Kompetenz von anderen Betroffenen und trockene Statistiken.

Und wo immer Sie sich auch hinwenden, Sie können immer anonym bleiben.

Marita schreibt:
Als ich damals krank wurde, hatte ich noch keinen Internet-Zugang, aber ich halte die Sache für sehr gut. Ich hatte da-

mals oft Angst, meine Freunde mit dieser Nachricht zu belasten, denn man möchte ja nicht, dass die Lieben sich solche Sorgen machen müssen. Ganz grotesk ... aber das geht sicher vielen so. Bei mir ging es sogar soweit, dass ich einmal meiner Mutter gegenüber äußerte, dass mir unser Hausarzt so Leid täte, da er sich solche Gedanken um mich machen müsste.

Daher denke ich, dass es erst mal hilfreich sein kann, über das anonymere Internet Ansprache zu finden, vor allem mit Leuten, die neutral sind und sich vielleicht mit der Krankheit schon besser auskennen. Liebe Grüße, Marita

Die Krankheit Krebs wirft zahllose Fragen auf und viele User suchen im Internet nach Lösungen ganz bestimmter Probleme. Im Internet bekommen Patienten aber nicht nur Antworten, sie kommen überhaupt erst auf die Fragen.

Wenn Sie nicht wissen, um was es eigentlich bei Ihnen genau geht, besser gesagt, die Dimension der Auswirkung Ihrer Erkrankung nicht kennen, wissen Sie in der Regel auch meist nicht, was Sie fragen können. Der Spruch »Nachher ist man immer schlauer« verliert im Internet-Zeitalter an Bedeutung. Zukünftige Kranke können sich einige leidvolle Erlebnisse ersparen, da sie aus den im Internet beschriebenen Erfahrungen anderer Patienten lernen. Das Internet leistet hier ein Stück Alltags- und Überlebenshilfe.

Manchmal denke ich, die Fragen sind sogar wichtiger als die Antworten. Patienten, die nicht wissen, wie die Fragen lauten, die sie sich und/oder den Ärzten stellen sollen, profitieren im Netz von den Fragen anderer. Die so genannten faq's (frequently asked questions), das heißt oft gestellte Fragen, bilden häufig die Quelle des eigenen Fragenkatalogs. Viele Webseitenbetreiber fassen immer wiederkehrende Fragen einfach zusammen, zum Beispiel als klassischen Fragen-und-Antworten-Katalog wie im amerikanischen Oncolink (cancer.med.upenn.edu/faq/), auf brustkrebs.de (www.brustkrebs.de/faq/ome.htm) oder als detaillierte Fragenliste an den Arzt bei der Deutschen Hirntumorhilfe e.V. (www.hirntumor.net/neon3.htm). Auch der Krebsinformationsdienst hat einen sehr guten Fragen-und-Antworten-Katalog zusammengestellt (www.krebsinformation.de/f_a.html).

Im Internet entdecken Kranke auch oft zum ersten Mal, dass sie Rechte als Patienten haben. Sie erfahren von diversen Leistungen, die sie in Anspruch nehmen können, vom Schwerbehindertenausweis bis zur Kopie der Krankenakte.

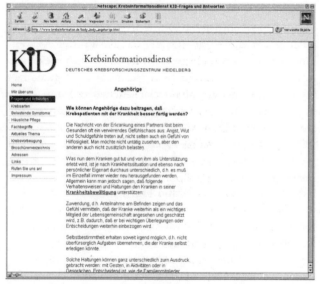

Fragen und Antworten des Krebsinformationsdienstes

Obwohl das deutschsprachige Netz in den letzten Jahren sehr gewachsen ist, stammen viele gute Websites noch aus den USA oder Großbritannien, sie sind daher auf Englisch. Wer die Sprache nicht spricht, muss nicht verzweifeln. Es gibt Übersetzungsprogramme im Internet, wie beispielsweise babelfish auf www.altavista.de, die manchmal allerdings ziemliche wilde Übersetzungen liefern. Für einen groben Eindruck einer englischsprachigen Website reicht es jedoch allemal. Sie können einzelne Textpassagen oder ganze Seiten übersetzen lassen, vom Englischen ins Deutsche und in viele andere Sprachen.

Das Internet hat viele Vorteile für Krebskranke

Das Internet hat viele Vorzüge: Es ist rund um die Uhr verfügbar, es macht keine Pausen, kennt keinen Geschäftsschluss und keine Wochenenden. Wenn ich Informationen brauche, gehe ich ins Netz, egal wie spät es ist. Ich war oft nachts im Internet unterwegs, wenn mich die Angst wach hielt und die Gedanken kreisten. Das Internet ist natürlich auch eine prima Ablenkung. Das Gute ist, der Patient kann in jeder Phase der Erkrankung auf die für ihn wichtigen Informationen im Netz zugreifen. Selbst wenn man Angst hat, zum Arzt zu gehen, weil man befürchtet, dass man an Krebs erkrankt ist, bietet das Internet wertvolle Tipps – die so genannte Vorsorge. Eine E-Mail macht das vielleicht deutlich:

Viktor schreibt:
Sehr geehrte Damen und Herren,
meine Frau (27) ist hinsichtlich Brustkrebs von beiden Elternteilen vorbelastet. Meine Schwiegermutter ist kürzlich an Brustkrebs verstorben, die Großmutter väterlicherseits

ist ebenfalls an Brustkrebs erkrankt. Auf Grund des höheren Risikos möchte meine Frau verstärkt Vorsorge betreiben. Von Ihrem Frauenarzt erhält Sie aber nicht die Unterstützung und Beratung, die sie sich erwünscht. Speziell eine Mammographie wurde durch den Arzt immer wieder verweigert, mit der Aussage das sei in diesem Alter noch nicht üblich und notwendig. Die Vorbelastung durch die Elternteile sei kein Argument für eine Frühuntersuchung und die Kosten würden durch die Kasse nicht übernommen. Daher unsere Bitte an Sie: Gibt es im Großraum S. ein Beratungszentrum oder Ähnliches, an das man sich hinsichtlich Vorsorgeuntersuchungen wenden kann? Wichtig für uns ist nicht nur die Beratung hinsichtlich der Eigenvorsorge (Selbstuntersuchung etc.), sondern auch bezüglich der Ansprüche auf Untersuchungen durch den Arzt (Überweisung zur Mammographie, weitere Vorsorgeuntersuchungen etc.).
Für Ihre Antwort möchten wir uns im Voraus bedanken. Mit freundlichen Grüßen, Viktor.

In der Tat gibt es in Deutschland zwölf Zentren, die Menschen zu dem so genannten familiär bedingten Brustkrebs beraten und betreuen.

Vielleicht werden zukünftig noch mehr Menschen ihre Krebserkrankung rechtzeitig feststellen können und sich damit bessere Heilungschancen ermöglichen. Der Arzt Tom Ferguson beschreibt in seinem Buch »Health online« den Patienten Peter, der über ein Online-Forum herausfand, dass er vermutlich an einem seltenen Sarkom erkrankt war. Als er daraufhin zum Arzt ging, wurde seine Vermutung bestätigt. Das Internet ist natürlich vor allem für die Patienten und Angehörigen wichtig, wenn tatsächlich die Diagnose Krebs gefallen ist und Millionen Fragen zu klären sind.

Theresa schreibt:
Mein Mann ist an einem Bronchialkarzinom erkrankt. Die genaue Typbestimmung steht noch aus, da die Entdeckung erst eine Woche her ist. Wir versuchen uns mit dem unfassbaren auseinander zu setzen, indem wir alle möglichen Informationen sammeln. Bitte mailt uns alle ganz ganz viele Informationen. Wir wollen jetzt auch Anfangsfehler vermeiden.

Das Internet unterstützt während der Behandlung, wenn der Patient oder der Angehörige eine Aufmunterung braucht und Tipps zum Umgang mit plötzlich auftretenden Nebenwirkungen hilfreich sind. Einige Patienten benutzen das Internet für die Sammlung ihrer Befunde, die sie »einfach« einscannen. Besonders bei Homepages von Hirntumorkranken ist mir das aufgefallen, hierzu ist die Website von Kersten (home@t-online.de/home/kerstenv/) sehr interessant anzusehen. Aber auch für Freunde und Verwandte stellen einige Patienten die Daten zusammen, regelrechte Tagebücher gibt es im Internet. Darüber hinaus lenkt das Schreiben und Erstellen der Website ein wenig ab und bringt Spaß, das erzählt zum Beispiel auch der Hodgkin-Patient Axel auf seiner »kleinen Morbus-Hodgkin-Seite« (www.axel75.de/hodgkin).

Das Internet ist auch ein Medium der Nachsorge. Wenn der Arzt sagt, »Leben Sie weiter wie bisher«, aber der Körper sich dennoch verändert hat, der Alltag angepasst werden muss und die Seele schreit. Wenn sozialrechtliche Fragen drängen, die Erwerbsunfähigkeitsrente nicht bewilligt wurde oder die Krankenkasse die Medikamente nicht bezahlen will.

Besonders praktisch ist es für Menschen, die ihre Wohnung nicht verlassen können, weil sie bettlägerig oder einfach nicht mobil genug sind. Der Patient kann durch das Internet trotzdem Kontakte knüpfen zu Selbsthilfegruppen und Ärzten. Eine Online-Selbsthilfegruppe erlaubt dem Patienten anonym oder intim über seine Probleme zu sprechen, ohne bevormundet zu werden.

Und für Krebskranke in dünn besiedelten Gebieten und mit seltenen Erkrankungen ist es oft die einzige Gelegenheit, jemanden zu finden, der an derselben Krankheit leidet. Krebsselbsthilfe im Internet ist zugleich verbindlich und unverbindlich, persönlich und anonym, emotional und sachlich, lokal und global, altersunabhängig, hygienisch (keine Ansteckungsgefahr!) und authentisch. Und es ist aktive Selbsthilfe, denn es befähigt zum Handeln, fördert den Austausch und die Vernetzung. Entscheidungsprozesse können durch das Internet zukünftig besser vom Patienten mitgetragen werden.

Marita schreibt:
Im Alter von 29 wurde ich mit der Diagnose peripherer Nervenscheidentumor (Schwannom) konfrontiert, seit Februar gibt es Metastasen, v.a. in der Lunge. Seitdem werde ich mit Chemotherapien (Hochdosistherapie) und Bestrahlung behandelt – ohne Erfolg. Ich würde gern von jemandem hören, der auch von diesem seltenen Tumor betroffen ist und welche Behandlungserfahrungen es gibt.

Das Internet wirkt sogar gesundheitspolitisch. Auf einmal kommen Ungehörte zu Wort, teilen sich mit, tauschen sich aus, ergreifen die Initiative. So hat beispielsweise die Deutsche Hirntumorhilfe e.V., eine Organisation von Krebspatienten, für Hirntumorpatienten etwas ermöglicht, was den großen Einrichtungen nicht gelungen ist: Ein regelmäßiges Forum mit Experten, ein täglicher Chat und viele aktuelle wissenschaftliche Infos haben sie zusammengetragen. Sie haben sich einen Platz erkämpft und bewegen etwas im Interesse der Patienten. Politiker, Forscher und Pharmaindustrie werden bei dieser Lobby hellhörig. Heute sind es vermehrt die Patienten, die für die Pharmaindustrie eine Art ungeplantes Direktmarketing machen, indem sie durch das Internet auf neue Medikamente stoßen, die sie dann einfordern.

Das Internet macht unsere Gesellschaft im Sinne einer Wertschöpfung reicher, denn wichtiges Wissen und erlebte Kompetenz von erfahrenen Patienten, Angehörigen und Ärzten wird an Suchende weitergegeben, sodass bessere, effektivere Behandlungen eingesetzt werden können, Probleme sich vermindern lassen und das Selbstwertgefühl der Ratsuchenden wieder steigt.

Auf der Website des Bundesministerium für Gesundheit (www.bmgesundheit.de) kann das jeder nachlesen:

Patientinnen und Patienten brauchen mehr Möglichkeiten, sich generell über die Fülle medizinischer Leistungsangebote und deren Qualität zu informieren. Die Patienten müssen in einer von der konkreten ärztlichen Behandlung unabhängigen Weise Informationen über bestehende Behandlungsmethoden und Versorgungsstrukturen bekommen können. Diese Informationen müssen verständlich, neutral und objektiv sein. Institutionen, die diese Art von Information bereitstellen, existieren in Deutschland bislang nur wenige.

Warum gehen Menschen zum Thema »Krebs« ins Internet?

Warum Krebskranke und ihre Angehörigen nach Informationen suchen, die über das Arztgespräch hinaus gehen, hat mehrere Gründe: Krebskranke haben ein hohes Maß an Eigenverantwortung, viel mehr, als es von vielen Ärzten und Einrichtungen anerkannt wird. Für sie ist es eigentlich normal, sich selbstständig Informationen zu beschaffen. Bislang (also in der Vor-Internetzeit) war es für sie nur sehr viel schwieriger, einen Zugang zu Informationen zu bekommen.

Viele Kranke sind auch in einem hohen Maße frustriert. Sie haben das Gefühl, dass wenigstens sie selbst einfach etwas tun *müssen*. Ihre Enttäuschung reicht von schlechten Gesprächen mit ihren Ärzten bis zum Nicht-Akzeptieren-Wollen bestimmter, schlechter Behandlungssituationen. Viele Patienten haben das Vertrauen in ihre Ärzte verloren (oder gar nicht erst gewonnen) und sind auf der Suche nach anderen Experten und authentischen Gesprächen. Zeitmangel in Gesprächen mit Ärzten und die oft nicht laiengerechte und angemessene Ansprache, führen dazu, dass immer mehr Menschen im Netz nach Ersatzgesprächen suchen und diese auch finden. Denn Zeit ist im Internet immer vorhanden. Vielen Kranken reicht die Aufklärung durch den Arzt einfach nicht mehr aus, sie wollen weitergehende Informationen haben, um sich ein eigenständiges Bild ihrer Lage machen zu können.

Die Brustkrebspatientin und Wissenschaftsjournalistin Ursula Goldmann-Posch beschreibt in ihrem Buch »Der Knoten über meinem Herzen«, wie sie im Internet Studien zu einer bestimmten Behandlung recherchierte:

Ich wollte meinen Onkologen mit den daraus gewonnenen Erkenntnissen überzeugen, dass eine bestimmte Therapie sinnvoll ist. Die Evidenz lag klar in Form von Internet-Ausdrucken auf dem Sprechzimmer-Tisch, mein Arzt raufte sich die Haare und prägte einen Satz, der mich nie wieder losließ:

»Gott sei Dank recherchieren nicht so viele Patienten so gut wie Sie im Internet. Das käme dem Gesundheitssystem teuer zu stehen.«

Gerade bei nicht erfolgreichen Behandlungsverläufen, bei Komplikationen und bei unklaren Situationen, in denen verschiedene Ärzte unterschiedliche Meinungen haben, suchen Patienten im Internet nach Zweit- oder Drittmeinungen und nach Menschen, die bereits Erfahrungen mit der jeweiligen Krankheit gesammelt haben. Nicht jeder Arzt, der vielleicht die Diagnose Krebs stellt, ist auch ein Experte für diese Krankheit und mehrere Ärzte haben oft auch mehrere Meinungen. So ist es verständlich, wenn Patienten und Angehörige nach neuesten Forschungsergebnissen im Internet suchen.

Vor allem jüngere Menschen sind kritisch. Sie betrachten sich als mündige Verbraucher, die umfassende Informationen brauchen, bevor sie schriftlich in Behandlungen einwilligen, oder versuchen Angehörige kompetent und tatkräftig zu unterstützen. Viele User sind auf der Suche nach Antworten zu medizinischen Fragen, die bislang nur eine Minderheit an Ärzten liefern kann. Hierzu zählen auch alternative oder ergänzende Heilungsmethoden.

Krebs galt immer als Alterskrankheit, aber die Zahl der Menschen, die jung an Krebs erkranken, wächst. Mit dem Internet haben sie erstmals die Chance, sich einfach zu vernetzen. Aber immerhin sind auch schon 23 Prozent der 50- bis 59-Jährigen im Internet.

Ebenso sind die Patienten an sozialrechtlichen Belangen interessiert, denn darin haben Ärzte meist ein Wissensdefizit. Gerade für die jungen Krebskranken ist die Krankheit häufig auch ein finanzielles Desaster. Sie kommen häufig direkt von der Ausbildung oder dem Studium in eine Erwerbsunfähigkeitsrente oder müssen von der Sozialhilfe leben. Deshalb suchen sie im Internet nach Einrichtungen, die Härtefonds vergeben.

Manchmal sind Patienten und Angehörige aber auch einfach »nur« auf der Suche nach Aufmunterung, nach Verständnis und Bestätigung ihrer Situation oder wollen ihr Glück über die Heilung laut in die Welt hinausrufen und andere unterstützen. Nächstenliebe erfährt im Internet eine wahre Renaissance.

Wer befindet sich im Netz, für wen ist das Internet geeignet?

Auf den »medizinischen Websites« gibt es eine Menge verschiedener Benutzer: die Kranken selbst, ihre Angehörigen und Menschen aus Gesundheitsberufen. Chronischkranke Patienten suchen am häufigsten im Netz nach Unterstützung und Informationen (81 Prozent, wie Gunther Eysenbach aus der Forschungsgruppe Cybermedizin am Institut für Klinische Sozialmedizin der Universitätsklinik Heidelberg herausfand). Sie sind besonders herausgefordert, sich mit ihrer Krankheit und den oft notgedrungenen neuen Lebensumständen auseinander zu setzen.

Gerade bei Krebs kann die Online-Community, die Gemeinschaft von Betroffenen und Interessierten, eine gute Ergänzung zur familiären Unterstützung sein. Im Internet kann ein Kranker oder Angehöriger mit Menschen in Kontakt kommen, die die gleichen Erfahrungen gemacht haben und oft einen großen Wissensschatz besitzen und zugleich ein fast liebevolles Verständnis zeigen. Oft vermitteln erfahrene Patienten hilfreiche Tipps, die ein Arzt manchmal so nicht geben kann, da ihm der praktische alltägliche Umgang mit der Erkrankung fehlt.

Aber es sind nicht nur Patienten im Netz unterwegs. Vermutlich sind mehr als die Hälfte der nach Krebsinformationen Suchenden ihre Angehörigen. Das Internet ist ihre große Chance. In den realen Selbsthilfegruppen machen sie nur einen Bruchteil der Teilnehmer aus, in der virtuellen Welt haben sie endlich die Gelegenheit, sich auszudrücken. Das Engagement, die Suche nach Informationen und der persönliche Austausch geben ihnen das Gefühl, dass sie auch am Heilungs- beziehungsweise Behandlungskonzept beteiligt sind. Krebs ist eine Familienkrankheit, das heißt wenn ein Mitglied aus der Familie an Krebs erkrankt, beeinflusst das in der Regel das gesamte Familienleben.

Janick schreibt:
Meine Mutter leidet seit zwei Jahren an einem malignen Melanom in der Nasenschleimhaut. Hat jemand Erfahrung mit dieser Art des Melanoms?

Angehörige unterstützen ihre Familie durch die Informationsbeschaffung, sie helfen sich auch selbst. Während sich viele Einrichtungen um die psychosoziale Betreuung der Patienten kümmern, steht der Angehörige meist allein da. Im Internet kann er seinen angestauten Frust, seine Sorgen um den Kranken, seine Anstrengung über die intensive Begleitung und die Angst nicht durchzuhalten, endlich einmal ausdrücken. Denn viele Angehörige unterdrücken ihre Gefühle, um den Kranken nicht zu belasten.

Susanne schreibt:
Hallo ihr da draußen, mein Lebensgefährte ist vor einem halben Jahr an Krebs erkrankt und macht nun nach zwei Monaten Krankenhaus eine Immunchemotherapie. Obwohl wir bis jetzt noch nichts wirklich Schlimmes erlebt haben (soll aber laut der Ärzte mit Sicherheit noch kommen), möchte ich bei allem Respekt für die Erkrankten auch mal auf die Lage der Helfer hinweisen. Seit der Erkrankung dreht sich mein Leben nur noch um den Krebs, morgens beim Aufstehen und abends beim Schlafengehen. Mein Lebensgefährte leidet darunter (klar), mein Sohn leidet darunter, ich leide darunter und selbst der Hund leidet darunter. Was zählen Probleme in der Arbeit, mit den Kindern, mit den Handwerkern oder die eigenen kleinen gesundheitlichen Probleme, wenn der Partner Krebs hat? Ich traue mich schon lange nicht mehr, mich darüber zu beklagen. Ich habe wirklich gute Freunde, die mich getröstet haben, aber wenn auch bei der 20-sten Nachfrage »Wie geht es Dir?« die Antwort immer noch »miserabel« lautet, sind selbst die besten Freunde langsam überfordert, denn am Krebs ändert sich ja wohl erst mal nichts, kann höchstens alles noch schlimmer werden. Und noch was zur Ehrlichkeit: Meine Aufgabe, meinem Lebensgefährten zur Seite zu stehen, besteht im Wesentlichen darin, ihm praktische Dinge abzunehmen, seinen Schmerz zu lindern, wenn er verzweifelt ist, und ihm Mut zu machen, damit er weiterleben kann. Wenn ich da alle meine Gefühle immer ehrlich zeige und ausspreche, was mir für Horrorszenarien durch den Kopf gehen, Prost Mahlzeit. Damit ist mir nicht gedient und ihm auch nicht. So warte ich oft, bis ich ganz alleine bin und mache dann meine Verzweiflung mit mir selbst ab. Also, schlagt euch durch in eurem Kampf und vergesst die Helfer nicht!

Im Internet kann der Angehörige spüren, dass auch er nicht allein ist in dieser schwierigen Situation. Er bekommt Unterstützung von Menschen, die schon einmal in einer ähnlichen Situation waren, mitfühlen können und hilfreiche Tipps bieten.

Susanne schreibt später:
Vielen, vielen Dank für alle Kommentare zu meinem obigen Eintrag. Ich war total platt, wie viele Menschen sich gemeldet haben, die mit ähnlichen Problemen zu kämpfen haben. Ich finde die Situation nach wie vor sehr schwierig, besonders dann, wenn mein Mann trotz der schlechten Prognose zuversichtlich ist und ich vor Resignation und Kummer heulen könnte (mach ich dann natürlich nicht, ich will ihm schließlich nicht die Laune verderben). Viele die mir geschrieben haben, haben versucht meine Aufmerksamkeit darauf zu lenken, dass es ein L E B E N – vielleicht sogar ein lebenswertes – gibt zwischen der Diagnose und dem bitteren Ende. Jeder der das genießen kann, hat meine uneingeschränkte Bewunderung und ich bin für jeden Tipp dankbar, der mir das auch ermöglicht. Es tat wahnsinnig gut zu merken, dass ich nicht allein mit diesem Problem dastehe. Was keiner von den nichtbetroffenen Freunden, so nah er mir auch stehen mag, nachfühlen kann, ist der Verlust der Unbeschwertheit. Niemals mehr ein harmloses Vergnügen, selbst wenn's uns gut geht. Was mir geholfen hat: Mir klarmachen, dass ich alles freiwillig tue. Keiner kettet mich an meinen Lebensgefährten, keiner zwingt mich dazu, mir über seine Krankheit den Kopf zu zerbrechen und ich könnte theoretisch an jedem Punkt aussteigen. Irgendwann habe ich mich entschlossen, mit ihm diesen Weg zu gehen, nur manchmal vergesse ich das und dann sind Selbstmitleid und Vorwürfe die Folge. Ich versuche einfach, diese Wahl täglich neu zu treffen, und hin und wieder bekommt auch mein Mann zu hören: »Du glaubst wohl, du kannst dir alles erlauben, nur weil du Krebs hast!«

Im Internet gibt es auch den Ratgeber »Gesprächshilfen für Angehörige« von der Deutschen Krebshilfe (www.krebshilfe.de) online zu lesen.

Es ist erstaunlich, wie hoch der Anteil der Menschen ist, die einem Krebskranken helfen wollen. Viele Freunde, Nachbarn und Kollegen der Kranken tummeln sich im Netz auf der Suche nach Informationen und Kontakten, die helfen könnten.

Thomas schreibt:
Mein Arbeitskollege ist an Lungenkrebs (Adeno-Karzinom) erkrankt. Es haben sich bereits Metastasen im Wirbelsäulen- und Beckenbereich gebildet! Wer kann uns aus Erfahrung einen Spezialisten zur Behandlung seiner Krankheit empfehlen?

Das Internet eignet sich für alle Menschen. Der soziale Status, der in realen Selbsthilfegruppen durchaus eine Rolle spielt, fällt im Internet nicht ins Gewicht.

Interessant ist auch, dass Männer überproportional in den virtuellen Selbsthilfegruppen vertreten sind. Während in nahezu allen realen Selbsthilfegruppen mehrheitlich Frauen beteiligt sind, ist es bei den virtuellen viel ausgewogener.

Ein wichtiges Ergebnis brachte eine Untersuchung des Krebsinformationsdienstes (KID). Der stellte fest, dass die Menschen, die nur die Telefonberatung in Anspruch nahmen, erst nach der ersten Behandlung anriefen, um offene Fragen zu klären, während jene, die sich bereits im Internet unterrichtet hatten, viel früher Kontakt zum KID aufnahmen.

Je früher sich ein Kranker informiert, desto bewusster kann er sich für seine zukünftigen Schritte entscheiden und den für ihn richtigen Weg wählen.

Austausch im Internet

Als meine Frau eine Unterleibsoperation brauchte, hat ihr das Netz geholfen. Die Ärzte haben immer bloß dieses Beruhigungs-Blabla erzählt. Aber durch den Computer einer Freundin fand sie Kontakt zu anderen Frauen, die schon so eine Operation hinter sich hatten.
Neil Postman, Medienwissenschaftler. Spiegel Special 3/1997

Es gibt zahlreiche Möglichkeiten sich auszutauschen, zum Beispiel das direkte Verschicken und Empfangen von E-Mails, wenn Sie jemandem ganz persönlich eine Frage stellen möchten. Andere E-Mail-basierte Austauschmöglichkeiten haben Sie über Foren, Newsgroups, Mailinglisten und Newsletter. Und dann gibt es noch die Chats, eine Art »Echt-Zeit«-Gespräche.

Alle haben ihre Vorzüge und viele Patienten und Angehörige nutzen sie parallel, denn sie dienen verschiedenen Zwecken. Wofür immer Sie sich auch entscheiden, denken Sie daran, dass Sie sich mit Menschen austauschen. Bleiben Sie höflich, wie in einem wirklichem Gespräch, selbst wenn Sie das Gefühl haben, die Zeit liefe Ihnen weg, denn gerade Höflichkeit bringt einen oft weiter.

Generell gibt es auch mehrere Möglichkeiten, sich am Austausch zu beteiligen. Sie können aktiv werden, indem Sie E-Mails verschicken und beantworten und in einem Chat Antwort und Rede stehen. Oder auch einfach das Treiben auf den Foren, Mailinglisten und in den Chats anschauen, auch daraus können Sie profitieren. Die aktive Beteiligung bringt jedoch viel mehr Spaß und Sie können Ihre ganz persönlichen Fragen stellen und Meinungen kundtun. Im Idealfall finden Sie Online-Freunde und die Beziehungen weiten sich über das Internet hinaus aus.

Eine INKAnet-Userin hängte folgende Mitteilung an unsere virtuelle Pinnwand:

Die Ferienzeit ist um, als regelmässige Nutzerin der INKAnet-Seite möchte ich anregen (vielleicht tun es ja auch andere schon ...), die »Vernetzung« auch mit anderen Mitteln fortzusetzen.
Vor meinem Urlaub haben wir – drei INKAnet-Aktive – uns nach erster telefonischer Kontaktaufnahme an einem sonnigen Nachmittag zusammengesetzt und endlich einmal persönlich kennen gelernt.
Ich fand, es war ein voller Erfolg. Sicher ist es nicht jedermanns/jederfraus Sache. Aber manchmal gelingt es – wie in unserem Fall. Ich jedenfalls bin dankbar für diesen persönlichen Rückhalt, der dank INKAnet zu Stande kam.
Man kann doch vieles besprechen, was auf der Seite keinen Platz hätte, sich Mut machen, sich anfreunden ...
Zur Nachahmung empfohlen!!! Astrid

Menschen, denen Computer und Technik Angst einflößen, verteufeln das Internet immer noch als kommunikationshemmend. Dabei ist genau das Gegenteil der Fall. Millionen von Kranken hat das Internet nicht nur zu guten Informationen verholfen, sondern zu wunderbar warmen und herzlichen Kontakten. Im Internet sind Menschen oft viel netter als in der normalen Welt. Krebspatienten und Angehörige können im Netz offener sein.

Über das »Problem Krebs« zu sprechen, fällt vielen nicht leicht. Da hilft das zunächst anonymere Netz. Beim Schreiben können Sie sich Zeit lassen, wenn Sie gerade zu traurig oder wütend sind, antworten Sie einfach später. Wenn Ihnen nichts einfällt, überlegen Sie in Ruhe. Das Internet ist auf der einen Seite schnell, eine gerade abgeschickte E-Mail kann im nächsten Moment schon beim Empfänger gelandet sein. Andererseits verschafft das Internet Ihnen auch Zeit, dann zu antworten, wenn es Ihnen gerade passt.

Immer wieder berichten Internet-User, wie berührt sie von dem Austausch mit anderen waren, von der Zeit, die sich fremde Menschen für sie nahmen. Zeit, die sich ein Arzt für ein Patientengespräch meist nicht nimmt. Obwohl ich mich seit Jahren in der Online-Selbsthilfe bewege, finde es ich immer wieder erstaunlich, wie viel Zeit sich die meistens freiwilligen Forenbetreuer und Internet-User nehmen, um gute Antworten zu finden. Es sind die guten Geister der virtuellen Selbsthilfe, die »einfach nur so« enorm viel bewegen.

E-Mails

Für viele Menschen ist das Schreiben von E-Mails (elektronische Briefe) völlig normal geworden. Jeder kann eine E-Mail-Adresse bekommen, ohne selbst einen Internetanschluss haben zu müssen. Kostenlose E-Mail-Adressen können Sie sich zum Beispiel unter www.yahoo.de, www.gmx.de oder www.hotmail.de besorgen. Auch Zeitschriften- und Zeitungsverlage bieten zur Kundenbindung kostenlose E-Mails an, wie beispielsweise www.brigitte.de oder www.allegra.de. Um Ihre E-Mails verschicken oder abholen zu können, können Sie, wenn kein eigener Internet-Zugang vorhanden ist, auch in ein Online-Café, eine Bibliothek oder Volkshochschule gehen.

Wichtig ist zu wissen, dass jede verschickte E-Mail an Dritte weitergeleitet und/oder bearbeitet werden kann. Überlegen Sie also gut, wem Sie etwas schreiben. Wenn

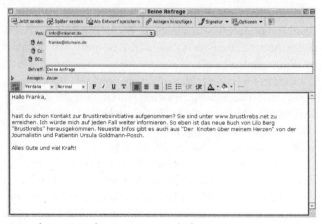

Beispiel einer E-Mail im Programm Outlook

Sie anonym bleiben wollen, geben Sie nicht Ihren vollen Namen in der E-Mail-Adresse an, die Sie übrigens immer an dem @-Zeichen erkennen können. Eine E-Mail setzt sich aus dem persönlich bestimmten ersten Teil, dem @ und dem Provider (also dem Internet-Anbieter) zusammen, zum Beispiel inkainfo@aol.com. An jede E-Mail können Sie Text- oder Bild-Dateien anhängen. Die Datensicherheit ist mit E-Mail nicht gewährt, darauf weist die Deutsche Gesellschaft für Medizinische Informatik, Biometrie und Epidemiologie hin. E-Mails werden im deutschen Praxisalltag beim Kontakt zwischen Ärzten und Patienten noch wenig genutzt. »Die E-Mail-Kommunikation mit Patienten sollte auf jeden Fall auf freiwilliger Basis laufen und nur nach Absprache über verbindliche Regeln (Verschlüsselung, Archivierung, Empfangsbestätigung) geschehen.«

Erwarten Sie nicht von einem Arzt, dass er nur allein auf Grund mitgeschickter Arztbriefe oder eingescannter Bilder eine Diagnose oder Therapieempfehlung fällt. Diese wäre nicht nur unseriös, sondern ist nach deutschem Recht nicht erlaubt. Aber natürlich können Sie ihn nach seiner Meinung fragen. Da Ärzte bislang E-Mails mit Patienten nicht abrechnen können, wird sicherlich auch in Zukunft nur ein Bruchteil von ihnen eine E-Mail-Konversation als Standardservice anbieten. Die meisten halten das Internet für ein zusätzliches, nicht bezahltes Ärgernis im ohnehin engen Zeitplan. Als Freiwillige engagieren sich jedoch einige Ärzte in virtuellen Foren.

Für grundsätzliche Verhaltensrichtlinien gibt es die so genannte Netiquette, die im Großen und Ganzen den normalen Gepflogenheiten entspricht. Wichtig ist, dass Sie andere User im Netz nicht überstrapazieren mit all zu langen E-Mails. INKA bekommt sehr viele E-Mails und wir sind daher jedem dankbar, der sich kurz fasst. Wie in einem Brief gibt es eine Betreffzeile, die unbedingt ausgefüllt werden sollte. Viele Werbe-E-Mails können Sie nämlich so von den »wichtigen« trennen.

Foren, Newsgroups und Mailinglisten, Newsletter

In Foren und Newsgroups finden sich oft wahre Experten ein, besser gesagt hier werden auch Sie zum Experten, denn hier wird Wissen ausgetauscht wie nirgendwo sonst im Internet. Wer also knifflige Fragen hat, kann dort am ehesten eine Antwort finden. Das interessante ist, dass die Experten sehr oft medizinische Laien sind, die aber durch die intensive Auseinandersetzung mit der Erkrankung manchmal mehr wissen als ihr behandelnder Arzt. Da die offiziellen Beratungseinrichtungen meist keine medizinische Auskunft geben, geschweige denn ins Detail gehen können, ist der Besuch eines Forums oft hilfreich.

Wer einen Beitrag in einem Forum macht (in der Internetsprache heißt das ›man postet einen Artikel‹), veröffentlicht diesen weltweit – das sollte man unbedingt wissen, wenn man anonym bleiben möchte. Auch werden die Beiträge in der Regel archiviert, das heißt sie sind auch noch Jahre später im Netz lesbar.

Verschiedene Verzeichnisse machen die Suche nach einer geeigneten Newsgroup oder einem Forum leichter, so zum Beispiel www.medizinindex.de, www.lisde.de, www.web.de. Die meisten Angebote sind jedoch auf Englisch und Sie finden sie auf www.deja.com/usenet und dem ältesten Verzeichnis www.liszt.com mit über 90 000 Mailinglisten und 30 000 Newsgroups (natürlich sind davon nur einige zum Thema Krebs, beispielsweise alt.support.cancer, sci.med.diseases.cancer, alt.support.

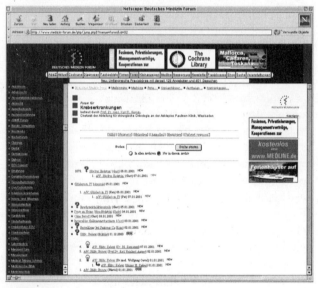

Allgemeines Krebs-Forum im Medizin-Forum.de

cancer.breast, sci.med.prostate.cancer, alt.support.cancer.prostate).

Auch Foren sind meistens auf spezifische Krankheiten ausgerichtet, zum Beispiel das deutschsprachige Schilddrüsenkrebs-Forum www.SD-Krebs.de.

Wer ein eigenes Forum einrichten möchte, kann dies beispielsweise kostenlos bei parsimony.net oder www.egroups.de probieren.

Interessante Adressen:
INKA – Informationsnetz für Krebspatienten und Angehörige
www.inkanet.de
Auch INKA hat ein eigenes Forum (Pinnwand). Seit Anfang 1998 archivieren wir die monatlichen Beiträge.

Medizin-Forum
www.medizin-forum.de
Dies ist ein Angebot für diverse medizinische Foren, für Krebskranke sind zwei besonders interessant. Man landet zunächst auf der Hauptseite, klickt dann auf »Foren«, dann auf »Krebs« oder »Brustkrebs«, letzteres wird von der Berliner Brustkrebsinitiative (www.brustkrebs.net) betrieben.

Deutsche Leukämie- und Lymphen-Hilfe
www.leukaemie-hilfe.de
Verschiedene Foren zu Leukämien und Lymphomen.

Für eine Mailingliste oder einen Newsletter werden Beiträge per E-Mail in den Online-Briefkasten geschickt, vorausgesetzt man hat sich vorher einmalig angemeldet. Im Internet gibt es zahlreiche Mailinglisten, die auch sehr gute und effektive Diskussionsforen sind, zum Beispiel findet man unter www.hirntumor.de die Anmeldung zu Hirntumor-, Leukämie- und Melanom-Mailinglisten. Auch zum Non-Hodgkin (www.egroups.de/group/nhl-cologne) und Lungenkrebs (www.egroups.de/group/lungenkrebs) gibt es bereits Mailinglisten. Wer die Teilnahme an einer Mailingliste beenden möchte, meldet sich einfach wieder ab.

Interessante Adressen:
Oncolink
cancer.med.upenn.edu
Unter Oncolink kann man sich zu zahlreichen amerikanischen Mailinglisten anmelden. Auf dieser Website fand ich auch meinen »Cyber-Steve« in der Hodgkin-Mailing-Liste!

Breastcancer
www.breastcancer.net
Breastcancer bietet unter anderem eine interessante amerikanische Mailingliste zu Brustkrebs.

Acor
www.acor.org
ACOR: Association of Cancer Online Resources bietet Mailinglisten für diverse Krebserkrankungen und Links zu Patienten-Homepages.

Chats im Internet

Das englische Wort Chat heißt auf Deutsch Unterhaltung, Schwatz oder Plauderei. Im Kontext Internet bedeutet es so viel wie »Gespräch«.

Im Chat verabredet man sich zu einer Zeit oder geht spontan in einen virtuellen Chatroom. Eine spezielle Software macht es möglich, dass sich viele Leute dort treffen und sich per Texteingabe unterhalten können, manchmal müssen Sie vor dem ersten Chat diese Software erst auf Ihren Computer herunterladen. Chats machen Sinn, wenn Sie eine spontane Aufmunterung brauchen, schnell einen großen Frust loswerden wollen, wichtige medizinische Fragen haben oder einfach, wenn Sie einen schnellen direkten Kontakt brauchen. Es kann aber auch herumgealbert und gelacht werden [Zeichen :-) :-(-)]. Das Gute am Chat ist die direkte Kommunikation, ähnlich einem wirklichen Treffen. Sie können dort Ihre Frage platzieren und kurz darauf eine Antwort bekommen, denn das Gespräch ist quasi live.

Als ich das erste Mal einen Chatroom »betrat«, wusste ich nicht, dass man die anderen begrüßt. Wie in einem normalen Gespräch stellt man sich den Fremden kurz vor. Als mich dann zwei User »ansprachen«, starrte ich vor Schreck auf den Bildschirm. Meinten die wirklich mich? Sie sprachen mich mit meinem Online-Namen an. »Hallo«, sagten sie, »INKAinfo, wie geht's?« Hilfe, was mache ich jetzt. Ich musste antworten. Vor lauter Schreck drückte ich auf die Escape-Taste und flog damit aus dem Chat. Wenn es Ihnen später auch so geht, machen Sie sich also nichts daraus. Das Chatten geht schon beim zweiten Mal viel einfacher.

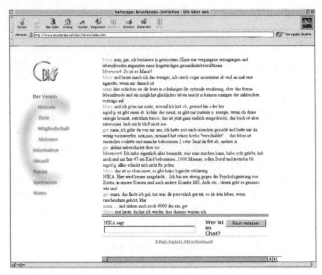

Unterhaltung im Chat der Brustkrebs-Initiative

Diese Chat-Gespräche werden im Gegensatz zu den Einträgen in Foren in der Regel nicht protokolliert, das heißt sie werden weder aufgezeichnet noch in ein Archiv einsortiert. Man unterhält sich und informiert sich einfach, und wenn der Chat zu Ende ist, dann sind auch die Texteingaben verschwunden. Im Internet gibt es zahlreiche Chats für Krebspatienten und Angehörige. Zu einem Chat kommen Sie über eine Website oder einen kommerziellen Anbieter wie AOL.

Einige Selbsthilfegruppen bieten regelmäßige Chats zu bestimmten Terminen an, wenige sind täglich im Chatroom, wie beispielsweise die Deutsche Hirntumorhilfe (www.hirntumor.net), andere wöchentlich, zum Beispiel ist die Brustkrebsinitiative (www.brustkrebs.net) immer Freitagabend im Chatroom anzutreffen. Manchmal widmen sich die Chats ganz bestimmten wichtigen Themen, die dann speziell diskutiert werden können.

In den USA gibt es bereits wesentlich mehr Chat-Gelegenheiten, zum Beispiel Oncochat (www.oncochat.org), einen Chat für Krebspatienten und ihre Familien zu allen Fragen rund um den Krebs, der von einer Hodgkin-Patientin ins Leben gerufen wurde, oder den Brustkrebs-Chat (www.breastcancer.net). Auf der sehr guten kommerziellen Website Oncology (www.oncology.com) gibt es zum Thema Krebs sogar Chats für besondere Untergruppen: den Chat für den Patienten, bei dem der Krebs gerade diagnostiziert wurde, den Chat für den erfahrenen Patienten, den Chat für die Angehörigen und den Chat für Trauernde.

Ein Chat kann bei einem vollen Chatroom, also bei vielen Teilnehmern, manchmal etwas verwirrend sein, da viele »durcheinander reden«. Nach einer Weile gewöhnen Sie sich daran. Zu einem Chat müssen Sie sich auf der Website des Betreibers anmelden. Das geht meist sehr schnell und kostet nichts. Das genaue Verfahren der Anmeldung wird auf dieser Seite dann auch Schritt für Schritt erklärt. Zunächst müssen Sie sich ein Pseudonym aussuchen, unter dem Sie im Chat vertreten sein wollen. Dies kann irgendein Fantasiename sein, oft können Sie sich auch eine bunte Schriftfarbe aussuchen, das macht es für alle leichter, die jeweiligen Textmeldungen der verschiedenen Teilnehmer auseinander zu halten. Einige Chats bieten den regelmäßigen Nutzern auch so genannte Profile (Kurzbiografie der Person und der Krankheit) an, die für alle abrufbar sind. Das hat den Vorteil, dass Sie sich nicht jedes Mal aufs Neue vorstellen müssen und erklären müssen, welche Krankheit Sie haben und wie Sie behandelt werden ... Einige Chats werden von Ärzten betreut, bei anderen schaut ein

Arzt nur mal vorbei, aber oft ist auch gar kein Arzt dabei.

Die Spreu vom Weizen trennen

Im Internet sind die meisten Informationen, die zum Thema Krebs zu finden sind, seriös oder einfach auch nur »gut gemeint«. Dennoch gibt es einige schwarze Schafe im Netz, die man in der Suche schnell erkennen und vermeiden sollte. Je häufiger Sie im Internet surfen, desto einfacher wird es für Sie, Qualität zu erkennen und Informationen zu bewerten. Auf die geprüften Informationen von bekannten Institutionen, wie die der Deutschen Krebshilfe oder des Krebsinformationsdienstes, können Sie sich verlassen. Je wissenschaftlicher beziehungsweise genauer eine Institution arbeitet, desto aufwendiger muss sie die Informationen prüfen, was in der Regel positiv ist. Jedoch kann das auch zu Zeitverzögerungen führen und so werden »brennende« Fragen zu neuen Behandlungsformen und Medikamenten schon oft lange auf Patientenwebsites oder in Foren diskutiert, ehe das seriöse Institut dazu online Informationen veröffentlicht.

Wie trennen Sie die Spreu vom Weizen, das heißt den seriösen Anbieter vom unseriösen? Und was heißt unseriös? Im klassischen Sinne unseriös sind alle Websites, die Wundermittel anpreisen, die sofortige oder alleinige Heilung versprechen und dies meistens mit einer ominösen Geschichte anpreisen. Meistens kosten diese Wundermittel sehr viel Geld, das natürlich niemals von einer Krankenkasse zurückerstattet wird. Diese Quacksalber suchen auf Foren immer wieder nach E-Mails von Betroffenen, die sie dann gnadenlos mit Werbung bombardieren. Auf unserer Website INKAnet lösche ich selbst diese E-Mails und drohe diesen dubiosen Anbietern mit dem Verbraucherschutz und dem Gesundheitsamt.

Je höher der Leidensdruck, desto größer ist leider die Gefahr, zum Web-Opfer zu werden. Auf Foren gibt es immer wieder erfundene Zitate und Dankesbriefe begeisterter Kunden, oft gespickt mit Referenzen von angeblich medizinischen Kapazitäten (das widerspricht jedoch der ärztlichen Berufsordnung). »Undifferenzierte Darstellungen von Krankheitsbildern und der Wirkungsspektren einer Substanz sowie grobe Simplifizierungen, plakative Darstellungen und schlichtweg alles, was einfach und unmittelbar einsichtig zu sein scheint, lassen ebenso vermuten, dass hier nicht alles mit rechten Dingen zugeht«, mahnt deshalb auch der Arzt Gunther Eysenbach.

Die (www.ihealthcoalition.org) »Internet Healthcare Coalition«hat eine ganze Reihe von Tipps für verlässliche, qualitätsbewusste und ethisch wertvolle Gesundheitsinformationen im Internet:

- Wählen Sie die Informationen sorgfältig aus, genau so, wie Sie es in der Auswahl Ihrer Ärzte machen. Glauben Sie nicht einfach per se alles, was im Internet steht.
- Schauen Sie sich das Impressum an. Wer ist der Herausgeber der Informationen und der Website? Ist es ein Arzt, eine Selbsthilfegruppe, ein Privatmensch, ein kommerzielles Unternehmen? Kennen Sie die Urheber bereits aus der realen Welt? Welche Interessen haben diese?
- Wie alt oder wie aktuell sind die Informationen? Gerade zu medizinischen Themen brauchen Sie neue Informationen.

- Können Sie die Information wirklich gebrauchen?
- Suchen Sie sich mehrere Informationsquellen in der realen wie in der virtuellen Welt.
- Misstrauen Sie Websites, die sich für die alleinige Lösung halten und andere Einrichtungen in Misskredit bringen. Ist die Information ausgewogen?
- Lassen Sie sich nicht beeindrucken von Links zu seriösen Websites. Jeder kann alle Links ungefragt auf seine Website hängen.
- Finden Sie heraus, ob Experten die Seiten betreuen und was sie zum Experten qualifiziert.
- Achten Sie darauf, dass Sie Werbung (bunte Werbebanner) nicht für den Inhalt der Website halten.
- Wenn Sie persönliche Daten im Netz weiterleiten, lassen Sie sich versichern, dass Ihre Daten vertraulich bleiben.
- Vertrauen Sie Ihrem gesunden Menschenverstand, kommt Ihnen etwas nicht »koscher« vor, meiden Sie die Website einfach.
- Wenn Sie Fragen zu der gefundenen Information haben, reden Sie mit Ihrem Arzt.

Homepages von Arztpraxen oder Krankenhäusern zeugen leider auch nicht immer von Qualität und Aktualität, denken Sie daran, dass eine Website auch ein Marketinginstrument ist. Erwarten Sie nicht, dass Ihnen Ihr Arzt eine Online-Beratung gibt, das darf er laut seiner Berufsordnung nämlich nicht. So genannte Expertengespräche mit Ärzten in kommerziellen Foren müssen deshalb an der Oberfläche bleiben.

In den letzten Jahren hat sich auf Gesundheitswebsites die Abbildung des HON-Logos der Health on the Net Foundation verbreitet, was faktisch nichts bedeutet, erst recht keine Zertifizierung im Sinne einer geprüften Qualität, denn jeder Webmaster kann sich das Logo herunterladen.

Umsicht ist auch geboten, wenn man sich auf Websites der Pharmaindustrie bewegt. Hier können Sie nützliche Information zu neuen Medikamenten finden, die aber nicht neutral sein kann. Es ist auch nicht auszuschließen, dass einige Medikamentenhersteller fingierte Foren-Einträge schreiben, in denen erfundene Patienten für irgendein Medikament werben, weil sie damit eine gute Erfahrung gemacht haben.

Informationen zur Qualitätssicherung geben folgende Websites:

- Der Forscher und Arzt Gunther Eysenbach
  www.yi.com/home/EysenbachGunther/faq.htm
- DISCERN
  www.discern.de/instrument.htm
- Ärztliche Zentralstelle Qualitätssicherung
  www.patienten-information.de
- Quality Information Checklist (QUICK)
  www.quick.org.uk
- Quackwatch
  www.quackwatch.com oder Quackwacht
  neuropsychiater.org/quackw.htm
- Medcertain
  www.medcertain.org
- AFGIS
  www.afgis.de
- Patienten-Information
  www.patienten-information.de

Was das Internet verändern kann

*Gespräche zwischen ungleichen Partnern – das
Arzt-Patientenverhältnis*

Die Kommunikation zwischen Arzt und Patient ist in der Regel kompliziert, denn die Gesprächsteilnehmer sind sehr unterschiedliche Partner. Gerade bei einer so komplexen Krankheit wie Krebs kann sich das Ungleichgewicht des Wissens ungünstig auf den Gesprächsverlauf auswirken. Der Krebspatient hat in der Regel große Angst und keine medizinischen Kenntnisse, möchte gleichzeitig aber die Vorgehensweise verstehen und mitentscheiden, welche Behandlung in Angriff genommen wird. Der Arzt soll ihn retten und hierfür die geeignete Therapie finden. Eine ziemlich schwierige Ausgangssituation.

Patienten werden immer kritischer, die fachliche Kompetenz der Ärzte überzeugt nicht allein. Soziale und emotionale Kompetenz, die sich Patienten von ihrem Arzt wünschen, braucht jedoch Zeit, die in der strengen Budgetierung wenig Raum hat. »Ich darf nur mit jedem zwölften Patienten ein längeres Gespräch führen«, bemängelte Prof. Ulrich Kleeberg, Vorsitzender der Hamburger Krebsgesellschaft (in »Der Kassenarzt« 39/96). Dabei wird die Kommunikationsfähigkeit der Ärzte zunehmend ein Qualifikationsmerkmal. Die Mund-zu-Mund-Propaganda war für die Wahl eines guten Arztes schon immer bedeutend, mit dem Internet bekommt sie eine noch viel größere Tragweite.

Selbstbewusstere Bürger nehmen die Defizite im Gesundheitswesen deutlicher wahr und akzeptieren diese immer weniger. Die Zahl der Patienten, die Ärzte wegen Behandlungsfehlern zur Rechenschaft ziehen, wächst. Viele Patienten sehen aber auch ihren Arzt als »Opfer« des Gesundheitswesens.

Die Mehrheit der Patienten fühlt sich in ihrer Autonomie eingeschränkt, sie wünscht sich mehr Informationen über ihre Patientenrechte, eine Einsicht in die Arzt-Abrechnungen, bessere Gespräche und mehr Zeit mit ihren Ärzten. Die Uniklinik Ulm erarbeitet gerade unter der Leitung von Dr. Manfred P. Lutz eine Studie zur Frage »Was wollen die Patienten?«. Befragt werden onkologische Patienten zu ihrem Mitwirken am Entscheidungsprozess für die jeweilige Therapie. Eine erste Vor-Untersuchung hatte ergeben, dass die Mehrheit der Patienten (79 Prozent) am Therapie-Entscheidungsprozess teilnehmen möchte und zwar zusammen mit ihrem Arzt!

Clara schreibt:
Ich bin vor drei Jahren an Brustkrebs erkrankt gewesen und bis vor vier Tagen war alles in Ordnung (laut Nachsorgeuntersuchungen).
Am Freitag bin ich wegen Kreuzschmerzen zum Arzt, mit dem Ergebnis, dass heute bei mir Knochenmetastasen an der Wirbelsäule festgestellt wurden.
Da ich erst Anfang Dreißig bin, möchte ich mich nicht nur auf eine Diagnose bzw. Behandlungsmöglichkeit verlassen.
Wer kann mir weiterhelfen (Adressen, Behandlungsmöglichkeiten, Erfahrungsaustausch).
Bitte mailt mir so schnell wie's geht – ich soll heute noch eine Entscheidung über die Behandlungsweise treffen und möchte dabei mitreden können. Liebe Grüße an alle und Danke.

Immer mehr Ärzte werden mit der Tatsache konfrontiert, dass Patienten ihnen Forschungsergebnisse aus dem Web mitbringen. Meine Ärzte irritierte ich Anfang 1995 mit den Internet-Ausdrucken. Doch auch heute noch werden Patienten als unbequem eingeschätzt, wenn sie sich aktiv an der Informationssuche beteiligen. Dabei könnte das Internet das zunehmend von Sprach- und Berührungslosigkeit geprägte Arzt-Patientenverhältnis sogar verbessern. Was macht der Patient also mit seinem Packen von Internetausdrucken?

Der Arzt Gunther Eysenbach rät: (www.yi.com/home/ EysenbachGunther/faq.htm)
Patienten sollten hier mit angewandter Psychologie vorgehen und auch Verständnis für den Arzt aufbringen. Viele Medizinerkollegen, insbesondere der älteren Generation, sind es gewohnt, die Führungsrolle inne zu haben, und sehen das traditionelle Arzt-Patientenverhältnis auf den Kopf gestellt, wenn der »überinformierte« Patient plötzlich meint, alles besser zu wissen. Hinzu kommt eine Unvertrautheit mit dem Medium Internet – ein Großteil der Ärzte hat noch nie im Internet »gesurft« und kennt nur die Berichte aus den Massenmedien über dubiose Qualität von medizinischer Information auf dem Internet. Zudem ist die Medizin heute so komplex geworden, dass kein Arzt mehr auf allen Gebieten gleichermaßen informiert bleiben kann – oftmals kann es also durchaus sein, dass der Patient Spezialist in eigener Sache ist und etwa von neuen Forschungsergebnissen oder klinischen Studien gehört hat, die dem Arzt noch nicht begegnet sind. An diese veränderte Arzt-Patientenbeziehung müssen sich beide Seiten erst einmal gewöhnen.

Patienten und Angehörige sollten sich jedoch durch eine ablehnende Haltung ihres Arztes auf keinen Fall davon abbringen lassen, mehr über ihre Erkrankung aus unterschiedlichen Quellen zu erfahren. Gerade in der Vorbereitung auf ein Arztgespräch kann das Internet hilfreich sein, denn im Netz gibt es keine »dummen Fragen« und kein Zeitlimit.

Die Mehrheit der User nutzt das Internet, um nach einer Arztkonsultation eine zweite Meinung einzuholen. Dies verstehe ich als einen selbstverständlichen Akt eines selbstbewussten Menschen, der eigenständige Entscheidungen treffen möchte und dafür entsprechende Informationen benötigt. Einige Ärzte verstehen das manchmal als Misstrauen gegenüber ihren Aussagen. Machen Sie Ihrem Arzt klar, dass sich Ihre Internet-Aktivitäten nicht gegen ihn persönlich richten, sondern Ihnen als Patient helfen sollen, sich wirklich gut informiert zu entscheiden.

Die Informationssuche kann einen großen Einfluss auf die Entscheidungen des Patienten, den Heilungsprozess, seinen Alltag und seine emotionale Verfassung haben. Ärzte sollten sich daher mit der Bedeutung des Internets genau auseinandersetzen und es als Werkzeug in ihrer Arbeit *mit* den Patienten einsetzen. Inzwischen liefern Patienten tatsächlich Informationsmaterial aus dem Netz, das Ärzte nicht kennen. Dies löst ein hierarchisch orientiertes Verhältnis auf. Obwohl eine große Zahl von Ärzten an den Patienten als Partner glaubt, gibt es nur selten eine konkrete Umsetzung für ein partnerschaftliches Verhältnis. Das Internet könnte auch dafür ein Weg sein.

Ärzte sollten zukünftig ihren Patienten Empfehlungen über geeignete Internet-Quellen geben und helfen, Suchergebnisse zu bewerten. Wenn der Patient die Suchergebnisse mit seinem Arzt teilt, können sie gemeinsame nächste Schritte planen, Alternativen diskutieren. Patienten werden echte Partner in ihrem Heilungsprozess, weil sie aktiv beteiligt sind, was wiederum eine positive Auswirkung auf die Psyche des Kranken hat.

Untersuchungen in den USA zeigen, dass 95 Prozent der Ärzte Angst vor dem Internet als Patientenmedium haben, die restlichen fünf Prozent jedoch feststellen, dass sie mehr und bessere Interaktionen mit ihren Patienten haben. Nicht einmal jeder zehnte Patient, der sich Informationen zu seiner Krankheit aus dem Internet holt, spricht darüber mit seinem Arzt. Jeder zweite allerdings zeigt die Seiten Freunden oder Angehörigen. Die Meinung von Ärzten ist nach wie vor nicht nur in der Bewertung von Informationen gefragt. Ein Drittel der Patienten würde das Internet nutzen, wenn der Arzt ihnen dazu riete.

Aber auch Patienten müssen sich umorientieren, der Arzt ist nicht mehr der »Halbgott in Weiß«, sondern ein Mensch mit großer Fachkenntnis, aber nicht unbegrenztem Wissen. Dies wird häufig als Enttäuschung empfunden. Ein Patient, der nicht an seine eigene Kraft glaubt, sondern »arztgläubig« ist, überfordert den Arzt. Die eigene Abwehr, Neues zu lernen, und Verlustängste auf beiden Seiten können dazu führen, dass sich das Arzt-Patientenverhältnis als kompliziert darstellt.

Professor Alejandro Jadad von der kanadischen McMaster Universität hat bereits Konsequenzen aus seinen Internet-Erfahrungen gezogen. Nachdem Melinda, ein kleines krebskrankes Mädchen aus British Columbia, Kanada, eine Website (www.monkey-boy.com/melinda/) zu ihrer Krebskrankheit erstellt hatte und damit in kurzer Zeit etwa zehnmal so viele Besucher wie die Homepage der McMaster Universität bekam, holte er mehrere Patienten als gleichberechtigte Mitarbeiter in seine Forschungsprojekte zum Thema »Internet und Patient«. Sie entscheiden heute mit, welche Informationen auf die Website gelangen.

Das Internet ist ein Weg in einen heilsamen Prozess des gemeinsamen Lernens, in dem wir aufeinander zugehen. Die Rollen des Arztes und des Patienten müssen neu definiert werden. Ich glaube, dass das Internet zugleich ein Gewinn für Ärzte und Patienten ist und beiden zukünftig mehr Transparenz, Qualität, Menschlichkeit und Zufriedenheit bringen wird.

Im Internet gibt es übrigens zwei gute Ratgeber für eine bessere Kommunikation mit dem Arzt, »Teamwork – Krebspatienten und Ärzte als Partner« auf www.krebshilfe.de und »Ratgeber für den Umgang mit Ärzten« auf www.morbus-hodgkin.de.

Ein bisschen Politik oder von der Selbsthilfe zur Lobby

Wer an Aids erkrankt, ist in der Regel jung oder schwul und kann auf eine hippe Selbsthilfeszene zurückgreifen. Gegen Aids geht man zu Modeschauen und auf Promi-Parties, da wird gesoffen und gefeiert. Gegen Krebs reicht es gerade mal zu einem klassischen Konzert eines mittelprächtigen Violinquartetts. Man trinkt Kaffee Hag und hält sich an Kräcker. So weit zu den Klischees. Als ich erkrankte, fand ich die Krebs-Selbsthilfeszene in Deutschland auf jeden Fall ziemlich langweilig.

Auch anderen Kranken scheint das so zu ergehen. Ich dachte immer, dass die meisten Kranken Unterstützung in einer Selbsthilfegruppe finden würden, tatsächlich suchen sich jedoch maximal 5 Prozent der Krebspatienten zur Bewältigung ihrer Krankheit in dieser Form Beistand. Angehörige bleiben meist gänzlich außen vor. Das hat mich zum einen sehr überrascht, zum anderen aber auch erschreckt. Wer informiert und betreut die restlichen 95 Prozent? Was spricht die Betroffenen an?

Und genau hier setzt das Internet an. Es relativiert dieses Missverhältnis, indem es einen größtmöglichen, unverbindlichen Zugang zu Informationen schafft und den Austausch ermöglicht.

Auch mir erging es ähnlich. Obwohl ich mich nach meiner Diagnose zunächst erkundigte, ob es in Hamburg eine Hodgkin-Gruppe gibt oder wenigstens eine für jüngere krebserkrankte Menschen, war ich nicht wirklich davon überzeugt, denn auf »Betroffenheitsschwere« hatte ich eigentlich keine Lust. Aber es gab sowieso keine der gesuchten Gruppen. Nur rund 2000 Menschen erkranken jedes Jahr an einem Hodgkin-Lymphom, die Chance, eine regionale Gruppe zu finden, ist bei solch seltenen Krebsarten ziemlich unwahrscheinlich. Doch im Internet gibt es »natürlich« eine Morbus Hodgkin Selbsthilfegruppe (www.morbushodgkin.de).

Als 1986 Alf Trojan, ein Hamburger Medizinsoziologe, die Selbsthilfeszene erforschte, galten Selbsthilfegruppen als die »Hoffnungsträger« der Gesundheits- und Sozialpolitik. Vor rund zwanzig Jahren waren die dazu gehörenden Schlagworte Selbstversorgung, Selbsterfahrung, Selbstbehauptung, Selbstbestimmung, Selbstbefreiung. Heute geht es auch in der Selbsthilfe um Individualisierung, medienträchtige Events, Wissenstransfer, Reichweitenstärke, Ergebniskontrolle und Sponsoring.

Mit anderen Worten: die Selbsthilfe professionalisiert sich – manchmal freiwillig, oft notgedrungen.

Die onkologische Fachwelt hat sich an eine brave Selbsthilfe gewöhnt, an eine, die nicht wirklich eingreift, die nicht fordert. Den Ärzten ist klar, eine Selbsthilfegruppe ist etwas für Patienten. Sie halten dort maximal einen Vortrag, aber ansonsten bleibt man auf Distanz. Im Internet bilden Ärzte, Pflegepersonal und Patienten oft eine gemeinsame Gruppe in Form eines freiwilligen Selbsthilfenetzes.

Es ist die Zeit für Veränderung. Die etablierten Selbsthilfegruppen haben viel erreicht, aber sie bewegen sich nicht weiter. Für mich ist eine regionale Selbsthilfegruppe wie eine örtliche Betäubung, es ist notwendig sie zu haben, aber sie ändert nichts. Die Schmerzen bleiben vorhanden, weil die Quelle sie immer wieder nährt. Wir müssen die Ursachen verändern, statt die Symptome zu pflegen. Es ist wie beim Krebs, es nützt nichts, die Metastasen zu entfernen, wenn der Primärtumor munter weiterwächst. Also brauchen wir eine neue Bewegung – keine Betroffenenbewegung mehr, sondern eine wirkliche Interessenvertretung, die auch Einfluss hat.

Die starken US-Selbsthilfeorganisationen konnten den Verteidigungshaushalt zu ihren Gunsten kürzen. In den USA gibt es Netzwerke wie die National Coalition of Cancer Survivorship (www.cansearch.org) oder die National Breast Cancer Coalition (www.natlbcc.org), die in die Gesundheitspolitik eingreifen und die Ressourcenverteilung mitbestimmen. In den USA gibt es auch Patienten, die an Forschungsprojekten mitarbeiten und als ernst zu nehmende Teilnehmer in einflussreichen Aufsichtsräten sitzen und so die Richtung der Informationspolitik mitbestimmen. Als eine der reichsten Industrienationen der Welt sind wir scheinbar auf Entwicklungshilfe aus den USA angewiesen. Die äußerst erfolgreiche Susan G. Komen Foundation sammelt in den USA jedes Jahr 1 000 000 Dollar für patientennahe Krebsforschungs- und Aufklärungsprojekte, seit 1999 gibt es sie auch in Frankfurt (www.raceforthecure.de). Sie geht mit den »race for the cure« Volksläufen direkt an die Bevölkerung und Unternehmen heran. Auch das INKAnet fand sein Vorbild schließlich in den USA!

In Deutschland gibt es immer noch keine richtige Patientenlobby, aber das Internet wird ihre Entwicklung maßgeblich vorantreiben. Im Oktober 2000 gingen zum ersten Mal Selbsthilfeinitiativen gegen den Brustkrebs auf die Straße und durch das Brandenburger Tor. Aus ganz Deutschland kamen die Gruppen zusammen, um gemeinsam zu fordern statt zu dulden. Die »Koalition Brustkrebs« arbeitet auf bundesweiter Ebene zusammen und jede Gruppe für sich vor Ort. Das Internet ermöglicht ihnen schließlich eine unkomplizierte schnelle Kommunikation.

Wer bezahlt, hat auch das Sagen. Die alte Regel gilt auch in der Selbsthilfeszene, die bislang an einigen wenigen Töpfen hing. Das machte sie nicht gerade flexibel und unabhängig. Durch das Internet haben Selbsthilfegruppen und sogar einzelne Patienten oder Angehörige jetzt die Gelegenheit, mit wenig Geld sehr viel zu erreichen.

In spätestens zehn Jahren werden auch bei uns die Patienten und Angehörigen eine Macht bilden, werden als bezahlte Profis ihr wichtiges Wissen in die Gremien, in die Politik und die Forschung einbringen. Fakt ist, dass

Professionalisierungsprozesse in der Selbsthilfebewegung schon heute stattfinden, vieles jedoch immer noch über ABM-Projekte läuft, die eine langfristige Planung und eine leistungsgerechte Entlohnung verhindern.

Die Mär von den Patienten

Wenn Menschen die Diagnose Krebs erhalten, stehen sie meist mitten im Leben, egal wie alt sie tatsächlich sind. Sie haben einen mehr oder minder liebgewonnenen Alltag, persönliche Ziele, berufliche Pläne, familiäre Verpflichtungen. Sie sind Vater, Mutter, Kind, Geliebte, Großtante, aber ganz sicher keine Patienten. Es gibt einfach gar keine Patienten, der Patient an sich ist eine Kunstfigur. Wir sind Menschen.

Woran könnte man auch erkennen, dass ein Mensch Patient ist? Was macht einen Patienten aus? Ärzte tragen Kittel, das ist ihre übliche Berufskleidung. Wenn sie diese nach der Arbeit ablegen, sind sie wieder Vater, Mutter, Tochter, Stadtbewohner, Eigenheimbesitzer, Inlineskater, Liebhaber, Porschefahrer ... Schade, dass ich in meinem Diagnosegespräch nicht gesagt habe: »O Moment, Frau Doktor, ich muss mir mal eben meinen Patientinnenkittel überziehen, noch steht eine verliebte Kulturmanagerin mit frischem Diplom ohne Kohle auf dem Konto aber mit viel Energie trotz Narbe am Hals vor Ihnen, die außerdem eine Scheißangst vor Krebs hat.«

Ich glaube, dass es uns und unserem Gesundheitswesen helfen würde, wenn wir uns von dem Begriff und dem Denken »Patient« verabschiedeten. In den Marketingkonzepten wird heute gern der Patient als »Konsument, Verbraucher oder Kunde« vorgeführt. Momentan weiß ich allerdings auch nicht, wie die neue Bezeichnung eines kranken Menschen heißen könnte.

Im Internet stieß ich auf den Begriff »GIMP«. Christiane, eine junge Frau mit einem Hirntumor forderte auf ihrer Website, dass alle Menschen GIMPs sein sollten. Der GIMP steht für den gut informierten mündigen Patienten (www.d-schmidt.onlinehome.de).

Schwangerschaft wird als Zustand bezeichnet. Frauen, die schwanger sind, sind keine Patientinnen, sie sind Schwangere. Aber was bitte ist eine Krebserkrankung? Ist Krebs ein Zustand?

Kaum ein Patient und seine Familie ist auf die Diagnose Krebs vorbereitet, sie kommt meistens unerwartet. Jeder zweite, so die Statistik, wird daran sterben, also wird auch jeder zweite die Krankheit überleben. Aber sie alle leben mit der Krankheit. Die amerikanische Patientenorganisation National Coalition of Cancer Survivorship (www.cansearch.org) definiert den Krebsüberlebenden auf eine, wie ich finde, gute Art und Weise und macht damit zugleich das Dilemma deutlich:

Ein Krebsüberlebender ist jeder mit der Diagnose Krebs zum Zeitpunkt seiner Diagnosestellung bis zum Rest seines Lebens, egal ob dies noch Tage oder Jahrzehnte sein werden.

Krankheit ist nicht nur eine körperliche Angelegenheit, sondern eine zeitweilige Daseinsform, die alle Aspekte des menschlichen Lebens betrifft.

Viele Völker haben ein ganz anderes Verständnis von Krankheit und Gesundheit, ein Mensch der krank ist, besitzt »zu viel Wind und zu wenig Wärme«, das »Verdauungsfeuer ist überhitzt« oder wie die Majas vermuten, ist er womöglich krank geworden, weil »er gegen die Gemeinschaft verstoßen hat«. Die Erklärungen von Krankheit sind sehr unterschiedlich und wirken oft bildhaft. Mir gefällt, dass immer nur ein Zustand beschrieben wird, der kranke Mensch wird nie klassifiziert, sondiert, entmündigt.

In unserem westlichen Medizinansatz scheint es bequemer zu sein, Patienten als eine Kategorie anzusehen. Wenn Krankheit ein Zustand ist, ist Gesundheit auch einer, der Übergang von einem zum anderen ist fließend. Jeder kann in dem einen und in dem anderen sein. Aber Philosophie gehört leider nicht in das medizinische Fachgebiet.

Ärzte, die an Krebs erkranken, sind ganz besonders arm dran. Sie verstoßen gegen ein unausgesprochenes Gesetz. Im Verlauf meiner Arbeit mit Krebspatienten sind mir einige krebskranke Ärzte, Medizinstudenten und Krankenschwestern begegnet, die schlechter als alle anderen Betroffenen behandelt wurden. Mit ihrer Krankheit betonten sie den fließenden Übergang der Zustände, die Mauer zwischen Arzt und Patient brach ein. Martina Lies, eine brustkrebskranke Internistin und Mitbegründerin der deutschen Susan G. Komen Foundation, erzählte mir: »Mit meinem Krebs bedrohte ich meine Kollegen. Ich war plötzlich auf der falschen Seite. Dadurch wurden auch sie als Ärzte verwundbar.« Ich hätte gern einen verwundeten Arzt gehabt, dann hätten wir zusammen geweint und uns vielleicht umarmt.

Durch das Internet werden die Übergänge fließender. Medizinisches Wissen ist inzwischen keine einseitige Angelegenheit der Ärzte mehr. Wer heute ein Experte ist, entscheidet nicht mehr unbedingt das Medizinstudium.

Praktische Tipps für das Internet

Die Ausgangssituation entscheidet

Informationen sind wichtig für die Krebspatienten und ihre Familien. Sie müssen existenzielle Entscheidungen treffen ohne medizinische Vorkenntnisse, sind seelisch oft sehr belastet und auch häufig körperlich erschöpft. Informationen machen stark, lernen schon die Kleinsten in der Sesamstraße: wieso, weshalb, warum, wer nicht fragt, bleibt dumm. Im Falle von Krebs geht es natürlich nicht um Dummheit, sondern um Informationen, die zu Wissen führen. Und Wissen schafft Sicherheit.

Eine Krebsdiagnose bedeutet in der Regel erst einmal eine Krise, nicht nur für die Patienten selbst, auch ihre Angehörigen, Freunde und Kollegen sind zunächst oft überfordert. Obwohl Menschen unterschiedlich auf diese Diagnose reagieren (Schock, Verdrängung, Negierung, Endzeitstimmung, 180 Grad-Veränderung) sucht die Mehrheit nach Wissen, das ihnen in der Stressbewältigung und Auseinandersetzung mit der Krankheit und ihren Auswirkungen hilft. Nur wenige haben diese existenzielle Form von Stress zuvor kennen gelernt und kaum jemand hat in dieser Situation Techniken parat, mit denen er seine Probleme lösen kann. Der sichere, vertraute Alltag zählt zwar noch, aber hilft nicht unbedingt weiter. Das komplizierte an der Krebserkrankung ist die Vielzahl auftretender Krisen: wenn der Patient erste Symptome (Krankheitszeichen) entdeckt, die Diagnose selbst, die Sicherung der Diagnose durch weitere Untersuchungen bis zur Bestimmung des Krankheitsstadiums, eine Operation, die Behandlungen und ihre Nebenwirkungen, die Nachuntersuchungen, eine mögliche Wiedererkrankung, die Rückkehr zur scheinbar alltäglichen »Normalität«. Motoren der Krisen sind die Angst und die Unsicherheit. Beides ist natürlich, verständlich und vor allem menschlich. Und mit beiden kann sowohl der Patient als auch sein Angehöriger lernen, umzugehen.

Stellen Sie sich vor, Sie machen eine Reise. Dann ist Ihr Reiseziel ziemlich interessant, vielleicht auch der Weg dahin. Am wichtigsten jedoch ist Ihre Ausgangssituation. Eine Gruppe von Kölner Krebspatienten hat ein tolles Video gedreht. »Morbus Hodgkin – eine gemeinsame Reise« heißt der Film, in dem Krebs als Reise in das Unbekannte betrachtet wird. Ich finde, das ist ein schönes und sinnvolles Bild. Krebs als Reise, eine unfreiwillige natürlich und ganz gewiss kein Urlaub, sondern echte Arbeit und Auseinandersetzung, Ausgang ungewiss. Wie also ist Ihre Ausgangsposition? Wo stehen Sie gerade? Die Ausgangsposition spielt nämlich auch die entscheidende Rolle für Ihre Internet-Recherche, es ist fast schon der kniffligste Teil. Wenn Sie den geklärt haben, sind Sie einen ersten wichtigen Schritt weiter.

Jeder Mensch, der die Diagnose Krebs bekommt, steht an einer anderen Stelle. Jeder Patient geht einen anderen Weg und natürlich spielt es eine Rolle, ob Sie als Großvater oder als junge Mutter, als Single oder Ehemann auf die Krebsreise gehen. Und alles, was Sie sonst noch ausmacht, verändert Ihre Ausgangssituation von der eines anderen Patienten. Geben Sie nicht auf bei schlechten Prognosen, es gibt immer wieder Menschen, die alle Statistiken sprengen und das angeblich Unwahrscheinliche möglich machen. Auf der Homepage von Dennis, einem

Hirntumorpatienten, steht: »Wer glaubt schon einer Statistik, die er nicht selbst gefälscht hat.« Nehmen Sie die Erfahrungen anderer Patienten und Angehöriger, die Ihnen im Internet begegnen, als Mitteilungen auf. Sie sind weder eine Gewähr noch eine Gefahr, dass es bei Ihnen genauso laufen wird. Fragen Sie die Menschen im Netz nicht nur nach ihren Erfahrungen, sondern auch nach den Umständen, die dazugehören; eventuell sind diese bei Ihnen entscheidend anders. Haben Sie Mut, andere Menschen anzusprechen, und lassen Sie sich begleiten auf Ihrer Reise. Glauben Sie an Ihre eigenen Kräfte, wenn Sie die auch nicht immer spüren, sie sind ganz sicher vorhanden.

Informationen wirken

Bevor Sie jedoch ins Internet gehen, entwickeln Sie eine »Informationsstrategie«. Suchen Sie mehrgleisig nach Informationen.

Überlegen Sie, welche Art von Informationen Sie überhaupt brauchen. Medizinische Information über Therapien, Nebenwirkungen oder die Adresse eines guten Krankenhauses? Oder Informationen über das Krankengeld? Vielleicht wollen Sie lieber nur erst einmal eine Aufmunterung? Machen Sie sich eine Liste Ihrer offenen Punkte. Vermutlich werden diese sehr vielfältig sein. Sortieren Sie die Fragen nach Bereichen wie Medizin, Sozialrecht, Psyche, Finanzen, Beruf, Familie. Welche Sprachen verstehen Sie? Deutsch und Englisch? Fachsprachen? Machen Sie sich klar, welche Art von Informationen Sie verstehen können. Brauchen Sie eher Statistiken oder mündliche Informationen von Menschen aus Selbsthilfegruppen?

Dann machen Sie sich eine Liste, wo Sie die Informationen vermuten. Finden Sie die Adressen heraus. Das kann der Gesundheitsladen, die Buchhandlung, die Bibliothek oder das Internetcafé sein.

Schauen Sie in Ihr örtliches Telefonbuch unter »Krebs« und »Selbsthilfe« nach, mitunter finden Sie dort wichtige Adressen. Fragen Sie bei Kirchen und anderen Gemeindeeinrichtungen nach. Lassen Sie sich von Ihrer Krankenkasse beraten. Fragen Sie nach Broschüren und Initiativen bei Ihrem Gesundheits- und Versorgungsamt. Bitten Sie Ihre Familie, Freunde, Nachbarn und Kollegen um Unterstützung bei der Informationsbeschaffung. Legen Sie sich einen Ordner für Ihre Informationen an. Und machen Sie sich klar, dass Informationen wirken. Wie entscheiden Sie, mit der gefundenen Information umzugehen?

Ich habe aber kein Internet!

Wer noch keinen Internet-Anschluss hat oder auch keinen haben will, ist dennoch nicht von den Informationen ausgeschlossen. Lance Armstrong, der Tour de France-Sieger, suchte nach seiner Diagnose Hodenkrebs auch nicht selbst im Netz, da er sich dazu einfach nicht in der Lage fühlte. Sein Freund jedoch ging sofort ins Internet und versorgte die Familie Armstrong mit allen wichtigen Informationen. Heute gibt Lance sein Wissen sogar auf seiner eigenen Homepage www.laf.org weiter.

In der Regel gibt es immer jemanden, egal ob Nachbar, Freundin, Kollegin, Cousin oder Enkel, der sich schon im Internet auskennt und den man um Mithilfe bitten kann. Übrigens wird das oft gern gemacht, denn viele wollen »irgendwie« helfen, wissen aber nicht genau wie. Da

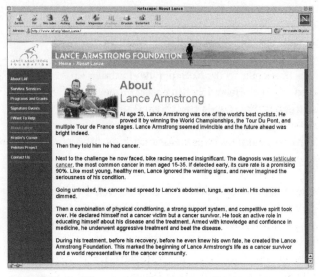

Die Website der Stiftung von Radrennfahrer und Krebs-Survivor Lance Armstrong

kommt eine Internet-Recherche gerade richtig und trägt so auch noch zum Verständnis bei.

In einigen Krankenhäusern und Reha-Kliniken gibt es heute schon Internet-Zugänge für Patienten oder zumindest Anschlussbuchsen für den mitgebrachten Laptop, wie im Robert-Bosch-Krankenhaus in Stuttgart. Als ich einmal im Brustkrebs-Chat (www.brustkrebs.net) war, stellte ich fest, dass sich eine Teilnehmerin aus ihrer Reha-Klinik einschaltete. Sie hatte ihren Laptop mitgenommen und Unterstützung von ihrem Stationsarzt bekommen (»Die Verwaltung weiß nichts davon, aber manchmal muss man ›illegale‹ Wege gehen...«). Und immer wieder lese ich von Menschen, die ihren kranken Freunden oder Kollegen ein Laptop für das Krankenhaus schenken.

Svenja schreibt:
Meine Kollegin liegt seit ein paar Wochen auf der Krebsstation im Altonaer Krankenhaus, und ich weiß, dass ein Internet-Zugang ihr den Aufenthalt wesentlich erleichtern würde. Nun überlegen meine Kollegen und ich, wie wir es ermöglichen können. Haben Sie Kontakt zu einem Computerladen oder -hersteller, der Ihnen für Ihr Projekt besondere Konditionen anbietet? Vielleicht schaffen wir es, ein Gerät anzuschaffen, dass nach dem Aufenthalt unserer Kollegin im Krankenhaus verbleibt.

Alternativ gibt es natürlich den zeitweisen Zugang in Online-Cafés und öffentlichen Einrichtungen wie Bibliotheken und Volkshochschulen, die kostenlos oder günstig zur Verfügung stehen. Oder Sie besuchen einen der (zugegeben noch viel zu seltenen) Internetkurse für Krebskranke und ihre Angehörigen.

Ratgeber zur allgemeinen Internet-Nutzung gibt es in jeder Buchhandlung. Auch Zeitschriften wie ComputerBild, tomorrow oder online today bringen immer wieder Einsteigerhefte heraus.

Wo wollen Sie jetzt anfangen?

Vielleicht haben Sie jetzt Lust bekommen, das Internet als Such- und Kontaktmöglichkeit zu nutzen, aber fürchten sich noch vor der Technik? Die Technik, also der Computer, ist wirklich nur Mittel zum Zweck – er ist einfach Ihr zukünftiges Handwerkszeug. Und vergessen Sie nie, dass es bei dem Ganzen eigentlich um Menschen aus Fleisch und Blut geht. Und ihre Erfahrungen mit Krebs sind es wert, dass Sie sich mit dem Medium Internet auseinander setzen.

Informationen bietet das Internet wirklich genug. Unter dem Suchwort Gesundheit fand die Suchmaschine Altavista (www.altavista.de) im November 2000 allein im deutschsprachigen Netz über 1.842.802 Webseiten, beim Stichwort Krebs immerhin noch knapp 139.427. Wo also soll man mit der Suche anfangen? Im Idealfall empfiehlt Ihr Arzt einige verlässliche Websites.

Die Wörter Homepages und Websites sind gleichbedeutend, ein Portal ist meistens eine Eingangsseite zu einer umfangreicheren Informationsvermittlung mit vielen Links. Links sind die Verbindungen zu anderen Homepages.

Eigentlich möchten Sie auch gar nicht suchen, sondern finden? Das Internet ist leider nicht so gut sortiert, wie die Buchhandlung um die Ecke. Deshalb ist es wichtig, beharrlich zu sein und nicht gleich aufzugeben, wenn die erste Recherche ins Nirwana führt. Wer sich als ungeduldigen Menschen kennt, bittet einen Freund oder Familienangehörigen, ihm zu helfen.

Websites wie INKA (www.inkanet.de), die Krebshilfe (www.krebshilfe.de) oder der KID (www.krebsinformation.de) eignen sich gut für den Einstieg. Suchen Sie einfach diese Seiten auf und surfen Sie durch die vorgegebenen Links.

Einen anderen Weg gibt es über die Suchmaschinen oder Suchkataloge, zum Beispiel www.yahoo.de, www.lycos.de, www.google.com, www.web.de, www.dino-online.de, www.excite.de, in denen Sie nach Schlagworten suchen können. Die Metasuchmaschine www.metager.de sucht für Sie sogar zeitgleich in mehreren Suchmaschinen. Beachten Sie dabei, dass Sie die Suchworte klein schreiben. Wenn Sie eine Web-Adresse einge-

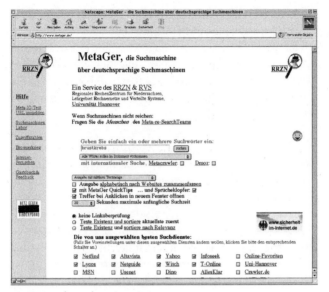

Die Metasuchmaschine MetaGer

ben, achten Sie auf die genaue Buchstabenfolge, ein kleiner Tippfehler, und der Computer findet Ihre gesuchte Seite nicht.

Wenn Sie eine Seite nicht finden, heißt es nicht, dass sie nicht da ist, vielleicht wird gerade an der Seite gearbeitet oder sie ist überlastet, versuchen Sie es dann später noch einmal.

Auf allen Suchmaschinen gibt es die erweiterte Suche oder Suchtipps, die Sie benutzen sollten, um Ihre Suchergebnisse einzugrenzen. Hierzu kombinieren Sie Suchbegriffe zum Beispiel durch »Und«, »AND« oder »+«. So führt beispielsweise die Suche nach Brustkrebs auf www.google.com zu 20 800 Treffern, während das Suchergebnis nach Brustkrebs + Herceptin (Medikament) auf 334 Treffer kommt.

Wenn Sie eine ganz bestimmte Gesellschaft suchen, führen Sie diese in Anführungszeichen an wie »Deutsche Krebshilfe«. Vergessen Sie nicht, bei den Suchergebnissen die Seite hinunterzuscrollen (also den Cursor mit der Maus am Bildschirmrand hinunterzuziehen), Anfänger meinen oft, dass die Informationen nur bis zum Bildschirmrand reichen!

Es gibt auch spezielle deutschsprachige medizinische Suchmaschinen, wie beispielsweise www.medizinindex.de, www.dr-antonius.de, www.medivista.de, die Sie auch einmal ausprobieren sollten. Auch wäre es gut, wenn Sie mehrere Suchmaschinen benutzen würden, denn nicht alle führen zu dem selben Suchergebnis.

Tageszeitungen und Zeitschriften geben oft Hinweise auf gute Websites. Damit können Sie sich ein wenig das mühsame Suchen ersparen und die Web-Adressen direkt eingeben. Übrigens, lassen Sie sich nicht davon irritieren, dass nicht alle Websites mit »www.« beginnen!

Einen guten Einstieg bekommen Sie auch durch die Broschüre »Krebs-Webweiser« des Tumorzentrums Freiburg (www.krebs-webweiser.de), Hugstetter Str. 55, 79106 Freiburg, Tel. 0761/2 70-60 60 (Hotline), Mo–Fr 9–16 Uhr.

Krebs im Internet – Fakten sammeln

Für Menschen, die gerade ihre Diagnose bekommen haben, ist das Internet eine wahre Fundgrube erster, wichtiger Informationen. Vor allem die etablierten Krebsberatungseinrichtungen bieten gute, grundlegende und laienverständliche Websites an. Hier findet der Patient zum Beispiel Erläuterungen zu den unterschiedlichsten Krebsarten und Erklärungen, was vermutlich auf ihn zu-

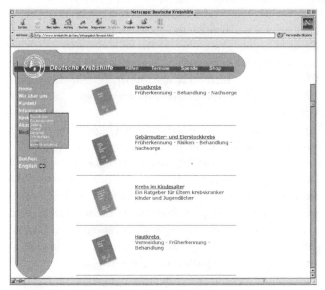

Website der Deutschen Krebshilfe, ihre Broschüren

kommen wird, welche Standardtherapiemöglichkeiten es gibt und wie diese wirken. Außerdem bieten die Einrichtungen meistens gute weiterführende Links und nennen Adressen von Beratungseinrichtungen vor Ort.

Wichtige Adressen:
Deutsche Krebshilfe e.V.
www.krebshilfe.de
Thomas-Mann-Straße 40, 53111 Bonn
Tel. 0228/7 29 90-0
Sprechzeiten des Informations- und Beratungsdienstes:
Mo–Fr 9–17 Uhr.
Auf der Seite der Krebshilfe gibt es zum Online-Lesen, Herunterladen und Bestellen die kostenlosen Ratgeber

(»Blaue Reihe«) zu fast allen Krebsarten, beispielsweise zu Brustkrebs, Bronchialkrebs, Darmkrebs, Magenkrebs, Prostatakrebs, Hodgkin, Krebs der Eierstöcke, Non Hodgkin, Leukämie. Der Informationsdienst der Krebshilfe ist auch per E-Mail zu erreichen, jedoch werden keine medizinischen Beratungen angeboten.

Krebsinformationsdienst (KID)
www.krebsinformation.de
Im Neuenheimer Feld 280, 69120 Heidelberg
Tel. 06221/41 01 21
Sprechzeiten: Mo–Fr 8–20 Uhr, Di–Do 18–20 Uhr in türkischer Sprache. Der Krebsinformationsdienst hat eine sehr informative Website, die sich weitgehend nach den Patientenbedürfnissen richtet und auch »Randthemen« berücksichtigt, wie Fatigue-Syndrom, Sexualität.

Patienteninfo des DKFZ
(Deutsches Krebsforschungszentrum)
www.dkfz.de/Patienteninfo/index.html
Kurzerklärungen über diverse Krebserkrankungen, Diagnostik und übliche Behandlungsmöglichkeiten.

Deutsche Krebsgesellschaft e.V. (DKG)
www.krebsgesellschaft.de
Hanauer Landstr. 194, 60314 Frankfurt
Tel. 069/6 30 09 60
Als Dachverband der Landesgesellschaften hat er die Liste aller regionalen Krebsgesellschaften, von denen viele eine Patientenberatungsstelle haben. Die DKG verschickt außerdem Broschüren (zum Beispiel »Ernährung bei Krebs«, »Nebenwirkung von Chemotherapien«, »Leben mit der Diagnose Krebs«, »Fatigue«) und hat eine Beratungsstelle in Frankfurt. Außerdem vernetzt die

DKG Männer mit Prostatakrebs und verschickt die Adressenlisten der jeweiligen onkologischen Arbeitsgemeinschaft, beispielsweise der AIO, der Arbeitsgemeinschaft internistischer Onkologen.

Österreichische Krebshilfe
www.krebshilfe.net
Informative Homepage des österreichischen Dachverbands; neben den Adressen der regionalen Krebsberatungsstellen finden Sie umfangreiche Informationen zu Selbsthilfegruppen, Beratungsadressen, allgemeine Erklärungen der verbreitesten Krebsarten. Gut ist ihr interaktiver Ansatz durch ein Forum.

Schweizer Krebsliga
www.swisscancer.ch
Der Schweizer Dachverband informiert über regionale Schweizer Angebote, Therapien und vertreibt auch Broschüren und anderes Informationsmaterial.

Studienserver der DKG
www.studien.de
Die Website informiert über ständig laufende Krebs-Therapiestudien. Bislang sind zwar nur ein Bruchteil aller deutschen Studien enthalten, aber das soll sich noch verbessern. Den Sinn von Therapiestudien erklärt eine Online-Broschüre:
www.roche-onkologie.de/service/broschueren/
vollversion/therapiestudien/index.htm

Arbeitsgemeinschaft der Tumorzentren
www.tumorzentren.de
Nicht alle deutschen Tumorzentren haben den gleich guten Service. Einige gleichen eher einer Briefkastenfirma,

während andere auch gute Patientenangebote liefern, zum Beispiel die Tumorzentren in Freiburg und Jena.

Deutsche Kinderkrebsstiftung
www.kinderkrebsstiftung.de
Joachimstr. 20, 53113 Bonn
Tel. 0228/9 13 94-30
Die Deutsche Kinderkrebsstiftung ist eine hervorragende Beratungseinrichtung für alle Familien, deren Kinder an Krebs erkrankt sind, und vermittelt zahlreiche Elterninitiativen vor Ort. Sie betreut übrigens auch kranke junge Leute bis 30 Jahren. Die Website hat einen besonderen Bereich für Kinder und Jugendliche, in dem sie sich auch vernetzen können.

Der Krebs-Webweiser
www.krebs-webweiser.de
Tel. 0761/2 70-60 60 (Hotline Mo–Fr 9–16 Uhr)
Der Krebs-Webweiser ist ein informatives und gut gepflegtes Angebot des Tumorzentrums Freiburg, der eine umfangreiche Liste diverser Weblinks zu den unterschiedlichen Krebskrankheiten, ihrer Entstehung, Diagnostik, Therapieformen etc. bietet. Die Informationen kann man auch als kostenlose Broschüre bestellen.

AKKK – Arbeitgruppe zur Koordination klinischer Krebsregister
www.med.uni-giessen.de/akkk/onkoserv/
Eine sehr umfangreiche Link-Liste hat Udo Altmann an der Uni Giessen geschaffen.

Robert-Koch-Institut
www.rki.de/CCBE/KREBS/KREBS.HTM
Wer sich über Krebsstatistiken, beispielsweise Häufig-

keit und Krebssterblichkeit in Deutschland informieren möchte, findet hier Antworten und unter anderem auch die Adressen und Links zu den deutschen Krebsregistern.

OncoLink
www.oncolink.upenn.edu
Die University of Pennsylvania hat eine vielfältige, sehr gute Homepage namens Cancer Resource. Hier finden sich umfangreiche Informationen für Patienten, Ärzte und Angehörige.
Ergänzt wird dies durch Forschungsberichte, diverse Weblinks und detaillierte Infos zu einzelnen Krebsarten. Für Patienten gibt es auch Online-Hilfen, authentische Berichte von Überlebenden, Gedichte, Bilder von ehemaligen Patienten, Kunstausschreibungen zum Thema »Krebs« und vieles mehr.

Cancernet
www.meb.uni-bonn.de/cancernet/
Cancernet ist ein über die Universität Bonn aufbereitetes umfangreiches und aktuelles amerikanisches Patienten-Informationsangebot des National Cancer Institute, wahlweise auf Deutsch, Englisch oder Spanisch. Es umfasst ein Suchsystem über diverse Krebsarten. Jeden Monat wird es von Krebsexperten überholt.

American Cancer Society
www.cancer.org
Dies ist die Homepage der amerikanischen Krebsgesellschaft, sie zeigt ihre Projekte, stellt die einzelnen Filialen vor und bietet weitere Links. Wer Krankenhäuser und Auskunft über Behandlungen in den USA sucht, ist hier richtig.

Arzt oder Krankenhaus finden

In Deutschland gibt es noch kein nationales Krankenhaus- oder Praxenregister online. Über die Gesundheitsportale, zum Beispiel Medicine World Wide (www.m-ww.de/aerzte/index.html), findet man aber einige brauchbare Suchmöglichkeiten. Viele Praxen und Krankenhäuser sind inzwischen im Internet vertreten, davon haben leider nur wenige ein Gespür dafür, was ein Patient oder sein Angehöriger wirklich braucht. Deshalb sind einige der Websites nur »Webvisiten-Karten«, auf denen der Suchende gerade einmal die Anschrift lesen kann. E-Mails an solche Websites kann man getrost vergessen, die Wahrscheinlichkeit, dass jemand am anderen Ende in den Briefkasten schaut, ist sehr gering.

Für die Auswahl des »richtigen« Arztes reichen die Internet-Arzt-Suchgelegenheiten nicht aus, ein Krebskranker und sein Angehöriger brauchen zusätzliche Kriterien, die in den Eingabemasken nicht vorgesehen sind. Die Mund-zu-Mund-Propaganda spielt eine nicht unerhebliche Rolle in der Auswahl des Krankenhauses oder der Praxis. Wie ist die Atmosphäre, gibt es dort Angebote wie Kunsttherapie, schaut der Arzt mir im Gespräch in die Augen, werde ich liebevoll angenommen oder nur abgefertigt, ist der Arzt ausreichend qualifiziert und offen für meine Vorschläge? Und nicht zuletzt, gibt es einen Internet-Zugang für Patienten im Krankenhaus?

Ulrich schreibt:
Ich habe einen Tumor an der Hirnanhangdrüse namens Akromegalie. Jetzt suche ich den Erfahrungsaustausch und ein gutes und in dieser Thematik erfahrenes Krankenhaus. Wer kann mir helfen? Ich würde mich freuen!

Im Internet können Patienten schlechte Ärzte »outen« und von guten berichten. Was einen »schlechten« Arzt ausmacht, hängt nicht immer nur von der medizinischen Qualität ab. Zukünftig müssen Ärzte sich vermutlich besser gegenüber ihren »Kunden« verhalten, damit diese nicht zur Konkurrenz wechseln.

Aus der FAZ-Beilage zur »Medica 2000« in Düsseldorf: *Patienten und Angehörige informieren sich zunehmend mittels Internet und neuer Medien detailliert über die jeweiligen Erkrankungen und werden zukünftig dem behandelnden Arzt im günstigsten Fall kritisch-konstruktiv gegenüberstehen. Daher ist zu erwarten, dass Krankenhäuser zukünftig mit Forderungen nach Schadensersatz wegen vermuteter falscher (Chemo-)Therapie konfrontiert sein werden. Bereits heute werden Rufe nach Souveränität über das eigene (entnommene) Tumormaterial (»Mein Tumor gehört mir!«) laut, und Patienten beginnen, sich außerhalb von Selbsthilfegruppen öffentlich zu artikulieren (»Fordern statt dulden!«) und einheitliche Qualitätsstandards einzufordern.*

Folgende übergeordnete Internetseiten informieren über Ärzte und Krankenhäuser:

Bayrisches Krankenhausregister
www.bkg-online.de/ger/bkr/
Das bayrische Krankenhausregister gibt einen Überblick über geeignete Krankenhäuser in Bayern.

Deutsches Ärztenetz
http://www.arzt.de/
Im Deutschen Ärztenetz, einem Angebot verschiedener ärztlicher Standesorganisationen, finden Sie eine umfangreiche Arztsuche der Landesärztekammer und der

Kassenärztlichen Vereinigungen. Klicken Sie einfach auf die Bundesländer.

Arzt-Auskunft
http://www.arzt-auskunft.de/
Im Angebot der Stiftung Gesundheit finden Sie unter »Arztauskunft/Suche« Ärzte, Kliniken und Rehakliniken nach Diagnose- und Therapieschwerpunkten unterteilt.

Deutsche Krebsgesellschaft e.V. (DKG)
www.krebsgesellschaft.de
Hanauer Landstr. 194, 60314 Frankfurt, Tel. 0 69/6 30 09 60
Die DKG verschickt die Adressenlisten der jeweiligen onkologischen Arbeitsgemeinschaft, beispielsweise der AIO, der Arbeitsgemeinschaft internistischer Onkologen, die auch online zu finden sind.

Viele INKA-User fragen immer wieder nach den folgenden beiden Einrichtungen in den USA, deshalb sind sie gesondert aufgelistet:
Memorial Sloan-Kettering Cancer Center
www.mskcc.org
Eine der großen amerikanischen Krebs-Kliniken in New York City, in der sich auch Deutsche behandeln lassen.

MD Anderson Cancer Center
www.mdanderson.org/centers/pathway/
Diese Website bietet viele Tipps und Infos zu diversen Krebsarten.

Selbsthilfegruppen online

Immer mehr Selbsthilfegruppen, die auch in der »realen« Welt existieren, gehen ins Netz, um erreichbarer zu sein, und sind dabei offen für neue Kontakte. Die umfangreichsten Angebote haben meist die Dachverbände der verschiedenen Selbsthilfeorganisationen.

Interessante Adressen:
NAKOS
www.nakos.de
Nationale Kontakt- und Informationsstelle zur Anregung und Unterstützung von Selbsthilfegruppen
Albrecht-Achilles-Straße 65, 10709 Berlin
Tel. 0 30/8 91 40 19
Hier können Sie nach bundesweiten Kontaktstellen und einzelnen Selbsthilfegruppen suchen (Stichworte: Tumorerkrankungen, Krebs, Patientenrecht, Schmerz).

Rehadat
www.rehadat.de
Einzelne regionale Selbsthilfegruppen bekommen Sie auch über die Suchmöglichkeiten in Rehadat, wenn Sie in der Rubrik »Adressen« die Suchworte »Krebs« oder »Tumor« eingeben.

BKI – Brustkrebsinitiative (Hilfe zur Brustgesundheit e.V.)
www.brustkrebs.net
Holsteinische Straße 30, 12161 Berlin
Tel. 0 30/85 99 51 31 oder 030/3 26 025 54 (Beratungs-Hotline)
Hier findet der »Surfer« ein gutes Forum und einen Chat.

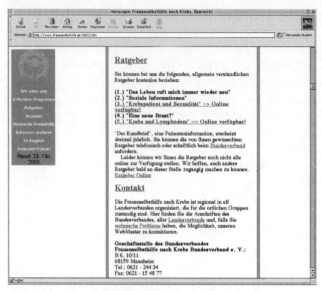

Website der Frauenselbsthilfe nach Krebs, Bundesverband

Frauenselbsthilfe nach Krebs
www.fsh-nach-krebs.de oder www.frauenselbsthilfe.de
Bundesverband B6, 10/11, 68159 Mannheim
Tel. 0 62 21/2 44 34
Online sind einige interessante Broschüren lesbar. Die Frauenselbsthilfe ist auch für männliche Patienten da.

Mamazone – Frauen und Forschung gegen Brustkrebs e.V.
www.mamazone.de
Max-Hempel-Str. 3, 86153 Augsburg
Tel. 08 21/31 04-179
Gegründet von der Autorin und Patientin Ursula Goldmann-Posch engagiert sich der Verein für bessere Versorgung der betroffenen Frauen und die Vermittlung des Internets.

Selbsthilfegruppe Morbus-Hodgkin
www.morbus-hodgkin.de

Lymphome
www.lymphomainfo.net
(amerikanisches Angebot)

Deutsche ILCO
www.ilco.de
Landshuter Str. 30, 85356 Freising
Tel. 0 81 61/93 43 01oder 93 43 02
Der Dachverband vermittelt Hilfe und Beratung für Stomaträger.

Deutsche Hirntumorhilfe
www.hirntumor.net
Karl-Heine-Str. 27, 04229 Leipzig, Tel. 0 34 37/76 39 27
Die deutsche Hirntumorhilfe bietet viele Informationen, aktuelle Forschungsergebnisse und eine Chatmöglichkeit.

Deutsche Leukämie und Lymphen Hilfe
www.leukaemie-hilfe.de
Thomas-Mann-Str. 40, 53111 Bonn
Tel. 02 28/7 29 90-610
Die Leukämiehilfe berät Menschen mit Leukämie- und Lymphomerkrankungen. Hier finden Sie die Adressen regionaler Selbsthilfegruppen.

Arbeitsgemeinschaft Plasmozytom – Multiples Myelom
www.multiples-myelom-plasmozytom.de
Die AG mit Sitz in München informiert über Therapiemöglichkeiten und vernetzt die regionalen Selbsthilfegruppen miteinander.

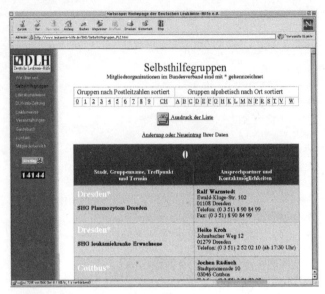

Website der Deutschen Leukämie Hilfe

Bundesverband der Kehlkopflosen e.V.
www.paritaet.org/bvkl
Obererle 45, 45897 Gelsenkirchen
Tel. 02 09/59 22 82 oder
Fax 02 09/59 77 48
Der Bundesverband der Kehlkopflosen infomiert unter anderem über seine Landesverbände, Behandlungsmethoden und gibt sozialrechtliche Unterstützung.

Arbeitskreis der Pankreatektomierten e.V.
www.adp-dormagen.de
Krefelder Straße 52, 41539 Dormagen
Tel. 0 21 33/4 23 29
Der Arbeitskreis berät Menschen mit Bauchspeicheldrüsenkrebs.

Brustkrebs
www.CancerHelp.com/ed/
(amerikanisches Angebot)

Brustkrebs
www.breastcancer.net
(amerikanisches Angebot)

Susan Komen Breast Cancer Foundation
www.breastcancerinfo.com
(amerikanisches Angebot)

Eierstockkrebs
www.ovarian.org/main.html
(amerikanisches Angebot)

Ulman Foundation
(Hautkrebs)
www.ulmanfund.org
(amerikanisches Angebot)

National Coalition for Cancer Survivorship
www.cansearch.org
(amerikanisches Angebot)

Lance Armstrong Foundation
(Hodenkrebs)
www.laf.org
(amerikanisches Angebot)

Bundesarbeitsgemeinschaft Prostatakrebs Selbsthilfe e.V.
www.prostatakrebs-bps.de

wellness-community
www.wellness-community.org
(amerikanisches Angebot)
US-Patientenorganisationen mit tollen Lernangeboten für Krebspatienten und ihre Angehörigen. »Be an active patient«, sei ein aktiver Patient, wird dem User auf diesen Seiten zu gerufen. Sie bieten unter anderem einen Brustkrebs-Chat an. Ansonsten gibt es umfassende Infos zu diversen Krebsarten.

ACOR
www.acor.org
(amerikanisches Angebot)
Association of Cancer Online Resources: diese amerikanische Patienteninitiaitive fasst unglaublich viele Mailinglisten, Foren und andere Informationen zu diversen Krebserkrankungen auf ihrer Site zusammen.

Cancer Hope Network
www.cancerhopenetwork.org
(amerikanisches Angebot)
Die amerikanische Survivororganisation vermittelt im Namen ihr Motto: Hoffnung schaffen und den Patienten zum aktiven Patienten befähigen durch Lernprogramme und Medien.

Eine größere Auswahl zu deutschsprachigen und amerikanischen Websites finden Sie auf www.inkanet.de.

Patienten-Homepages

Im Internet sind Patienten vor allem auf der Suche nach einer zweiten Meinung. Der Austausch mit krebskranken Menschen, die den Weg schon beschritten haben, spielt deshalb eine wichtige Rolle. Authentische Erlebnisberichte können sehr lehrreich und unterhaltsam sein.

In Deutschland gilt leider nach wie vor: Kranksein ist etwas Ernsthaftes, Privates, Lästiges und Schlechtes. Viele bereits existierende Homepages von Patienten zeigen deutlich, dass Krankheit persönlich und zugleich öffentlich sein kann und mit Humor genommen meist leichter zu ertragen ist. Besonders chronisch und schwer kranke Patienten leiden manchmal unter einem mangelnden Selbstwertgefühl und finden im Internet Erleichterung durch Kontakt mit gleichsam Betroffenen, die eine Vorbildfunktion einnehmen können, egal ob sie sie nun schon vorher kannten oder auch nicht, zum Beispiel Lance Armstrong (www.laf.org) oder auch Ralf Gier (www.ralf-gier.de).

Die Homepages von Patienten sind wahre Hochburgen an erlebter Kompetenz. Hier »outen« sich Patienten und erzählen ganz offen und häufig auch sehr detailliert in Tagebuchform, wie sie die Krebserkrankung entdeckten, wie und womit sie therapiert wurden und vor allem welche Tricks sie gefunden haben, um mit therapiebedingten und psychischen Problemen umzugehen. Diese Seiten sind Botschafter der Hoffnung: Ich habe es geschafft, dann kannst du das auch.

Dennis schreibt auf seiner Hirntumor-Website
(www.d-schmidt.onlinehome.de):
Ich empfehle jedem, der diese Chemo bekommt, sich rechtzeitig darum zu kümmern, dass das Krankenhaus einem Zofran gegen die Übelkeit gibt. Hier wird oft gegeizt, weil dieses Mittel sehr teuer ist. Bei mir im Krankenhaus habe ich z.B. erst nur die billigen MCP-Tropfen bekommen, die natür-

lich nicht geholfen haben. Auf meine Frage nach einem besseren Mittel gab's nur Achselzucken. Glücklicherweise konnte ich mich nach der ersten Chemo im Internet schlau machen und habe dann nach Zofran gefragt und es auch bekommen.

INKA vernetzt viele private Homepages auf der Website www.inkanet.de. Hier eine Auswahl:

- Ilona (Brustaufbau nach Krebs)
  www.brustwiederherstellung.de
- Sue (Thymusdrüsenkrebs)
  www.thymoma.de
- Steffens Tagebuch (Leukämie)
  www.w72.de
- Erfahrungsberichte Michael (Hodgkin)
  www.infojapan.de/hodgkin/

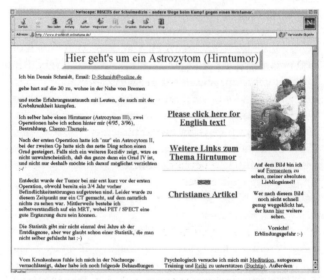

Private Homepage von Dennis über sich und sein Leben mit einem Hirntumor

- Birgit (Hodgkin und Rheuma)
  www.vulkantanz.de
- Andreas Homepage (Hodgkin)
  www.weltretter.de
- Franks Anti-Homepage (Hodenkrebs)
  home@t-online.de/home/morbus-hodgkin/
  homepage.htm
- Don (Bauchspeicheldrüsenkrebs)
  www.sterner.org/~dsterner/pancreas/index.htm
- US TOO (Prostata)
  www.ustoo.com
  »Wir auch«, verkündigen selbstbewusst die amerikanischen Prostata-Survivor, die sich zu einem kraftvollen Netzwerk zusammengeschlossen haben. Die Site steht für Beratung, allgemeine Infos und Diskussionsforum.
- Cancerguide
  cancerguide.org/mainmenu.html
  Amerikanische Informationen aufbereitet von Steve Dunn, einem ehemaligen Nierenkrebs-Patienten. Unter »inspiritional patient stories« gibt es die Patientenberichte.
- Cancer Patient Links
  www.cancernews.com/cancer.htm
  Diverse gute Weblinks zu Patientenhomepages, die sehr authentische Berichte liefern und interessante Erfahrungen weitergeben.

Alternative oder ergänzende Therapien

Was die Patienten oft als sehr wichtig bezeichnen, ist leider bei vielen Ärzten eher noch verpönt. Entsprechend wenige große Institutionen kümmern sich um dieses so gefragte Thema und bieten damit den Scharlatanen und unseriösen Geschäftemachern einen viel zu großen Spielraum.

Die ergänzende Behandlung ist eine zusätzliche Behandlung, die eben in Ergänzung zur schulmedizinischen Therapie durchgeführt wird. Ergänzende Behandlungen sind zum Beispiel die Einnahme von Enzymen, die Misteltherapie, Behandlungen mit Thymusextrakten und Akupunktur. Manche Behandlungskosten übernehmen die Krankenkassen ganz, andere nur teilweise in so genannten Einzelfallentscheidungen. Im Internet sind viele Kranke und Angehörige auf der Suche nach ergänzenden und alternativen Behandlungsmethoden, da sie von ihren Ärzten oft keine befriedigenden Antworten erhalten.

Jane schreibt:
Wer hat Informationen zur Therapie von Bauchspeicheldrüsenkrebs? Besonders würden mich die »Mistel-« und »Wärmetherapie (Hyperthermie)«, deren Anwendung und Erfolgsaussichten interessieren. Danke

Die alternative Behandlung unterscheidet sich grundlegend von der ergänzenden und wird von den Kassen weder anerkannt noch bezahlt. Beide können aber ein sinnvoller Puzzlestein in dem persönlichen Heilungsplan sein. Leider gibt es in der alternativen Szene neben all den seriösen, hilfreichen Ärzten, Heilpraktikern und Therapeuten auch die schwarzen Schafe, die Ihnen unbrauchbare Produkte für teures Geld andrehen wollen (siehe *Die Spreu vom Weizen trennen* S. 218). Vor allem die privaten Fernsehsender verbreiten allerlei ungeprüfte Information über angebliche Wundermittel und Therapien. Nach Sendungen, die beispielsweise auf Sat1 oder RTL ausgestrahlt werden und in denen es um angebliche Wunderheilmittel geht, gibt es im Netz geradezu eine Flut von Anfragen, in der Regel von Menschen, die schon alle schulmedizinischen Maßnahmen hinter sich haben oder grundsätzlich ablehnen.

Peter schreibt:
Ich habe am 20.01.00 im TV einen Bericht über das Mittel Ukrain gesehen, kann mir jemand etwas mehr über das Mittel sagen, besonders, ob jemand damit Erfahrung bei Brustkrebs hat, da meine Mutter dort Krebsbefall hat. Danke für jede Antwort.

Leider wittern hier die Geschäftemacher ihre Chance und so bekommen die Hilfesuchenden oft eine regelrechte Schwemme an Werbe-E-Mails, meist sündhaft teurer Mittel, die nichts anderes bewirken, als Quacksalber reicher zu machen.

Das Gute ist jedoch, dass sich in der Regel die Foren-Benutzer gegenseitig reglementieren. Dabei ist es ungeheuer wichtig, im Internet auf der Suche nach Informationen zur ergänzenden oder alternativen Medizin genau auf die Urheberquelle und das Impressum zu schauen. Und im Zweifelsfalle sollte man mit dem Arzt seines Vertrauens oder einer regionalen Selbsthilfegruppe oder Beratungsstelle darüber sprechen.

Weitere wichtige Ansprechpartner:
Arbeitsgruppe Biologische Krebstherapie
www.agbkt.de
An der Uni Nürnberg forscht die Arbeitsgruppe Biologische Abwehr im Bereich biologische Krebsabwehr.

Alternativ Medizin kritisch
www.vrzverlag.com/esoterik/
Roland Ziegler betrachtet Alternativmedizin auf seiner Homepage kritisch. Gut ist auch das Lexikon der Paramedizin.

Krebsgesellschaft Nordrhein-Westfalen
www.krebsgesellschaft-nrw.de/alternat.htm
Alternative Behandlungsmethoden werden hier aus Sicht der Krebsgesellschaft in Nordrhein-Westfalen beschrieben.

KID
www.krebsinformation.de

Gesellschaft für biologische Krebsabwehr (Dachverband)
www.biokrebs.de
Postfach 102549,
69015 Heidelberg
Tel. 06221/13 80 20
Die Gesellschaft für biologische Krebsabwehr bietet Informationen über Möglichkeiten biologischer Krebsabwehr als Ergänzung der klinischen Therapie.

Klinik für Tumorbiologie
www.tumorbio.uni-freiburg.de
Tel. 0761/2 06 12 20
Diese Website ist ein Patienten-Infodienst der Klinik in Freiburg.

Datadiwan
www.datadiwan.de
Datadiwan ist eine interessante Datenbank für Naturheilkunde, aber auch eine kommerzielle Website.

Arbeitskreis AKODH e.V.
www.akodh.de
Der Arbeitskreis der Heilpraktiker in der Krebstherapie informiert auf seiner Website über mögliche Verfahren, die ein Heilpraktiker in der Onkologie durchführen kann, welche sinnvoll sein können und weist auch auf Gefahren (in der Rubrik: Fachartikel) hin.

Mit Körper und Seele im Internet

Zwischen Wellness-Tipps und seriöser Psychotherapiesuche gibt es so ziemlich alles im Internet, was einen Krebskranken und seinen Angehörigen unterstützen könnte. Auf der Suche nach einer besseren Lebensqualität sind viele kleine Maßnahmen wichtig, die Sie einfach ausprobieren sollten.

Tipps zur Psychotherapie:
Wer professionelle Hilfe zur Bewältigung der Krankheit in Anspruch nehmen möchte, egal ob als Patient oder Angehöriger, ist kein Schwächling. Im Gegenteil, es ist meist sehr hilfreich und unterstützend, sich die Angst und Sorgen von der Seele zu reden, vorausgesetzt der Psychologe passt zu einem, wie das Zitat aus netdoktor vom 23.10.2000 zeigt:
Brustkrebspatientinnen, die offen über ihre Ängste und Sorgen sprechen, werden besser mit ihrer Krankheit fertig. Das ist das Ergebnis einer amerikanischen Studie, die im »Journal of Consulting and Clinical Psychology« veröffentlicht wurde. Annette Stanton von der Universität Kansas untersuchte 92 Frauen, die an Brustkrebs ersten oder zweiten Grades erkrankt waren. Patientinnen, die bereits kurz nach der Dia-

gnose ihre Gefühle offen äußerten, hatten seltener negative Emotionen und waren insgesamt hoffnungsvoller. Sie suchten eher eine Selbsthilfegruppe auf und entwickelten Wege, mit ihren Ängsten fertig zu werden. Das wirkte sich auch auf den Gesundheitszustand aus: Die Patientinnen, die ihre Emotionen äußerten, nutzten ihre Medikamente effizienter und waren weniger auf medizinische Hilfe angewiesen.

Judith schreibt:
Diagnose Brustkrebs mit Lebermetastasen! Bin völlig aus dem Leben gerissen. Mache gerade den dritten Zyklus Chemo. Sie schlägt auch an, vielleicht wird noch operiert. Trotzdem habe ich die totale Blockade im Kopf. Wie soll man mit all dem leben. Wem geht es ähnlich???

In der Fachwelt der Psychoonkologen hat man inzwischen erkannt, dass die Krankheit Krebs ähnliche Auswirkungen (Trauma) auf die Betroffenen hat wie bei Kriegs- und Holocaustüberlebenden. Krankenkassen übernehmen auf jeden Fall die Kosten für die Einzelstunden in einer Psychotherapie.

Deutsche Arbeitsgemeinschaft für Psychoonkologie e.V.
(DAPO)
www.dapo-ev.de
Johannisstr. 37/38, 49074 Osnabrück
Tel. 0541/1 81 80 86
Ansprechpartnerinnen: Gisela Einhoff und Ingeborg Koppelmann. Die DAPO kann Psychoonkologen in der Nähe vermitteln.

Bundesverband der Psychologen
www.psychotherapiesuche.de
Dieser Verband nennt Adressen von Therapeuten, die

mit Krebspatienten arbeiten. Aber Achtung, es gibt auch gute Psychologen und Psychotherapeuten, die nicht Mitglieder in diesem Verband sind!
Eine Liste von Psychosozialen Beratungsstellen in Deutschland hat der Krebsinformationsdienst zusammengestellt: www.krebsinformation.de/psychosoziale_beratung.html

Darin enthalten sind zum Beispiel:
Psychosoziale Krebsberatungsstelle in der Deutschen Krebsgesellschaft
Paul-Ehrlich-Straße 41, 60596 Frankfurt
Tel. 069/6300960

Psychosoziale Beratungsstelle für Krebskranke und Angehörige Selbsthilfe Krebs e.V.
Albert-Achilles-Straße 65, 10709 Berlin
Tel. 030/8 91 40 49
Tel. 030/89 09 41 19 (»Krebs-Krisen-Telefon« als Angehörigenberatung)
Der Verein beantwortet keine schriftlichen Anfragen.

Tipps zum Fatigue-Syndrom:
Die Müdigkeit nach Krebstherapien ist ziemlich verbreitet und sie hat den Namen »Fatigue«. Wer an Fatigue leidet, ist oft den ganzen Tag kraftlos und müde, obwohl man es ihm nicht ansieht. Viele Aktivitäten muss ein Mensch mit Fatigue in kleinen Schritten erledigen und sich dabei seine Kräfte genau einteilen. Die Schnürsenkel zu binden, kann schon ein enormer Kraftakt sein. Je nach Art der Krebsbehandlung bleibt dieser Müdigkeitszustand einige Wochen oder sogar Monate. Aus eigener Erfahrung weiß ich, dass man nicht dagegen ankämpfen

sollte. Vertrauen Sie darauf, dass Ihre Kraft zurückkommt. Bei mir dauerte es ein Jahr. Wichtig ist, dass Sie mit Ihrem Arzt über Ihre Kraftlosigkeit reden. Im Internet gibt es einige Online-Broschüren mit Tipps und Erklärungen zur Fatigue, zum Beispiel beim KID (www.krebsinformation.de/belastende_symptome.html). Auch die Deutsche Krebsgesellschaft (www.krebsgesellschaft.de) hat einen speziellen Fatigue-Ratgeber.

Tipps für die Schönheit:
Aber nicht nur die Seele möchte wieder ins Gleichgewicht kommen. Wichtig ist einfach alles, was das eigene Selbstwertgefühl steigert. Den Körper nach einer Operation oder Therapie zu lieben und zu pflegen, heißt auch Ja zum Leben zu sagen.

In den USA hat die Initiative »Look good, feel better« (Gut aussehen, sich besser fühlen) schon vielen Krebspatientinnen geholfen (www.lookgoodfeelbetter.org). Diese Initiative bietet Frauen nach Chemo- und Strahlentherapien ein kostenloses Kosmetikprogramm, damit sie sich wieder wohl fühlen und ihren Körper und sich selbst als Ganzes wieder lieben lernen.

Wer alle Körperhaare verloren hat, versteht auf einmal, wie wichtig jedes einzelnes Haar ist. Kopfhaare, Wimpern und Augenbrauen prägen das Gesicht. Wie malt man fehlende Augenbrauen nach, wie überdeckt man Hautverfärbungen, gibt es einen »schicken« Turban, wie macht man sich trotz Chemotherapie für die Oper fein?

Die gemeinnützige Gesellschaft Aktiv gegen Krebs hat das Programm nach Deutschland gebracht. Heute gibt es unter dem Motto »Freude am Leben« in vielen Städten die kostenlosen Schminkkurse meist in Verbindungen mit Kliniken und Selbsthilfegruppen.

Aktiv gegen Krebs gGmbH »Freude am Leben«
www.medizin-forum.de/agk/
Aachener Str. 201, 50931 Köln
Tel. 0221/9 40 28 11 von Mo–Fr 9–12 Uhr

Tipps zur Ernährung:
Zum Thema Ernährung bei Krebs gibt es von offizieller Seite noch nicht sehr viele Informationen. Gerade bei Komplikationen während der Therapien helfen manchmal die Erfahrungstipps von Betroffenen aus den Internetforen.

Deutsche Krebshilfe
www.krebshilfe.de
Zum Onlinelesen, Herunterladen oder Bestellen gibt es den Ratgeber Nr. 33 »Ernährung bei Krebs«.

Deutsche Gesellschaft für Ernährung e.V.
www.dge.de
Postfach 930201, 60457 Frankfurt
Tel. 069/9 76 80 30
Hier kann man ein Faltblatt »Essen und Trinken bei Krebserkrankungen« gegen eine Schutzgebühr erhalten, auch bieten sie eine Diätberatung.

Tipps zur Sexualität:
Sexualität und Krebs gehört meist nicht zu den Spezialthemen der Ärzte. Und vielen Patienten und Ärzten ist es auch peinlich, darüber zu sprechen. Im Internet kann man sich wunderbar anonym an dieses Thema herantasten. Der Krebsinformationsdienst (www.krebsinformation.de) und die Frauenselbsthilfe nach Krebs

(www.fsh-nach-krebs.de) bieten online Informationen und Broschüren für Frauen und Männer an. Natürlich tauschen sich auch in Chats und Foren Kranke und Angehörige dazu aus, denn sie haben oft schon Lösungen für Probleme, wie zum Beispiel eine trockene Scheide oder das Gefühl, nach einer Prostataoperation nur noch ein »halber Mann« zu sein.

Zwei gute Informationsquellen im Internet haben Tipps zum Thema Sexualität während und nach Krebstherapien:

Frauenselbsthilfe nach Krebs
www.frauenselbsthilfe.de

KID
www.krebsinformation.de/belastende_symptome.html
Diese Website unterscheidet das Thema Sex noch einmal aus Männersicht und aus Frauensicht und hält hierzu praktische Tipps parat.

Eine allgemeine Beratung zur Sexualität geben die regionalen Pro Familia-Beratungsstellen:
PRO FAMILIA
www.profamilia.de
Deutsche Gesellschaft für Familienplanung,
Sexualpädagogik und Sexualberatung e.V.
Bundesgeschäftsstelle der Pro Familia
Stresemannallee 3, 60596 Frankfurt am Main
Tel. 0 69/63 90 02

Tipps zur Akupunktur:
Gerade in der Schmerztherapie hat die Akupunktur gute Erfolge gezeigt.

DÄGfA – Deutsche Ärztegesellschaft für Akupunktur e.V.
www.daegfa.de
Würmtalstraße 54, 81375 München
Tel. 0 89/7 10 05-0
Diese Gesellschaft vermittelt Mediziner mit seriösen Akupunkturkenntnissen.

Tipps zu Feldenkrais:
Deutsche Feldenkrais Gilde
www.feldenkrais.de
Schleißheimer Str. 74, 80797 München
Tel. 0 89/52 31 01 71
Die Deutsche Feldenkrais Gilde vermittelt Feldenkrais-Therapeuten, die zugleich auch staatlich geprüfte Physiotherapeuten sind und dadurch mit den Krankenkassen abrechnen dürfen.

Tipps zu Shiatsu:
Deutsche Gesellschaft für Shiatsu
www.shiatsu-gsd.de
Bahrenfelder Kirchenweg 53
22761 Hamburg
Tel. 0 40/85 50 67 36
Die Deutsche Gesellschaft für Shiatsu vermittelt Shiatsu-Therapeuten.

Tipps zur »Humortherapie«
»Achtung: Humor kann Ihrer Krankheit gefährlich werden«, schreibt der Arzt Steven M. Sultanoff auf seiner Website www.humormatters.com, er ist der Präsident der »American Associates for Therapeutic Humor«.

Tatsächlich wirkt Lachen entspannend und ist dabei auch noch ansteckend! Der Körper stößt beim Lachen bestimmte Stoffe aus, wie zum Beispiel die Endorphine, die wie ein körpereigenes Schmerzmittel wirken, und die Katecholamine, die positive Effekte auf die Durchblutung, Muskulatur und das Nervensystem haben. Die bayrischen Klinikclowns, die bislang nur auf Kinderstationen tätig sind, meinen, dass fünf Minuten Lachen wie 45 Entspannung wirken.

Dass es auch Erwachsenen mit Humor einfach besser geht, zeigt der Verein Humor in der Therapie auf seiner Website www.humor.ch. Das amerikanische Krebs-Web ist voller Humor: »Gott sei Dank ist es nur Krebs«, schreibt Steve Gould in dem amerikanischen Oncolink (www.oncolink.upenn.edu), in dem es zum Thema »Tu-

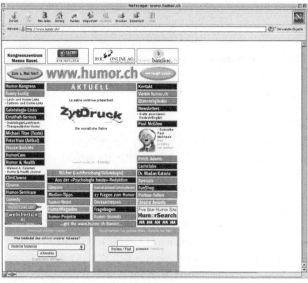

Witze und mehr: Verein Humor in der Therapie

mor Humor« immerhin knapp 400 Einträge gibt, von Krebs-Comics bis zu Witzen über Krebs, Ärzte, kahle Köpfe und vieles mehr.

Sozialrechtliche Themen

Ein Krebskranker hat in der Regel viele Fragen – davon sind allerdings nur ein Bruchteil medizinischer Natur. Im Idealfall kann er schon im Krankenhaus oder in der Praxis mit einem Sozialarbeiter oder einem anderen Berater sprechen. Oft jedoch bleibt er mit seinen Fragen allein zurück. Und noch viel häufiger weiß er nicht, welche Leistungen er überhaupt in Anspruch nehmen kann.

Das Internet bietet in diesem Fall (fast) alle nötigen Informationen. Von Antragsformularen für onkologische Reha-Maßnahmen bis zu Informationen zur Erwerbsunfähigkeitsrente ist alles vorhanden. Gerade gegenüber den »Lobbys« wie Ärzteverbänden oder Einrichtungen wie den Krankenkassen hilft es vielen Betroffenen, sich Unterstützung aus dem Internet zu holen und der eigenen scheinbaren Ohnmacht etwas entgegenzusetzen.

Peter schreibt:
Wegen Berufsunfähigkeit: Ich bin privat krankenversichert und habe bisher auf Grund meiner Krebserkrankung ein Krankentagegeld erhalten. Das seit ca. einem Jahr. Nun »behauptet« meine Krankenkasse völlig überraschend, dass ich berufsunfähig sei, und kündigt den Vertrag bezüglich Krankentagegeld. Meines Wissens hat die Krankenversicherung mit einem meiner behandelnden Ärzte korrespondiert. Dieser kennt, so viel ich weiß, meine berufliche Situation (kaufmännische Tätigkeit) überhaupt nicht. Ich selbst halte mich nicht für berufsunfähig! Wer kann mich beraten? Was tue

ich jetzt am besten? Für eine rasche Antwort (Einhaltung von Fristen wegen Widerspruch?) wäre ich sehr dankbar.

Ein häufig diskutiertes und schwieriges Thema ist auch die zum Teil unterschiedliche Betreuung und Versorgung der gesetzlich und privat Versicherten.

Mara schrieb:
Hallo, noch mal zum Thema Krankenkasse!!!!! Ich habe heute entgültig den Kampf um ein Medikament verloren. Dieses Medikament hätte mir mein Leben in den nächsten Wochen sehr vereinfachen können – aber die Krankenkasse hat abgelehnt. Nur Privatpatienten bekommen eine Kostenübernahme. Ich kann mich mit dieser Zweiklassengesellschaft nicht abfinden – und frage mich, wie weit gehen Krankenkassen z.B. bei teuren Krebsmedikamenten, wenn es z.B. um Leben und Tod geht. Gibt es schon Erfahrungen? Gruß von Mara

Folgende Internetseiten liefern grundlegende sozialrechtliche Informationen:
Bundesversicherungsanstalt für Angestellte
www.bfa-berlin.de
Die BfA hat nicht nur Informationen zu Reha, Rente und Versicherung, sondern auch die nötigen Antragsformulare für Reha-Maßnahmen oder die Erwerbunfähigkeitsrente zum Herunterladen. Das ist sehr praktisch und erspart den Weg zum Sozial- oder Ortsamt!

Deutsche Krebshilfe
www.krebshilfe.de
Tel. 0228/72 99 00 (telefonische Bestellung)
Zum Onlinelesen oder zum Bestellen hat die Krebshilfe die Broschüre »Wegweiser zu Sozialleistungen, Bd. 29«.

Frauenselbsthilfe nach Krebs
www.fsh-nach-krebs.de
Tel. 06221/2 44 34
Auf der Website der Frauenselbsthilfe kann man die Broschüre »Soziale Informationen 2000« bestellen, aber (noch) nicht online lesen. Der Ratgeber umfasst Informationen zum Schwerbehindertenrecht, Krankenkassenleistungen, Pflegeversicherung, Reha, Rente, Sozialhilfe und Arbeitslosengeld.

Tipps zur Reha:
Wer sich speziell zur medizinischen Rehabilitation informieren möchte oder eine Reha-Klinik sucht, wird im Internet fündig.

Arbeitsgemeinschaft Gesundheit e.V.
www.reha-klinik.com
Es handelt sich hierbei um ein Non-Profit-Projekt der Arbeitsgemeinschaft Gesundheit e.V. Die Reha-Kliniken sind übersichtlich nach Fachgebiet sortiert, zum Beispiel Onkologie.

Tipps zum Patientenrecht:
Patientenrechte lassen sich nicht immer so einfach durchsetzen. Wer Fragen zu seinen Rechten als Patient oder den Verdacht auf einen Behandlungsfehler hat, kann sich auch im Internet kundig machen.

Tamara schreibt:
Hat jemand Erfahrungen mit Arzthaftungsrecht gehabt wegen Behandlungsfehler oder verspäteter Untersuchung? Welche Aussichten, wenn überhaupt, bestehen dabei für

Schmerzensgeldansprüche? Wie lange kann der Prozess andauern? Für jede Hilfsinformation wäre ich sehr dankbar.
Tamara

Bundesarbeitsgemeinschaft der PatientInnenstellen
www.patientenstellen.de
Gesundheitsladen München e.V.
Auenstraße 31, 80469 München
Tel. 089/77 25 65
Hier bekommen Sie eine Liste aller deutschlandweiten Beratungsstellen. Gut ist auch die Broschüre »PatientInnenrechte/Ärztepflichten«.

GKV-Homepage
www.patientenrechte.de
Als Gemeinschaftsprojekt aller Spitzenverbände der gesetzlichen Krankenkassen sind hier unterschiedlichste Informationen zu Patientenrechten zusammengestellt.

Arbeitsgemeinschaft der Verbraucherverbände
www.agv.de
Der Dachverband der Verbraucherzentralen hat online einige interessante Ratgeber parat und nennt die Adressen der Zentralen, die spezielle Patientenberatung anbieten (Hamburg, Berlin, Rostock, Düsseldorf, Stuttgart).

Auch die eigene Krankenkasse lieferte wertvolle Informationen. In dem Trubel der Ereignisse vergessen Kranke und ihre Angehörige oft den nächstliegenden Ansprechpartner, nämlich ihre Krankenkasse. Krankenkassen haben in der Regel einen Reha-Berater, kümmern sich um die Vermittlung zu einem Ernährungsberater oder einer Haushaltshilfe, geben Auskunft über Voraussetzungen zur Befreiung von Rezeptgebühren und vieles mehr. Die Online-Angebote der Krankenkassen sind unterschiedlich gut gepflegt und ein Telefonanruf bringt manchmal immer noch die besseren Informationen.

Schwerbehindert – was nun?
Das Thema Schwerbehinderung geht jeder anders an. Ein Schwerbehinderten-Ausweis nach Krebs ist ein zeitlich begrenztes Dokument, was dem Inhaber je nach Höhe des GdB, das heißt dem Grad der Behinderung, unterschiedliche »Vergünstigungen« einbringt. Bei 80 Prozent GdB bekommen Sie zum Beispiel die Bahncard und die ADAC-Mitgliedschaft zum halben Preis, außerdem erhöhen sich die steuerlichen Freibeträge für behandlungsbedingte Ausgaben, die Zahl der Urlaubstage und der Kündigungsschutz.

Frauke schreibt:
Zur Zeit stehe ich in Verhandlung mit dem Sozialministerium und dem Bundesgesundheitsamt. Es geht um günstige Fahrkarten im Nahverkehrsbereich. Ich habe ein Lymphödem am rechten Arm (Schwerbehinderung 80 Prozent). Warum haben »nur« Gehbehinderte eine Vergünstigung? Da ich zum Beispiel keine schweren Einkaufstaschen tragen kann, muss ich in mehreren Etappen einkaufen. Auf dem Versorgungsamt sagte man mir: »Solange Sie noch laufen können, ist es nicht so schlimm!« Wer hat auch was dazu zu sagen?

Informationen über die so genannten Nachteilsausgleiche gibt es online in Broschürenform, beispielsweise bei dem Bundesministerium für Arbeit und Sozialordnung (www.bma.de) und der Behörde für Arbeit, Gesundheit und Soziales Hamburg (www.hamburg.de/Behoerden/BAGS/). Weitere Adressen zur Schwerbehinderung gibt es im Internet über die Bundesarbeitsgemeinschaft Hilfe für Behinderte (www.bagh.de).

Tipps zur finanziellen Unterstützung:
Patienten wie auch deren Familien, die durch die Krebserkrankung in finanzielle Not geraten sind, können sich für verschiedene Härtefonds bewerben, zum Beispiel bei der Deutschen Krebshilfe (www.krebshilfe.de) oder bei der Deutschen Kinderkrebsstiftung (www.kinderkrebsstiftung.de) für Familien, deren Kinder erkrankten.

Schmerztherapie

Die Schmerztherapie ist in Deutschland ein noch relativ neues Arbeitsgebiet und nur wenige Ärzte haben sich darauf spezialisiert – auch das ist leider ein Grund, warum es Schmerzpatienten nicht immer leicht haben. Noch immer gibt es Mediziner, die ihren Patienten unzureichende Medikamente verordnen, aus Angst sie könnten abhängig werden. Wiederholt berichten Patienten, dass ihnen effektivere Mittel aus Kostengründen vorenthalten wurden.

Tumor- oder therapiebedingte Schmerzen können in jeder Phase der Krebserkrankung auftreten. Wer daher mit Schmerzmitteln behandelt werden muss, braucht also keine Angst zu haben, dass nun eine »Endphase« erreicht wird. Hilfreich ist ein so genanntes Schmerztagebuch, das Patient und Arzt gemeinsam führen. Hier sollten alle Einnahmen genau eingetragen werden, damit eine gute Kontrolle und individuelle, angemessene Dosierung gewährleistet werden kann.

Natürlich gibt es nicht nur die medikamentöse Schmerztherapie, auch Methoden und Techniken wie die Akupunktur, Meditation, Musiktherapie, autogenes Training können schmerzlindernd wirken. Schmerz ist etwas sehr subjektives, einige Patienten bekommen vorübergehend Kopfschmerzen, Nervenschmerzen oder Gelenkschmerzen als Nebenwirkung der Therapien. Wenn der Arzt trotz wiederholter Bitte um Schmerzlinderung keine Maßnahmen ergreift, ist es sinnvoll, einen anderen Arzt aufzusuchen, denn niemand muss heute mehr an Schmerzen leiden. Im Internet gibt es einige gute Informationen zur Schmerztherapie und Adressen von Therapeuten.

Bärbel schreibt:
Mir wurde 1990 die linke Brust wegen Brustkrebs abgenommen. Darauf folgte eine Chemotherapie nach dem CMF-Schema. Im Oktober vor zwei Jahren wurden Knochenmetastasen an der Wirbelsäule und den Rippen festgestellt. Diesmal wurde die Hormontherapie mit Arimidex und begleitend Aredia Infusionen angewandt. Zusätzlich gegen die Schmerzen bekomme ich mst 30. Nun hat sich die Sache verschlimmert. Ich habe Schmerzen wie bei einem Bandscheibenvorfall. Alle Untersuchungen haben bisher keine eindeutige Ursache festgestellt. Wer hat ebensolche oder ähnliche Erfahrungen gemacht oder möchte sich mit mir darüber austauschen? Ich bin für jede Antwort dankbar.

Wichtige Adressen:
Informationsdienst Krebsschmerz des KID
www.krebsinformation.de
Tel. 06221/42 20 00
(Schmerztelefon Mo–Fr 13–17 Uhr)

Bundesverband Deutsche Schmerzhilfe e.V.
www.schmerzselbsthilfe.de
Sietwende 20, 21720 Grünendeich
Tel. 04142/81 04 34
Sprechzeiten: Mo–Fr 9–12.30 Uhr Di–Do 14.30–16.30 Uhr
Der Verein führt eine umfangreiche Datei der Schmerztherapeuten und vermittelt gegen eine Bearbeitungsgebühr von DM 20.– geeignete Therapeuten in der Umgebung des Patienten, betreut und vermittelt Schmerzselbsthilfegruppen. Versand von Kassetten, Bücher und Videos zum Thema.

Schmerz
www.schmerz.de
Das Unternehmen Hexal hat eine patientenorientierte Website zum Thema Schmerzen eingerichtet.

Theodor Springmann Stiftung
www.tss-datenbank.de
Die Stiftung bietet verschiedene Informationen zum Thema Schmerz an. Viele gute Links.

Deutsche Schmerzliga e.V.
www.dsl-ev.de
Roßmarkt 23, 60311 Frankfurt
Tel. 069/29 98 80 75
Der Verein berät und vermittelt bei Fragen rund um den Schmerz.

Deutsche Gesellschaft zum Studium des Schmerzes
www.medizin.uni-koeln.de/projekte/dgss/
Die Deutsche Gesellschaft zum Studium des Schmerzes bietet als Fachgesellschaft Kontakte und Informationen.

Abschied und Tod

Immer noch stirbt jeder zweite Krebspatient an seiner Erkrankung oder an deren Folgen. Auf eine stützende Toten- und Trauerkultur können wir uns dabei nicht mehr verlassen, wir haben den Tod den Experten wie den Beerdigungsunternehmern übergeben. Wie also verabschiedet man sich vom Leben und wie wird man als Angehöriger mit dem Leben »danach« fertig? Das Internet bietet hervorragende Informations- und Kontaktseiten zum Thema Abschied und Trauer an. Trauer ist ein Prozess mit vielen Phasen und nimmt über Tage, Monate und Jahre ganz unterschiedliche Formen an. Die Forscherin Elisabeth Kübler-Ross beschreibt die Phasen der Auseinandersetzung mit dem Tod von Nichtwahrhabenwollen, Zorn und Neid, Verhandeln, Depression bis zur Zustimmung, die natürlich nicht linear verlaufen. Im Internet finden sich viele Trauernde in ganz unterschiedlichen Phasen ein. Die einen suchen Kontakt zu anderen Trauernden, um über »die Lücke« zu reden, die entstanden ist, wenn der oder die Liebste stirbt.

Frank schreibt:
Liebe Freunde, ich versuche mal ein wenig darzustellen, wie es mir geht. Die Liebe meines Lebens ist an Brustkrebs gestorben. Seitdem habe ich nur noch den Wunsch zu sterben. Das steht mir ständig vor Augen. Das Loch, das sie hinterlassen hat ist so groß, ich sehe mich nicht mehr, wo bin ich. Außer Schmerz ist nichts mehr da. Ich habe gedacht, jeder Tag der vergeht, bringt ein wenig Abstand. Das stimmt nicht, es wird jeden Tag schlimmer. Die Tränen kommen völlig willkürlich, dafür aber immer mehr. Es ist nicht so einfach zu schreiben, wenn man nichts sieht. Ich höre jetzt mal auf, wenn ich wieder in der Lage bin, mache ich weiter. Ich würde

mich über einen Austausch und viele Antworten freuen,
Frank

Andere Trauernde, zweifeln, ob sie alles richtig gemacht haben, ob sie auch wirklich alles versucht haben, um dem Kranken und Sterbenden zu helfen.

Heinz schreibt:
Vor gut zwei Wochen ist mein Vater am Bronchialkarzinom verstorben. Nun plagen mich Gedanken, ob ich alles richtig gemacht habe. Zur Zeit bin ich völlig ratlos und verwirrt. Hätte man da noch mehr tun können?? Alternativen u.v.m. Und andere Fragen stehen bei mir offen.

Und dann gibt es Menschen, die getrauert haben und jetzt anderen Kranken und pflegenden Angehörigen Mut machen möchten.

Tanja schreibt:
Liebe Martina und liebe Heidi!
Bei mir war es ähnlich. Mein Papa hatte Hautkrebs (vor ca. 13 Jahren ausgebrochen). Vor ca. 2 1/2 Jahren musste er leider wieder gegen diesen Krebs ankämpfen (und hat den Kampf im Juli verloren). Wir hatten eine sehr enge Bindung, da meine Mutter schon verstarb, als ich 3 Jahre alt war, und wir eigentlich keine große Familie haben. Obwohl wir nach dem neuerlichen Ausbruch des Hautkrebses sehr offen miteinander gesprochen und beide unsere »wahren« Gefühle ausgesprochen haben, glaubte ich zeitweise, dass ich psychisch am Ende meiner Kräfte wäre. Es war ein ständiger Wechsel zwischen Hoffnung, Ängsten und Zorn. Ich glaube, wenn mein Papa nicht angefangen hätte, so offen mit mir über alles (d.h. Leben, Tod, Leben danach, meine Gefühle, seine/meine Ängste) zu sprechen, wäre ich seelisch daran

zu Grunde gegangen! Mein Papa konnte leider mit seiner neuen Frau (erst seit Oktober 97 verheiratet) nicht darüber sprechen, da sie selber alles abblockte (was ich aber auch verstehen konnte). Eine Freundin von meinem Mann und mir ist dann auch im August verstorben. Auch wenn es komisch klingt: Aber ich hatte das Gefühl, ich musste REDEN, REDEN, REDEN. Manchmal, während mein Vater noch lebte, spürte ich richtig, wie ich mich zurückzog. Wenn Freunde mich fragten, wie es mir geht, war dann die Standardantwort: »Gut!«. Es erschien mir damals eine Zeit lang einfacher, das zu sagen, als großartig über meine Sch...Ängste zu sprechen. In meinen zornigen Phasen dachte ich mir: Was wissen denn die schon über die wirklichen Probleme! Nehmt Euch auf jeden Fall auch für Euch ein bisschen eine Aus-Zeit! Schaut, dass Ihr Eure Seelen ein bisschen pflegt (so gut es geht). Auf jeden Fall wünsche ich Euch viiieeelll Energie und Kraft (sowohl psychisch als auch körperlich) und »Mut«, auch einmal mit Euren Partnern über Eure Ängste/Sorgen/Wünsche sprechen zu können.

Andere Trauernde möchten wiederum einfach »nur« erinnern an die Verstorbenen und so gibt es im Internet virtuelle Friedhöfe und Gedenkseiten, mit einem Gedicht, einigen liebevollen Worten oder einem Foto. In den USA sind diese virtuellen Gedenkseiten sehr beliebt, aber auch in Deutschland gibt es einige Ansätze, beispielsweise auf der Site der Deutschen Hirntumorhilfe (www.hirntumor.net).

Es scheint so, dass wir durch das Internet wieder ein wenig mehr Trauerkultur schaffen. Der Tod gehört zum Leben, dies wird im Internet deutlich und öffentlich gemacht.

Auch für die schwer kranken und sterbenden Menschen ist das Internet eine Chance, sich ohne große kör-

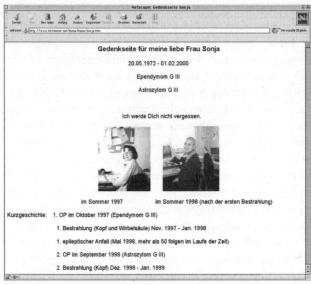

Gedenken an die Liebste auf der Website der Hirntumor Hilfe

perliche Mühe noch einmal mit anderen auszutauschen und sich zu verabschieden. Vielleicht finden einige es fragwürdig, aber mich hat ein Abschiedsbrief einer sterbenden Krebspatientin sehr berührt. Birgitta war Betreiberin der Website Morbus Hodgkin-Infoservices, als sie erkennen musste, dass sie bald sterben wird. Für sie lag es nah, das Internet, ihr Medium, zu benutzen, um sich von der (Internet-)Welt zu verabschieden (www.morbus-hodgkin.de/infoserv/abschied.htm).

Fast jeder, der mit der Krankheit Krebs konfrontiert wird, kommt auch in Kontakt mit Gedanken an den Tod, egal ob er sich damit intensiv auseinandersetzt, vorsorglich seinen Nachlass regelt oder das Thema Tod verdrängt. Wer rechtzeitig vorsorgen möchte, dass er bis zum Schluss selbstbestimmt bleibt, hinterlegt eine Patientenverfügung. Informationen dazu gibt es natürlich im Internet, beispielsweise auf der Homepage des Humanistischen Verbands (www.patientenverfuegung.de). Auch derjenige, der festlegen möchte, welche Vertrauensperson das eigene Vermögen, die Mietangelegenheit und ähnliches betreuen soll, kann eine Vorsorgevollmacht ausfüllen und vom Notar beglaubigen lassen.

Aber natürlich gibt es auch ganz praktische Hinweise auf ambulante und stationäre palliative, also lindernde Therapiemöglichkeiten und Palliativstationen in Krankenhäusern und Hospizen, in denen der Sterbende und der trauernde Mensch in der Regel liebevoll voneinander Abschied nehmen können.

Der Tod verlangt aber auch organisatorisches Knowhow, das im Internet abrufbar ist, wie zum Beispiel zum Testament und zur Beerdigung.

Einige weitere wichtige Ansprechpartner:
Patiententelefon der TSS
www.patiententelefon.de
Tel. 030/44 02 40 79
Die Theodor Springmann Stiftung bietet vielfältige Informationen und bundesweite Vernetzung zum Thema Trauer, Schmerz und Sterben. Neben ihrem Patiententelefon geben die festen und freien Mitarbeiter in Berlin auch verschiedene Kurse, wie zum Beispiel zu Testamenten, Internetrecherche.

Bundesarbeitsgemeinschaft Hospiz
www.hospiz.net
Renkerstr. 45, 52335 Düren
Tel. 02421/59 94 72

Der Dachverband der Hospizbewegung in Deutschland berät und informiert über alle Bereiche der Begleitung in einem Hospiz und stellt natürlich alle regionalen Hospiz-Adressen zur Verfügung. Hier sind Betroffene und Interessierte gleichermaßen gut aufgehoben.

Humanistischer Verband Deutschlands
www.humanismus.de
Landesgeschäftsstelle Hobrachtstr. 8,
12043 Berlin
Tel. 030/61 39 04 11
Der Verband hat einige gute Broschüren, wie beispielsweise »schwer und unheilbar krank«, informiert über Hospize, Palliativstationen und die Pflege zu Hause und nennt Patientenbesuchsdienste. Außerdem berät er zum Thema Patientenanwaltschaft.

Leitlinien für ärztliches Handeln: Wonach richtet sich ein Arzt?

Die Leitlinien beschreiben für die verschiedenen Krankheiten die aktuellen Therapiemöglichkeiten. Sie sind damit wichtige Empfehlungen für ärztliches Handeln und unterstützen die Mediziner bei ihren Entscheidungen zu den Maßnahmen, die angesichts der Krebserkrankung unternommen werden sollten. Mit anderen Worten, sie dienen der Qualitätssicherung der Behandlung. Es gibt Leitlinien für diverse Krebserkrankungen, oft entwickelt von der jeweiligen Fachgesellschaft, zum Beispiel verweist die Deutsche Gesellschaft für Urologie auf die Leitlinien zum Prostatakrebs (www.dgu.de).

Diese Standards sind insofern interessant, als dass sie eine Kontrollfunktion für Arzt und Patient darstellen.

Der Kranke sollte seinem Arzt deshalb folgende Fragen stellen: »Worauf fußt Ihre Entscheidung für die jeweilige Therapie? Was ist die Grundlage, wonach richtet sich Ihr zukünftiges Handeln?« Es kann passieren, dass ein Ärzteteam eine Behandlung vorschlägt, die ein anderes Ärzteteam in einer anderen Stadt eventuell so nicht durchführen würde.

Margit schreibt:
Warum werden bei Brustkrebsoperationen unterschiedlich viele Lymphknoten entnommen? Nie gleichen sich auch nur zwei Fälle – bei der einen Frau wurden 48 Lymphknoten entnommen und einer war befallen und bei der anderen 18 Lymphknoten und sechs waren befallen. Nach welchen Verfahren wird dies ausgewählt? Würde mich mal sehr interessieren. Bin für jede Antwort dankbar. Vielen Dank schon im Voraus, Margit

Um herauszufinden, wonach sich die Ärzte richten, ist es wichtig, nach ihren Leitlinien und Studien zu fragen.

Wichtige Adressen:
Deutsche Krebsgesellschaft
www.krebsgesellschaft.de
Die Deutsche Krebsgesellschaft gibt die interdisziplinären Leitlinien für die Onkologie (ISTO) heraus.

Leitlinien für Hämatologie und Onkologie
www.uni-duesseldorf.de/WWW/AWMF/
awmfleit.htm
Auf der Homepage der AWMF (Arbeitsgemeinschaft der wissenschaftlichen medizinischen Fachgesellschaften) kann man Leitlinien für diverse Krebserkrankungen finden.

Leitlinien für die Onkologie
www.leitlinien.de
Die Zentralstelle der ärztlichen Qualitätssicherung dokumentiert auf diesen Seiten die Überwachung von Leitlinien und hat sozusagen eine Leitlinie zu den Leitlinien entwickelt, denn Leitlinien sind keine Gesetze, sondern Empfehlungen.

Bibliotheken, Aufsatzsammlungen

Wer nach Aufsätzen oder auch einzelnen Artikeln im Internet sucht, findet über die folgenden Websites einen Einstieg:

National Library of Medicine
www.nlm.nih.gov/databases/databases.html
Am Anfang war ... diese Adresse, so könnte es auch heißen.
Diese amerikanische Website der medizinischen Nationalbibliothek verbindet zahlreiche Medizindatenbanken wie MEDLINE, MedLARS, CANCERLIT.

MEDLINE
www.medline.de
MEDLINE ist eine Datenbank mit kurzen Beschreibungen medizinischer Fachzeitschriften und Magazine.

Healthfinder
www.healthfinder.org
Ein wichtiger Einstieg zu allen Gesundheitsthemen von der US-Regierung für Patienten. Unter dem Stichwort »cancer« gibt es umfassende Informationen.

Lexika

Jeder Beruf hat seine Fachsprache, die der Mediziner ist besonders kompliziert, was es dem Laien so schwierig macht, sie zu verstehen. Damit die Kommunikation besser klappt und der Kranke den Arztbrief oder auch medizinische Informationen aus dem Internet selbst deuten kann, gibt es einige medizinische Online-Lexika.

Roche Medizinlexikon
www.roche-lexikon.de
Das renommierte Medizin-Lexikon von Roche (eigentlich) für Ärzte.

Krebswörterbuch
www.pathologie-fuerth.de/Krebs/glossar.html
Ein Lexikon der Uni Erlangen, hilfreich für Laien, die medizinische Fachausdrücke verstehen wollen.

Niedersächsische Krebsgesellschaft
www.nds-krebsgesellschaft.de/abc/abc00.htm
Das Online-Krebswörterbuch gibt es bei der Deutschen Krebsgesellschaft auch als Broschüre zu bestellen.

Deutsche Krebshilfe
www.krebshilfe.de/neu/infoangebot/glossar/index.html
Dieses Lexikon erklärt speziell onkologische Fachbegriffe.

Brustkrebslexikon
www.brustkrebs-info.de
Hier werden Fachbegriffe anschaulich erklärt und mit Fotos dokumentiert.

(Fach-)Zeitschriften im Internet

Wer nach aktuellen medizinischen Meldungen sucht, sollte online unbedingt auch in den medizinischen Fachzeitschriften stöbern.

Aponet
http://www.aponet.de
»Das offizielle Gesundheitsportal der deutschen Apothekerinnen« nennt sich diese Website, die von der ABDA betrieben wird. Im »Apothekenfinder« können Sie nach Postleitzahlen eine Apotheke in Ihrer Nähe suchen, in der Sie dann Arzneimittel über das Internet bestellen können. Ein echter Versand ist über das Aponet nicht möglich.

Ärztezeitung
www.aerztezeitung.de
Allgemeine medizinische Themen und alles Wichtige zum Gesundheitswesen werden in dieser Zeitung angesprochen.

Deutsches Ärzteblatt
www.aerzteblatt.de
Auch in diesem Fachblatt werden verschiedene medizinische Fragen diskutiert und Forschungsergebnisse dargestellt.

Medical Tribune Online
www.medical-tribune.de
Medical Tribune Online ist eine deutschsprachige medizinische Online-Zeitung.

Canceronline
www.canceronline.wiley.com

Caneronline ist eine Online-Zeitung der American Cancer Society mit guter Linkliste.

Medical Journal Finder
www.mjf.de
Diese Website hilft bei der Suche nach internationalen Fachmagazinen.

Einblick
www.dkfz.de/einblick/
Auf dieser Website gibt es die Zeitschrift des Deutschen Krebsforschungszentrums. Sie bietet gut verständliche Artikel zur Krebsforschung und zum Leben mit Krebs.

Behörden und Ministerien

Wer den direkten Kontakt zur Verwaltung oder zur Politik sucht, hat mit dem Internet so gute Chancen wie nie zuvor. Bürgernähe wird mit diesem Medium endlich wahr. Das Bundesministerium für Gesundheit hat die Website »Gesundheitsdialog« eingerichtet (www.dialoggesundheit.de). Dort wird die Wichtigkeit der Patientenrechte und der Selbstbestimmung betont. Ein wöchentlicher Online-Newsletter hält die Bevölkerung auf dem Laufenden, informiert darüber, was im Gesundheitswesen passiert und präsentiert die aktuellen Reden der Gesundheitsministerin. Darüber hinaus hat das Bundesministerium für Arbeit und Sozialordnung (www.bma.de) online einige interessante Informationen und Broschüren, unter anderem zur Schwerbehinderung.

Wenn Sie einmal Dampf ablassen möchten oder einen kreativen Verbesserungsvorschlag haben, können sie auch direkt Ihrem Abgeordneten eine E-Mail schreiben, unter www.bundestag.de sind alle Parlamentarier per E-Mail erreichbar.

Auch sind mittlerweile die meisten Städte und Gemeinden im Internet vertreten. Für Krebspatienten sind vor allem die Sozial-, Gesundheits-, Arbeits- und Versorgungsämter wichtig, in Hamburg beispielsweise unter www.hamburg.de zu erreichen.

Medikamente online

Was in den USA schon seit einigen Jahren möglich ist, ist in Deutschland (noch) nicht gesetzlich erlaubt: Online können apothekenpflichtige Medikamente zwar bestellt, aber nicht geliefert werden. Eine unbefriedigende Situation und ein zur Zeit gesundheitspolitisch heiß diskutiertes Thema. Das Bundesgesundheitsministerium will die Absicherung des Handels mit Medikamenten über das Internet vorantreiben.

Wer bislang als Privatperson apothekenpflichtige Medikamente nach Deutschland einführt, begeht eine Ordnungswidrigkeit, bei einer größeren Bestellmenge sogar eine Straftat, darauf weist die Stiftung Warentest (www.warentest.de) in ihrem Heft 9/2000 zum Thema »Medikamentenkauf im Internet« hin. Gegen den Online-Kauf von Vitaminen, die ja inzwischen in fast jedem Supermarkt zu kaufen sind, spricht dagegen nichts, außer vielleicht der Preis, denn online sind nicht alle Mittel günstiger. Die ABDA (www.abda.de), die Bundesvereinigung Deutscher Apothekerverbände, ist als Standesorganisation natürlich um ihren Markt besorgt und hat dem niederländischen Online-Händler DocMorris (www.0800docmorris.com), der deutsche Kunden beliefern wollte, über das Landgericht Frankfurt eine einstweilige Verfügung zur Beendigung seiner Tätigkeiten ins Haus geschickt.

Für Krebspatienten ist auf Grund der Vielzahl von Nebenwirkungen das direkte Gespräch mit den Apothekern vor Ort sicherlich vorzuziehen. Im Internet bieten die meisten Gesundheitsportale auch eine Apothekensuche an. Interessant ist für Krebskranke die Erklärung von Medikamenten online, denn oft verschreibt der Arzt etwas, ohne dem Patienten ausführliche Informationen dazu zu liefern – hierfür bieten sich ebenso die Gesundheitsportale an, wie zum Beispiel Netdoktor (www.netdoktor.de/medikamente). Tatsächlich suchen viele Krebskranke und ihre Familien im Internet nach Erklärungen und vor allem nach Erfahrungen mit bestimmten Medikamenten, wie Zytostatika (chemotherapeutische Mittel) oder Hormonen. Immer häufiger fordern die Patienten als mündige Verbraucher auch bestimmte Medikamente bei dem Arzt ein, über die sie sich vorher im Internet informiert haben.

Birgit schreibt:
Hallo, mein Mann hat Darmkrebs mit Lebermetastasen. Seit drei Jahren hat er sehr viele Chemotherapien mit wechselnden Zytostatika bekommen. Erfolge und Misserfolge wechselten sich dabei ab. Jetzt soll mein Mann eine Therapie mit MITOMYCIN erhalten. Wir würden uns sehr freuen, wenn uns jemand seine Erfahrungen mit diesem Zytostatika mitteilen würde. Bitte meldet Euch bald!!! Liebe Grüße senden Fred und Birgit

Zukunft im Internet

Die Lebensqualität durch das Internet verbessern

Irgendwann wird es auf allen Krankenhausstationen Internetzugänge geben und Ärzte, Patienten und ihre Angehörige werden tatsächlich Partner in Sachen Heilung sein.

Bis dahin ist es noch ein langer Weg, doch die ersten Schritte haben wir schon gemacht. INKA ist ein Stein des Weges, aber es bedarf noch vieler weiterer. Die zunehmende Vernetzung führt zu einem Ausgleich der Machtverhältnisse und sowohl Ärzte als auch Patienten können langfristig durch einen besseren Informationsfluss nur gewinnen. Das Internet befähigt die Menschen, sich besser für sich einzusetzen, vielleicht wird es deshalb zukünftig sogar weniger Krebstote geben.

Durch Projekte wie INKA kann man sehen, was durch Eigeninitiative machbar ist: Vernetzung und Austausch auf der ganzen Welt.

Celine schreibt:
Hallo an alle! Habe vor ein paar Tagen von dem Rezidiv meiner Mutter hier im Forum berichtet. Mittlerweile ist sie im Krankenhaus, die letzten Voruntersuchungen werden gemacht. Übermorgen geht´s los mit den ersten vier bis sechs Chemos, darauf folgt die Stammzellengewinnung und abschließend wird eine Hochdosischemo durchgeführt! Ziemlich ekelig, vor allem, weil meine Mutter mit 59 Jahren nicht mehr die Fitteste ist. Aber warum schreibe ich das alles? Nachdem erneut Non-Hodgkin diagnostiziert worden ist, war

der Schock natürlich riesig (zumal meine Mutter fünf Jahre gesund war). Aber mit euer aller Hilfe habe ich es geschafft, mich zu informieren! Ich konnte meinen Eltern vieles erklären, was sie vorher nicht wussten. So habe ich es geschafft, die beschissene »Angst-Sprachlosigkeit« zu überwinden, die uns bei der ersten Krebsattacke begleitet hat – und nun geht die gesamte Familie diesen Weg. Wir wissen alle warum, wie und auch wohin. Das hilft sehr, sehr viel! Und deshalb ist es mir schon jetzt ein Bedürfnis, mich für die Kraft zu bedanken, die uns persönliche Kontakte, E-Mails, die vielen Info-Seiten und das Lesen dieser Pinnwand gegeben haben.

Nachwort

*Über das Thema Krebs hinaus
das Blickfeld erweitern*

Wann immer Sie in diesem Buch Krebs lesen, können Sie das Wort auch durch eine andere Krankheit ersetzen. Je chronischer sie ist, desto wahrscheinlicher, dass Sie im Internet dazu Informationen finden und Menschen treffen, die sich darüber austauschen. Menschen mit Aids, Multiple Sklerose, Rheuma, Schlaganfall, Diabetes, Migräne, Alzheimer, Schilddrüsenerkrankungen, Tinnitus, Morbus Crohn, Depressionen oder Behinderungen wie Down-Syndrom, sie alle und ihre Angehörigen und Freunde sind im Netz unterwegs, um schnell und unkompliziert zu kommunizieren. Die Begegnungsstätte Internet hat ein Herz für Menschen mit diversen Krankheiten und Problemen.

Während ich dieses Buch schrieb, wurden Freunde mit einer schwierigen Diagnose konfrontiert: Ihr kleines Kind hat das Williams-Beuren-Syndrom, eine schwere und sehr seltene Genomerkrankung, die körperliche und geistige Behinderungen und viele Komplikationen nach sich zieht. Während meine Freunde als Eltern noch in einer Art Schockzustand waren, einerseits verdrängend, anderseits schwarzsehend, hatte ich die notwendige Distanz und schaute für sie ins Internet. Schon die erste Suchmaschine spuckte die Webadresse des Bundesverbands Williams-Beuren-Syndrom (www.w-b-s.de) aus. Nur etwa 500 Betroffene gibt es in Deutschland und das

Internet scheint sie gut zu vernetzen. Ich fand Websites von Eltern, die mit Stolz und Fotos von ihren Kindern erzählen, wie sie trotz der Behinderung einen Regelkindergarten besuchen und neugierig und lachend auf die Welt schauen. Mir kamen wieder einmal die Tränen, doch dann musste ich grinsen, als das eine Elternpaar erzählte, dass ihr Kind so frech sei. Es sind eben ganz normale Eltern.

Ich rief meine Freunde an. »Es ist alles schon da, Fachärzte, Eltern und ein Forum und eine Mailingliste. Geht ins Internet und sucht die Orte der Kraft auf, kontaktiert die Eltern, die dort schon waren, wo ihr jetzt seid. Lasst euch treiben von der Lebenslust, die diese Seiten ausstrahlen trotz oder gerade wegen der schweren Behinderung.« Ich schickte ihnen erste Internet-Ausdrucke, suchte Kontakt zum Vorstand des Verbandes, der kurz darauf meine Freunde mit ersten Broschüren eindeckte. »Lasst euch Zeit im Verdauen der Informationen«, riet ich dem Vater, der mich fragte, warum denn ausgerechnet ihm »das« passieren muss. »Das weiß ich nicht, es gibt keinen Grund, es ist einfach so und ihr werdet lernen, damit umzugehen. Weißt du, es klingt komisch, aber Leben ist, wenn man trotzdem lacht.«

Anhang

Linkliste

AFGIS	www.afgis.de
Aponet	www.aponet.de
ACOR – Association of Cancer Online Resources	www.acor.org
AG der wissenschaftlich-medizinischen Fachgesellschaften (Leitlinien)	www.uni-duesseldorf.de/WWW/AWMF/awmfleit.htm
AG Plasmozytom – Multiples Myelom	www.multiples-myelom-plasmozytom.de
Aktiv gegen Krebs gGmbH	www.medizin-forum.de/agk
almeda.de	www.almeda.de
alt.support.cancer	alt.support.cancer
alt.support.cancer.breast	alt.support.cancer.breast
alt.support.cancer.prostate	alt.support.cancer.prostate
Altavista	www.altavista.de
Alternativ Medizin kritisch betrachtet	www.vrzverlag.com/esoterik/
Alternative Behandlungsmethoden	www.krebsgesellschaft-nrw.de/alternat.htm
American Society of Clinical Oncology	www.asco.org
Arbeitsgemeinschaft der Verbraucherverbände	www.agv.de
Arbeitsgemeinschaft Gesundheit e.V.	www.reha-klinik.com
Arbeitsgruppe Biologische Krebstherapie	www.agbkt.de
Arbeitskreis AKODH e.V.	www.akodh.de
Arbeitskreis der Pankreatektomierten e.V.	www.adp-dormagen.de
Ärztezeitung	www.aerztezeitung.de
Ärztliche Zentralstelle Qualitätssicherung	www.patienten-information.de
Arzt	www.arzt.de
Axels kleine Morbus Hodgkin Seite	www.axel75.de/hodgkin

BAG der PatientInnenstellen	www.patientenstellen.de
Bayrisches Krankenhausregister	www.bkg-online.de/ger/bkr/
Behörde für Arbeit, Gesundheit und Soziales Hamburg	www.hamburg.de/Behoerden/BAGS/
Birgit (Hodgkin und Rheuma)	www.vulkantanz.de
Breastcancer	www.breastcancer.net
Bremer Krebsgesellschaft	www.bremerkrebsgesellschaft.de
Brustkrebs	www.CancerHelp.com/ed/
brustkrebs.de (FAQ)	www.brustkrebs.de/faq/home.htm
Brustkrebs-Chat der BKI	www.brustkrebs.net
Brustkrebsinitiative	www.brustkrebs.net
Brustkrebslexikon	www.brustkrebs-info.de
Bundesarbeitsgemeinschaft Hilfe für Behinderte	www.bagh.de
Bundesarbeitsgemeinschaft Hospiz	www.hospiz.net
Bundesärztekammer	www.bundesaerztekammer.de
Bundesministerium für Arbeit und Sozialordnung	www.bma.de
Bundesministerium für Gesundheit	www.bmgesundheit.de
Bundesministerium für Gesundheit	www.dialog-gesundheit.de
Bundestag	www.bundestag.de
Bundesverband der Kehlkopflosen e.V.	www.paritaet.org/bvkl
Bundesverband der Psychologen	www.psychotherapiesuche.de
Bundesverband Deutsche Schmerzhilfe e.V.	www.schmerzselbsthilfe.de
Bundesversicherungsanstalt für Angestellte	www.bfa-berlin.de
Cancer Hope Network	www.cancerhopenetwork.org
Cancer Patient Links	www.cancernews.com/cancer.htm
Cancerfacts	www.cancerfacts.com
Cancerguide	cancerguide.org/mainmenu.html
Cancersource	www.cancersource.com
DÄGfA - Deutsche Ärztegesellschaft für Akupunktur e.V.	www.daegfa.de

Datadiwan Datenbank für Naturheilkunde	www.datadiwan.de
deja.com	www.deja.com/usenet
Dennis Schmidt	www.d-schmidt.onlinehome.de
Deutsche Arbeitsgemeinschaft für Psychoonkologie e.V.	www.dapo-ev.de
Deutsche Feldenkrais Gilde	www.feldenkrais.de
Deutsche Gesellschaft für Ernährung	www.dge.de
Deutsche Gesellschaft für Shiatsu	www.shiatsu-gsd.de
Deutsche Gesellschaft für Urologie	www.dgu.de
Deutsche Gesellschaft zum Studium des Schmerzes	www.medizin.uni-koeln.de/projekte/dgss
Deutsche Hirntumorhilfe	www.hirntumor.net
Deutsche ILCO	www.ilco.de
Deutsche Kinderkrebsstiftung	www.kinderkrebsstiftung.de
Deutsche Krebsgesellschaft e.V. (DKG)	www.krebsgesellschaft.de
Deutsche Krebshilfe	www.krebshilfe.de
Deutsches Krebsforschungszentrum	www.dkfz.de
Deutsche Leukämie- u. Lymphom Hilfe	www.leukaemie-hilfe.de
Deutsche Medizinische Online-Zeitung	www.medizin-forum.de/afp/medizin/
Deutsche Schmerzliga e.V.	www.dsl-ev.de
Deutsches Ärzteblatt	www.aerzteblatt.de
Dino	www.dino-online.de
DISCERN	www.discern.de/instrument.htm
DocMorris	www.0800docmorris.com
Don Sterner (Bauchspeicheldrüsenkrebs)	www.sterner.org/~dsterner/pancreas/index.htm
dr-antonius.de	www.dr-antonius.de
Eierstockkrebs	www.ovarian.org/main.html
Einblick	www.dkfz.de/einblick/
Excite	www.excite.de
Foren, Mailinglisten, Gästebücher selber machen	parsimony.net oder www.egroups.de
Franks Anti-Homepage (Hodenkrebs)	www.weltretter.de

Frauenselbsthilfe nach Krebs	www.fsh-nach-krebs.de
Gesellschaft für biologische Krebsabwehr	www.biokrebs.de
gesundheitsscout24.de	www.gesundheitsscout24.de
Google	www.google.com
Gunther Eysenbach	www.yi.com/home/EysenbachGunther/faq.htm
Healthfinder	www.healthfinder.org
Hotmail	www.hotmail.de
Humanistischer Verband	www.patientenverfuegung.de
Humanistischer Verband Deutschlands	www.humanismus.de
Ilona (Brustaufbau nach Krebs)	www.brustwieder-herstellung.de
INKA	www.inkanet.de
Internet Healthcare Coalition	www.ihealthcoalition.org
Kassenärztliche Bundesvereinigung	www.kbv.de
Kassenärztliche Vereinigung Hamburg	www.kvhh.de
Kerstens Homepage	home@t-online.de/home/kerstenv/
Klinik für Tumorbiologie	www.tumorbio.uni-freiburg.de
Krebsinformationsdienst	www.krebsinformation.de
Krebslexikon	www.krebshilfe.de/neu/infoangebot/glossar/index.html
Krebslexikon	www.nds-krebsgesellschaft.de/abc/abc00.htm
Krebs-Webweiser	www.krebs-webweiser.de
Krebswörterbuch	www.pathologie-fuerth.de/Krebs/glossar.html
Lance Armstrong (Fundraising-Touren)	www.cycleofhope.com
Lance Armstrong Foundation (Hodenkrebs)	www.laf.org
Leitlinien für die Onkologie	www.leitlinien.de
lisde.de	www.lisde.de
Look good, feel better	www.lookgoodfeelbetter.org
Lycos	www.lycos.de
Lymphome	www.lymphomainfo.net
mamazone	www.mamazone.de

MD Anderson Cancer Center	www.mdanderson.org/centers/pathway/
MEDcertain	www.medcertain.org
Medical Journal Finder	www.mjf.de
Medical Tribune Online	www.medical-tribune.de
Medicine Online	www.meds.com
Medicine World	www.medicine-world.de
Medicine World Wide	www.m-ww.de
Medivista	www.medivista.de
medizinindex.de	www.medizinindex.de
Medizin-Forum	www.medizin-forum.de
Medizin-Index (Schmerz)	www.medizinindex.de
MEDLINE	www.medline.de
Melinda	www.monkey-boy.com/melinda
Memorial Sloan-Kettering Cancer Center	www.mskcc.org
MetaGer	www.metager.de
Morbus Hodgkin – Erfahrungsberichte Michael	www.infojapan.de/hodgkin/
Morbus Hodgkin Infoservice	www.morbus-hodgkin.de/infoserv/
NAKOS	www.nakos.de
National Coalition for Cancer Survivorship	www.cansearch.org
National Library of Medicine	www.nlm.nih.gov/databases/databases.html
Netdoktor	www.netdoktor.de
österreich. Krebshilfe	www.Krebshilfe.net
Oncochat	www.oncochat.org
Oncolink	www.oncolink.upenn.edu
Oncolink FAQ	www.oncolink.upenn.edu/faq
Oncology.com	www.oncology.com
Patientenrechte (GKV)	www.patientenrechte.de
Patiententelefon der TSS	www.patiententelefon.de
PRO FAMILIA	www.profamilia.de
Prostatakrebs	
Psychosoziale Beratungsstellen in Deutschland	www.krebsinformation.de/psychosoziale_beratung.html
Quackwacht	neuropsychiater.org/quackw.htm

Quackwatch	www.quackwatch.com
Quality Information Checklist (QUICK)	www.quick.org.uk
Ralf Gier	www.ralf-gier.de
Rehadat – berufliche Rehabilitation	www.rehadat.de
Reha-Zentrum Lübben	www.rehazentrum.com
Roche Medizinlexikon	www.roche-lexikon.de
Schilddrüsenkrebs-Forum	www.SD-Krebs.de
Schweizer Krebsliga	www.swisscancer.ch
Newsgroup Cancer	sci.med.deseases.cancer
Newsgroup prostate Cancer	sci.med.prostate.cancer
Schmerz	www.schmerz.de
Selbsthilfegruppe Morbus-Hodgkin	www.morbus-hodgkin.de
Sonnenberg-Klinik Bad Sooden	sonnenberg-klinik.de/home/index.htm
Steffens Tagebuch (Leukämie)	www.w72.de
Stiftung Warentest	www.warentest.de
Studien-Server	www.studien.de
Sue (Thymusdrüsenkrebs)	www.thymoma.de
Susan Komen Breast Cancer Foundation	www.breastcancerinfo.com
The Medical Information Archives	cure.medinfo.org
The MEDinfo cancer homepage	www.medinfo.org/lists/cancer/index_sl.html
Theodor Springmann Stiftung	www.tss-datenbank.de
Ulman foundation (Hautkrebs)	www.ulmanfund.org
Urologie	www.urologen-portal.de
US TOO (Prostatakrebs)	www.ustoo.com
Verein Humor in der Therapie	www.humor.ch
Web.de	www.web.de
WebMD	www.webmd.com
Wellness-community	www.wellness-community.org
Yahoo	www.yahoo.de
Yavivo	www.yavivo.de

Literatur

Zum Thema Krebs:

Anderson, Greg: 50 erste Hilfen bei der Diagnose Krebs. Rowohlt, Reinbek 1996

Armstrong, Lance: Tour des Lebens. Bastei Lübbe, Bergisch-Gladbach 2000

Berg, Lilo: Brustkrebs – Wissen gegen Angst. Antje Kunstmann, München 2000

Canfield, Jack (Hrsg.). Chicken soup for the surviving soul : 101 healing stories of courage and inspiration. Health Communications Inc, Florida, 1996

De Boer, Denise: Leben mit dem inneren Heiler. Herder, München 2000

Deutsche Krebsgesellschaft (Hrsg.): Qualitätssicherung in der Onkologie – kurzgefasste interdisziplinäre Leitlinien 2000. Zuckschwert, München 2000

Goldmann-Posch, Ursula: Der Knoten über meinem Herzen. Blessing, München 2000

Kirschning, Silke: Brustkrebs – der Diagnoseprozess und die laute Sprachlosigkeit der Medizin – eine soziologische Untersuchung. Leske + Budrich, Leverkusen 2001

Korda, Michael: Von Mann zu Mann. Bastei Lübbe, Bergisch-Gladbach 1998

Kübler-Ross, Elisabeth: Interviews mit Sterbenden. Kreuz, Stuttgart 1996

Lentz, Leonhard: Der Indianer. Rowohlt, Reinbek 1993

Lerner, Michael: Wege zur Heilung. Piper, München 1998

Lohmann, Michael: Das Jahr, in dem ich nur spazieren ging. Haffmans Zürich 1998

Picardie, Ruth: Es wird mir fehlen das Leben. Rowohlt, Reinbek 1999

Schaaf, Sven: Diagnose und Therapie primärer Hirntumore. Leipziger Universitätsverlag, Leipzig 2000

Schaup, Susanne: Noch nie hab ich so gern gelebt. Kösel, München 1999

Simonton, Carl O.: Wieder gesund werden. Rowohlt, Reinbek 1994

Solschenyzin, Alexander: Krebsstation I + II. Rowohlt, Reinbek 1996

Sontag, Susan: Krankheit als Metapher. Fischer, Frankfurt 1992

Wilber, Ken: Mut und Gnade. Goldmann, München 1996

Zenker, Werner: Aber an mich denkt keiner – mein Partner ist chronisch krank. Patmos, Düsseldorf 1998

Zu den Themen Kommunikation und Selbsthilfe:

Bastian, Till: Krankheit auf Rezept? Kindler, München 1998

Deutsche Arbeitsgemeinschaft für Selbsthilfegruppen (Hrsg.): Selbsthilfegruppenjahrbuch 1999, Köhler, Gießen 1999

Deutsche Krebshilfe (Hrsg.): Teamwork (Ratgeber 31). Deutsche Krebshilfe, Bonn 2000

Das Gesundheitswesen in Deutschland: Einstellungen und Erwartungen der Bevölkerung, Delphi-Studienreihe zur Zukunft des Gesundheitswesens. Janssen-Cilag, Neuss 1999

Gordon, Thomas: Patientenkonferenz – Ärzte und Kranke als Partner. Heyne, München 1995

Hawkins, Mary F.: Health Talk – How to communicate with your doctor. Macmillan Canada, Toronto 2000

National Coalition of Cancer Surviorship (Hrsg.): A Cancer Survivor's Almanac : Charting your Journey. Chronimed, Minneapolis, 1996 (erhältlich über www.cansearch.org)

Trojan, Alf (Hrsg.): Wissen ist Macht – Eigenständig durch Selbsthilfe in Gruppen. Rowohlt, Reinbek 1988

Zu den Themen Internet und Patienten / Gesellschaft:

ACNielsen e-ratings: Global Internet Trends September 2000 (www.eratings.com).

Bundesministerium für Gesundheit: afgis – Aktionsforum zur Entwicklung von Strukturen und Grundlagen für ein qualitätsgesichertes, dezentral organisiertes Gesundheitsinformationssystem. Bundesministerium für Gesundheit, Bonn 1999.

Council of Health and Social Services Niederlande (Hrsg.): The Patient and the Internet. Council of Health and Social Services, Zoetermeer 2000

Dyson, Esther: Release 2.0 – Die Internet-Gesellschaft. Droemer Knaur, München 1997

Dyson, Freeman J.: Die Sonne, das Genom und das Internet. S. Fischer, Frankfurt 2000

Ferguson, Tom: Health Online. Addison-Wesley, Massachusetts 1996

GFK-Medienforschung: Online-Monitor August 2000 (www.gfk.de)

Gründel, Matthias/Scheiber, Anke: Virtuelle Gemeinschaften? Informationen und Selbsthilfe für Krebspatienten und Angehörige im Internet, in: Gesundheitskommunikation, Hrsg. Dietmar Jazbinsek. Westdeutscher Verlag, Wiesbaden 1999

Janssen, Ludwig (Hrsg.): Auf der virtuellen Couch. Psychiatrie Verlag, Bonn 1998

The online health care revolution: How the Web helps Americans take better care of themselves, www.pewinternet.org

Wood, M. Sandra: Health Care Resources on the Internet : A Guide for Librarians and Health Care Consumers. Haworth, New York 2000

Yellowlees, Peter: Your Guide to E-Health: Third Millenium Medicine on the Internet. University of Queensland Press, Australia, 2000 (als E-Book bei www.ebooks.com erhältlich)

Zum Thema »Internet für Einsteiger«:

Bär, Melanie: Suchmaschinen optimal nutzen. Data Becker, Düsseldorf 2000

Dominikat, Elke: Endlich im Internet. Markt&Technik, München 2000

Lamprecht, Stefan: Professionelle Recherche im Internet. Hanser, München 2000

Tobor, Mick: Internet für Einsteiger. Data Becker, Düsseldorf 2000

Tumorzentrum Freiburg (Hrsg.): Krebs-Webweiser. Tumorzentrum Freiburg, Freiburg 2000

Andere Themen:

Blume, Götz: Das neue Bach-Blüten-Buch. Hermann Bauer, Freiburg 1996

Burkhardt, Dietlinde: Das Handbuch der Laborwerte. Südwest, München 1999

Eckert, Achim: Das heilende Tao. Bauer, Freiburg 1996

Fried, Erich: Gründe – gesammelte Gedichte. Verlag Klaus Wagenbach, Berlin 1992

Grundgesetz der Bundesrepublik Deutschland. Beck, München 1982

Orban, Peter: Die Reise des Helden. Fischer, Frankfurt 1993

Orban, Peter: Seele. Hugendubel, München 1991

Ausführliche Buchbesprechungen und weitere Literaturempfehlungen finden Sie auf www.inkanet.de.

Register

A

ACOR (Association of Cancer Online Resources) 214, 256
Aids 227
AIO (Arbeitsgemeinschaft internistischer Onkologen) 250
AKKK (Arbeitsgruppe zur Koordination klinischer Krebsregister) 246
Aktiv gegen Krebs gGmbH 267
Akupunktur 101, 126, 269
Alternativ Medizin kritisch 262
Alternativmedizin 259 ff.
American Associates for Therapeutic Humor 269
American Cancer Society 247, 289
American Society of Clinical Oncology 158
Andreas Homepage (Hodgkin) 259
Angst 121 ff.
Antiemetika 98
AOL 216
Arbeitsgemeinschaft der Tumorzentren 245
Arbeitsgemeinschaft der Verbraucherverbände 274
Arbeitsgemeinschaft Gesundheit e.V. 273
Arbeitsgemeinschaft Plasmozytom - Multiples Myelom 253
Arbeitsgruppe Biologische Krebstherapie 261
Arbeitskreis AKODH e.V. 263
Arbeitskreis der Pankreatektomierten e.V. 254
Armstrong, Lance 237
Ärztezeitung 288
Ärztliche Zentralstelle Qualitätssicherung 221
AWMF (Arbeitsgesellschaft der wissenschaftlichen medizinischen Fachgesellschaften) 285

B

babelfish 195
Bad Sooden, Sonnenberg-Klinik 174
Bolint-Gruppe 160
Bauchspeicheldrüsenkrebs siehe Don
Bayrisches Krankenhausregister 249
Behörde für Arbeit, Gesundheit und Soziales Hamburg 275
Birgit (Hodgkin und Rheuma) 259
BKI - Brustkrebsinitiative (Hilfe zur Brustgesundheit e.V.) 251
Bremer Krebsgesellschaft 172
Brustkrebs 255
Brustkrebs als Zweiterkrankung 160
Brustkrebs, familiär bedingter 195 f.
Brustkrebs-Initiative 216
Brustkrebslexikon 288
Bundesarbeitsgemeinschaft der PatientInnenstellen 274
Bundesarbeitsgemeinschaft Hilfe für Behinderte 276
Bundesarbeitsgemeinschaft Hospiz 283
Bundesärztekammer 250
Bundesministerium für Arbeit und Sozialordnung 275, 289
Bundesministerium für Gesundheit 289
Bundesverband der Kehlkopflosen e.V. 254
Bundesverband der Psychologen 264
Bundesverband Deutsche Schmerzhilfe e.V. 278

Bundesvereinigung Deutscher Apothekerverbände (ABDA) 290
Bundesversicherungsanstalt für Angestellte 272

C

Cancer Hope Network 256
Cancer Patient Links 259
Cancerguide 259
cancerguide.org/mainmenu.html 259
Cancernet 247
Canceronline 289
Chat 215 ff.
Chemotherapie 64, 68 ff., 85, 87, 103, 138, 178, 198
Computertomographie 54, 75 ff., 95
Cortison 103 f.
cure.medinfo.org 214

D

DÄGfA (Deutsche Ärztegesellschaft für Akupunktur e.V.) 269
DAK 171
dapo (Deutsche Arbeitsgemeinschaft für Psycho-Onkologen) 130
Datadiwan 262
Deutsche Arbeitsgemeinschaft für Psychoonkologie e.V. (DAPO) 264
Deutsche Feldenkrais Gilde 269
Deutsche Gesellschaft für Ernährung e.V. 267
Deutsche Gesellschaft für Shiatsu 269
Deutsche Gesellschaft für Urologie 284
Deutsche Gesellschaft zum Studium des Schmerzes 278

Deutsche Hirntumorhilfe e.V. 194, 198, 216, 253, 281 f.
Deutsche ILCO 253
Deutsche Kinderkrebsstiftung 246, 276
Deutsche Krebsgesellschaft e.V. (DKG)179, 244, 250, 285
Deutsche Krebshilfe 166, 179, 189, 218, 242 f., 267, 272, 276, 287
Deutsche Leukämie Hilfe 253 f.
Deutsche Medizinische Online-Zeitung 288
Deutsche Schmerzliga e.V. 278
Deutsches Ärzteblatt 288
DISCERN 221
DKFZ (Deutsches Krebsforschungszentrum) 244
DocMorris 291
Don (Bauchspeicheldrüsenkrebs) 259

E

Eierstockkrebs 255
Einblick (Zeitschrift des Deutschen Krebsforschungszentrums) 289
E-Mails 209 ff.
Epstein-Barr-Virus 136
Ernährung 116 ff., 267
Eysenbach, Gunther 202, 221, 224
faq´s (frequently asked questions) 193 f.
Fatigue-Syndrom 142, 265 f.
Feldenkrais 269
Ferguson, Tom 196
Foren zum Thema Krebs 213
Franks Anti-Homepage (Hodenkrebs) 259
Frauenselbsthilfe nach Krebs 252, 273
frauenselbsthilfe.de/fs041.htm 268
Freiburg, Tumorzentrum 242
Freiheit 130 ff.
Fried, Erich 78

G

Geruchssinn 110
Geschmackssinn 117, 133
Gesellschaft für biologische
  Krebsabwehr 262
Gier, Ralf 257
GIMP 232
GKV-Homepage 274
Goldmann-Posch, Ursula 200
Gould, Steve 270

H

Haare 110 ff.
Hamburger Krebsgesellschaft
  165, 183, 222
Hautkrebs siehe Ulman Foundation
Health on the Net Foundation
  220
Healthfinder 286
Herceptin 241
Herzprobleme nach Bestrahlung
  161
Hodenkrebs siehe Armstrong,
  Lance und Franks Anti-Homepage
Hodgkin siehe Morbus
  Hodgkin
Hodgkin, Thomas 49, 62
hodgkin.hypermart.net/
  s00_fs.htm 197
home@t-onlin.de/home/
  kerstenv/ (Hirntumor) 197
home@t-online.de/home/
  koubenec/lexikon2.htm 288
home@t-online.de/home/
  morbus-hodgkin/
  homepage.htm 259
http://cancer.med.upenn.edu
  (siehe auch Oncolink) 63,
  214, 247
http://cancer.med.upenn.edu/
  faq/ (siehe auch Oncolink)
  194
http://f8.parsimony.net/forum11042/ (Schilddrüsenkrebs) 213

Humanistischer Verband
  Deutschlands 283 f.
Humor 269
Humor siehe auch tumor humor

I

Ilona (Brustaufbau nach Krebs)
  258
imsdd.meb.uni-bonn.de/cancernet/cancernet.html 247
Informationsdienst Krebsschmerz des KID 277
INKA (Informationsnetz für
  Krebspatienten und Angehörige) 9, 61, 164 ff., 175,
  187, 230
inkainfo@aol.com 210
INKA-Internetkurse 169 ff.,
  175 ff.
INKA-Pinnwand 168, 208, 213
Internet Healthcare Coalition
  219
ISTO (Interdisziplinäre Leitlinien
  für die Onkologie) 285

J

Jadad, Alejandro 226

K

Kassenärztliche Bundesvereinigung 249
Kassenärztliche Vereinigung
  Hamburg 250
KID (Krebsinformationsdienst)
  206, 240, 244, 262, 266, 268
Kleeberg, Ulrich 222
Klinik für Tumorbiologie 262
Knochenmarkuntersuchung 50,
  84
Koalition Brustkrebs 230
Krebsgesellschaft Nordrhein-Westfalen 262
Krebsinformationsdienst 189,
  194, 218, 265

Krebsselbsthilfe 189 ff.
Krebs-Webweiser 246
Krebswörterbuch 287
Kübler-Ross, Elisabeth 279

L

Laborwerte 134
Lance Armstrong Foundation (Hodenkrebs) 255
Leitlinien für die Onkologie 286
Leitlinien für Hämatologie und Onkologie 285
Leukämie siehe Steffens Tagebuch
Lies, Martina 233
Lübben, Reha-Zentrum 174
Lungenkrebs 206
Lutz, Manfred P. 223
Lymphdrüsenkrebs 19, 52, 137
Lymphknoten 58, 133
Lymphogranulomatose siehe Lymphdrüsenkrebs
Lymphome 253

M

Mailinglisten zum Thema Krebs 212
Mamazone – Frauen und Forschung gegen Brustkrebs e.V. 173, 252
Mantra 107 f.
MD Anderson Cancer Center 250
Medcertain 221
Medical Journal Finder 289
Medical Tribune Online 288
Medicine World Wide 248
Meditation 105 ff.
Medline 286
Melinda 226
Memorial Sloan-Kettering Cancer Center 250
Michael, Erfahrungsberichte (Hodgkin) 258

Milzentfernung 85 ff., 161
Morbus Hodgkin 19, 28, 44 ff., 54 ff., 60 ff., 64, 67, 74, 89, 92, 135 f., 139, 228, 235
Morbus Hodgkin-Selbsthilfegruppe 60, 191, 228 f., 244, 253

N

Nachsorge 151 f., 158
NAKOS (Nationale Kontakt- und Informationsstelle zur Anregung und Unterstützung von Selbsthilfegruppen) 251
National Breast Cancer Coalition 229
National Cancer Institute 63, 247
National Coalition for Cancer Survivorship 229, 232, 255
National Library of medicine 286
Naturheilkunde siehe auch Datadiwan
Netdoktor 291
Netiquette 211
neuropsychiater.org/quackw.htm 221
Newsletter zum Thema Krebs 212
Niedersächsische Krebsgesellschaft 287
Niere 125
Non-Hodgkin 19, 28, 137, 175, 244

O

Oncochat 217
Oncolink 63, 166, 194, 214, 247
Österreichische Krebshilfe 245

P

Painweb 278
Patientenverfügung 283

PDQ (Patient Data Query) 63
Pfeiffer'sches Drüsenfieber
    136
Pilzinfektion 117 f.
posttraumatic stress disorder
    158
PRO FAMILIA 268
ProKID (Verein zur Förderung
    der Krebsinformation in
    Deutschland e.V.) 173
Prostatakrebs 255
Prostatakrebs siehe auch US
    TOO
Psychosoziale Beratungsstelle für
    Krebskranke und Angehörige
    Selbsthilfe Krebs e.V. 265
Psychosoziale Krebsberatungs-
    stelle in der Deutschen Krebs-
    gesellschaft 265
Psychotherapie 128, 130

Q

Qi Gong 115, 166
Quackwacht 221
Quackwatch 221
Quality Information Checklist
    (QUICK) 221

R

radioaktive Substanzen 75
Reha 273
Rehadat 251
Robert-Koch-Institut 246
Roche Medizinlexikon 287
Röntgen 75

S

Schiefer, Helmut (Hirntumor-
    Diskussionsliste) 166
Schmerztherapie 182, 276 ff.
Schönheit 266
Schwannom 176, 198
Schweizer Krebsliga 245
Schwerbehinderung 275

Selbsthilfegruppen online
    251
Sexualität 267
Shiatsu 126, 157, 269
Sonographie 74 f., 95
Sozialrecht 271 ff.
Steffens Tagebuch (Leukämie)
    258
Sternberg-Riesenzellen 136
Stiftung Warentest 290
Strahlenkater 103
Strahlentherapie 82, 84 f., 87,
    91 ff., 95 ff., 103 ff., 106, 114,
    124, 133, 160 ff., 166
Studienserver der DKG 245
Sue (Thymusdrüsenkrebs)
    258
Sultanoff, Steven M. 269
Susan G. Komen Breast Cancer
    Foundation 230, 233, 255
Szintigraphie 75

T

Tai Chi 115
Testament 283
Theodor Springmann Stiftung
    172, 278, 283
Trojan, Alf 228
tumor humor 145

U

Übersetzungsprogramme im In-
    ternet 195
Ulman Foundation (Hautkrebs)
    255
US TOO (Prostata) 259

V

Volkshochschule Ahrensburg
    173
Volkshochschule Bremen
    172
Volkshochschulen Hamburg
    170 ff.

W

Weisheitszähne 93
wellness-community 256
Williams-Beuren-Syndrom 294
www.0800docmorris.com 291
www.abda.de 290
www.acor.org 256
www.adp-dormagen.de 254
www.aeksh.de (Schleswig-Holstein, Arztsuch-Angebot) 250
www.aerzteblatt.de 288
www.aerztezeitung.de 288
www.agbkt.de 261
www.agv.de 274
www.akodh.de 263
www.allegra.de 209
www.altavista.de 195, 240
www.asco.org 158
www.bagh.de 276
www.bfa-berlin.de 272
www.biokrebs.de 262
www.bkg-online.de/ger/bkr/ 249
www.bma.de 275, 289
www.bmgesundheit.de 199
www.breastcancer.net 214, 217, 255
www.breastcancerinfo.com 255
www.bremerkrebsgesellschaft.de 172
www.brigitte.de 209
www.brustkrebs.de/faq/ome.htm 194
www.brustkrebs.net 213, 216, 238, 251
www.brustwiederherstellung.de 258
www.bundesaerztekammer.de 250
www.bundestag.de 290
www.cancer.org 247
www.CancerHelp.com/ed/ 255
www.cancerhopenetwork.org 256
www.cancernews.com/cancer.htm 259
www.canceronline.wiley.com 289
www.cansearch.org 229, 232
www.comed.com/Prostate/ 255
www.daegfa.de 269
www.dapo-ev.de 264
www.datadiwan.de 262
www.deja.com/usenet 212
www.dge.de 267
www.dgu.de 284
www.dialog-gesundheit.de 289
www.dino-online.de 240
www.discern.de/instrument.htm 221
www.dkfz-heidelberg.de/einblick/ 289
www.dkfz-heidelberg.de/Patienteninfo/index.html 244
www.dr-antonius.de 242
www.d-schmidt.onlinehome.de 232, 257
www.dsl-ev.de 278
www.egroups.de 213
www.egroups.de/group/lungenkrebs 214
www.egroups.de/group/nhl-cologne (Non-Hodgkin) 214
www.excite.de 240
www.feldenkrais.de 269
www.frauenselbsthilfe.de 252
www.fsh-nach-krebs.de 251, 268, 273
www.gmx.de 209
www.google.com 240 f.
www.hamburg.de/Behoerden/BAGS/ 275
www.healthfinder.org 286
www.hirntumor.net 213, 253, 281
www.hirntumor.net/neon3.htm 194, 216
www.hospiz.net 283
www.hotmail.de 209
www.humanismus.de 284
www.humormatters.com 269
www.ihealthcoalition.org 219
www.ilco.de 253

www.infojapan.de/hodgkin/ 258
www.inkanet.de 165 ff., 213, 240
www.kbv.de 249
www.kinderkrebsstiftung.de 246, 276
www.krebsgesellschaft.de 244, 250, 266, 285
www.krebsgesellschaft-nrw.de/alternat.htm 262
www.krebshilfe.de 227, 240, 243, 272, 276
www.krebshilfe.de/neu/infoangebot/glossar/index.html 287
www.krebshilfe.or.at 245
www.krebsinformation.de 262, 277
www.krebsinformation.de/f_a.html 194, 240, 244
www.krebsinformation.de/psychosoziale_beratung.html 265
www.krebsinformation.de_belastende_symptome.html 266, 268
www.kvhh.de/index.html 250
www.laf.org (Hodenkrebs) 237 f., 257
www.leitlinien.de 286
www.leukaemie-hilfe.de 253
www.lis.de 212
www.liszt.com 212
www.lookgoodfeelbetter.org 266
www.lymphomainfo.net 253
www.mamazone.de 173, 252
www.mdanderson.org/centers/pathway 250
www.med.uni-giessen.de/akkk/onkoserv/ 246
www.medcertain.org 221
www.medical-tribune.de 288
www.medinfo.org/lists/cancer/index_sl.html 214
www.medivista.de 242

www.medizin.de 242
www.medizin.uni-koeln.de/projekte/dgss/ 278
www.medizin-forum.de 213
www.medizin-forum.de/afp/medizin/ 288
www.medizin-forum.de/agk/ 267
www.medizinindex.de 212
www.metager.de 240
www.mjf.de/mjf/index.shtml 289
www.monkey-boy.com/melinda/ 226
www.morbus-hodgkin.de 60, 227 f., 253
www.morbus-hodgkin.de/infoserv/abschied.htm 282
www.mskcc.org 250
www.multiples-myelom-plasmozytom.de 253
www.mww.de/aerzte/index.html 248
www.nakos.de 251
www.natlbcc.org 229
www.nds-krebsgesellschaft.de/abc/abc/abc00.htm 287
www.netdoktor.de/medikamente 291
www.nlm.nih.gov/databases/databases.html 286
www.oncochat.org 217
www.oncology.com 217
www.ovarian.org/main.html 255
www.painweb.de 278
www.paritaet.org/bvkl 254
www.pathologie-fuerth.de/Krebs/glossar.html 287
www.patienteninformation.de 221
www.patientenrechte.de 274
www.patientenstellen.de 274
www.patiententelefon.de 172, 283
www.patientenverfuegung.de 283
www.profamilia.de 268

www.psychotherapiesuche.de 264
www.quackwatch.com 221
www.quick.org.uk 221
www.raceforthecure.de 230
www.ralf-gier.de 257
www.rehadat.de 251
www.reha-klinik.com 273
www.rehazentrum.com 174
www.rki.de/CHRON/KREBS/KREBS.HTM 246
www.roche-lexikon.de 287
www.roche-onkologie.de/service/broschueren/vollversion/therapiestudien/index.htm 245
www.schmerzselbsthilfe.de 278
www.SD-Krebs.de (Schilddrüsenkrebs) 213
www.shiatsu-gsd.de 269
www.sterner.org/dsterner/pancreas/index.htm (Bauchspeicheldrüsenkrebs) 259
www.studien.de 245
www.swisscancer.ch 245
www.thymoma.de 258
www.tss-datenbank.de 278
www.tumorbio.uni-freiburg.de 262
www.tumorzentren.de 245
www.ukl.uni-freiburg.de/zentral/tumorzen/homede 242
www.krebs-webweiser.de 246
www.ulmanfund.org 255
www.uni-duessseldorf.de/WWW/AWMF/awmfleit.htm 285
www.ustoo.com 259
www.vrzverlag.com/esoterik/ 262
www.vulkantanz.de 259
www.w72.de 258
www.walkerville.org 144
www.warentest.de 290
www.w-b-s.de 294
www.web.de 212, 240
www.webmd.com 160
www.wellness-community.org 256
www.weltretter.de 259
www.yahoo.de 209, 240
www.yi.com/home/Eysenbach-Gunther/faq.htm 221, 224

Z

Zahnprobleme nach Bestrahlung 162 f.